건강정책평가를 위한

통계분석의 실제

우경숙 · 권리아 · 김윤희 · 김잔디
김진이 · 김태현 · 박찬미 · 신영전 공저

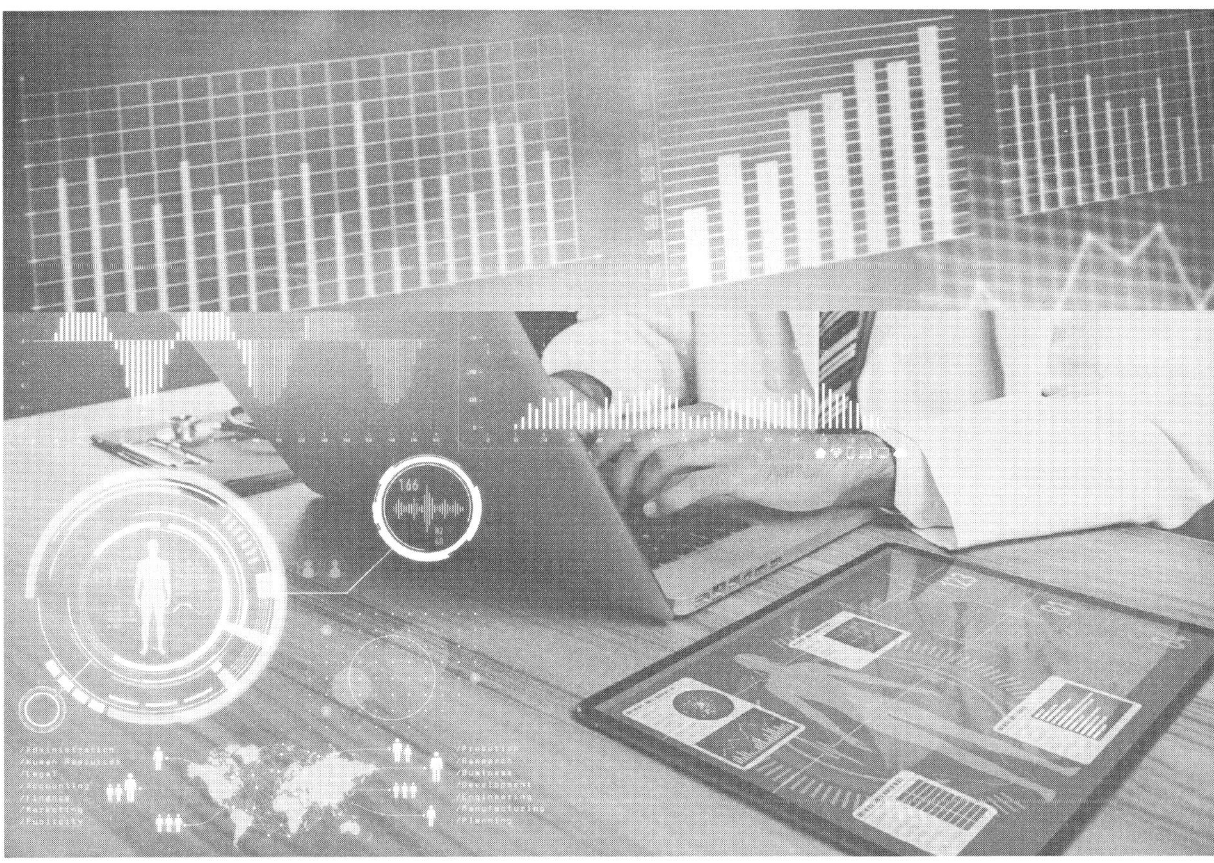

계축문화사

저자 서문

정책이 우리사회에 미치는 영향을 분석하고 평가하는 것은 정책 프로세스에서 중요한 요소이며, 데이터 및 증거에 기반하여 정책의 범위를 확인하고, 정책의 영향에 대한 실증적 평가를 통해 기존의 정책을 개정하거나, 유지, 종료하는데 결정적인 역할을 합니다.

"건강정책평가를 위한 통계분석의 실제"는 건강정책에 대한 분석 및 평가의 가치와 이를 수행하기 위한 통계분석 방법뿐만 아니라 정책 평가에서 고려해야 할 항목들을 다루고 있습니다. 이 책은 실제로 정책을 제안하거나, 자체적으로 정책 평가를 수행하지는 않지만 정책 평가 과정에서 해결해야 할 문제 유형을 설명하기 위해 여러 가지 주제를 선정하고, 가상 자료와 연계하여 통계분석의 개념과 실제를 다루고 있습니다. 이 책은 해답을 찾기보다는 정책 분석에서 고려해야 할 문제들을 제기하고, 이에 대하여 독자들의 심도 있는 논의를 목적으로 합니다.

이 책은 건강정책 분야(공중보건, 건강관리, 역학, 환경보건, 간호학)의 대학원 석사 과정 이상으로 통계에 대한 기본적인 이해가 있으면서 건강정책 및 프로그램 평가에 관심이 있는 학생들에 중점을 두었습니다. 하지만 다른 사회정책 분야에서도 충분히 이용 가능하리라 생각합니다. 특별히 이 책은 통계 이론에 주목하기 보다는 매우 실용적인 접근을 담아 학위 논문 및 학술 논문을 준비하는 학생들의 정책 평가에 대한 접근성을 높이고, 데이터에 기반한 정책 영향 분석을 수행할 수 있도록 돕기 위해 제작했습니다.

각 장은 건강정책평가를 위한 통계 방법의 기초 이론, 주제 선정, 가상 데이터와 통계 패키지를 활용한 분석 방법, 분석 과정 및 결과의 시각화, 연구 사례, 고려해야 할 문제들, 추가적으로 참고해야 할 문헌에 대한 정보를 통해 건강정책평가를 수행하는데 필수적이고 전반적인 내용들을 학습할 수 있도록 구성했습니다.

건강정책평가에서 가장 많이 활용되는 통계분석 방법을 소개하기 이전에 1장에서 '정책 평가란 무엇인가?'를 통해 건강정책평가의 개념과 필요성, 정책 평가에서 통계적 분석의 역할과 기능에 대해 심층적으로 논의합니다.

2장은 의료이용 또는 의료비 지출과 같이 0의 값이 있는 제한적 종속변수의 특성을 반영하여 분석을 수행하는 이 단계 모형(two-part model)을 다룹니다.

3장은 인과적 구조의 이해를 통해 독립변수와 종속변수 사이에서 매개변수가 통계적으로 유의미하게 매개하는지 검증하는 매개효과분석(mediation effect)을 다룹니다.

4장은 개인수준 뿐만 아니라 지역수준의 변인을 함께 고려할 수 있는 다수준 모형 중에서 건강정책 분야에서 많이 사용하는 이분형 종속변수를 활용한 다수준 로지스틱 회귀분석(multi-level logistic regression analysis)에 대해 설명합니다.

5장에서는 관심 있는 결과 변수에 대한 특정 사건이 발생할 때까지의 시간 자료를 분석하고 예측하는 생존 분석(survival analysis)을 다룹니다.

6장은 건강에 대한 생태학적 모델의 등장과 함께 건강의 구조적 및 관계적 측면을 설명, 탐색 및 이해하기 위해 네트워크 분석(network analysis)을 다룹니다.

7장은 정책의 영향을 받는 처치집단과 정책이 시행되지 않았을 경우 처치집단과 동일한 추세변화를 갖는 통제집단과의 차이를 통해 정책의 인과 효과를 추론하는 이중차이분석(Different in Different)을 소개합니다.

8장에서는 패널 데이터 분석(panel data analysis)을 통해 횡단면적인 정보뿐만 아니라 시계열 정보를 이용하여, 횡단면 분석과 시계열 분석을 동시에 수행하는 실증분석 방법을 설명합니다.

각 장은 건강정책 분야에서 가장 많이 활용되는 통계 패키지 SAS 또는 STATS를 이용하여 가상 데이터의 분석 과정과 결과 해석을 다루고 있으며, 본문의 통계실습에서 다루지 않은 통계 프로그램의 기본 명령어는 부록을 통해 제공합니다.

부디 이 책이 건강정책을 평가하고자 하는 학생 및 연구자들에게 도움이 되기를 바라고 궁극적으로 모든 이들의 건강을 보호, 증진시키는 효과적인 건강정책을 만들어내는데 조그만 기여를 할 수 있기를 소원합니다.

2023년 2월 15일

대표저자 **우 경 숙**

차 례

PART Ⅲ | 매개효과 분석

PART Ⅳ | 다수준 로지스틱 회귀분석

PART Ⅴ | 생존 분석

PART Ⅵ | 보건의료 분야 네트워크 분석

PART Ⅶ | 이중차분법

PART Ⅷ | 패널 자료 분석

PART

I

건강정책평가는 무엇이고 어떻게 할 것인가?

PART I

건강정책평가는 무엇이고 어떻게 할 것인가?

1 건강정책평가란?

건강정책이란 통상적으로 인구집단의 질병예방, 건강의 보호 증진을 위해 정부가 주도적으로 시행하는 사업을 말한다. 흔히 그 규모를 기준으로 '프로그램'이나 '사업'에 비해 규모가 큰 것을 '정책'이라고 하지만 그 명확한 경계를 설정하기는 어렵다.

따라서 건강정책평가란 인구집단의 건강을 보호, 증진하기 위한 정책에 대한 효과를 확인하여 향후 정책의 방향을 결정하기 위해 정책의 내용, 과정, 결과, 특히 정책의 효과에 대한 정보를 체계적으로 수집, 분석하여 결론을 도출하는 과정이다.

2 정책평가연구의 특수성

정책평가연구는 질병의 원인을 찾으려는 연구와는 달리 정책의 효과를 평가하고자 한다는 점에서 그 목적이 다르다. 그러나 그 밖에도 정책평가연구가 다른 연구와 비교하여 가지는 특수성은 다음과 같다.

(1) 정책평가는 의과학 연구에 비해 평가자의 윤리적 입장, 의도, 권위에 더 많이 영향을 받는다. 극단적인 예로, '무엇을 좋은 결과로 볼 것인가'는 정책평가자, 정책평가를 요청하는 자(흔히 정부, 연구비 제공자)가 결정하므로 이들의 윤리적, 정치적

입장에 영향을 받는다.

(2) 인간, 인간 집단을 대상으로 하는 정책은 윤리적인 이유로, 과거 반인류적 인체대상 실험이 아닌 이상, 동물실험처럼 그 대상군과 대조군을 임의로 설정할 수 없다. 결론적으로 무작위 배정 임상시험(Randomized Controlled Trials, RCT)은 사실상 불가능하다.

(3) 정책평가연구는 연구의 대상이 되는 정책 이외에 다른 요소들이 결과치(예를 들어 건강수준의 향상)에 미치는 요인들이 너무 많고 이를 통제하기 어려운 경우가 대부분이다.

(4) 정책평가는 구체적으로 그 정책이 효과가 있는지, 부작용은 없는지를 확인하고, 이를 지속적으로 시행할 것인지/또는 중단해야 할 것인지, 지속 시행 시 보완해야 할 것은 무엇인지에 대한 정보를 얻고자 시행하는 것이므로 이러한 목적에 부응하도록 구체적이고 실천적인 분석과 결론을 도출해야 한다.

특별히 위의 (1), (2), (3)은 인간 집단을 대상으로 한 정책평가연구가 아닌 경우(예를 들어 질병의 원인을 찾으려는 연구)에도 동일하게 적용되는 문제이다. 그러나 가장 큰 차이는 일반적으로 그 정도이다.

요약하면, 결론적으로 정책평가연구는 그 목적뿐만 아니라 윤리적, 정치적 영향이 크고, 대조군 설정이 더 어려우며, 보정해야 할 혼란변수들이 일반적으로 더 많기 때문에 연구분석을 시행할 때에는 이에 대한 더 많은 고려가 필요하다. 이는 통계적 분석 방법에서도 마찬가지이다.

3 무엇을 평가할 것인가?

정책평가의 세부 목적은 흔히 다음과 같다. (1) 정책이 의도한 대로 진행되고 있는가?, (2) 정책이 의도한 목적/목표를 달성하였는가?, (3) 활동을 위해 자원은 적절하게 사용되고 있는가?, (4) 목적이나 목표의 달성에 따른 가치나 편익이 비용을 초과하는가? (5) 목적이나 목표를 향한 진전이 우연이나 다른 사건 때문이 아니라 우리의 사업과 관련이 있는가? 이다.

[표 1-1] 건강정책에 대한 의문사항과 평가와의 관계

정책에 대한 의문사항	평가의 목적	
정책이 의도한 대로 진행되고 있는가?	사업의 실행개선	정책의 향후 방향 결정
정책이 의도한 목적/목표를 달성하였는가?	사업효과의 평가	
활동을 위해 자원은 적절하게 사용되고 있는가?	효율성 향상	
목적이나 목표의 달성에 따른 가치나 편익이 비용을 초과하는가?		
목적이나 목표를 향한 진전이 우연이나 다른 사건 때문이 아니라 우리의 사업과 관련이 있는가?	사업 구성요소간의 인과관계 분석과 새로운 지식의 습득	

자료: 배상수, 보건사업기획, 제3판, 계축문화사, 2015의 보건사업을 건강정책으로 재구성

가장 흔히 언급되는 평가의 유형 또는 종류는 도나베디언(Donabedian)의 질 관리 개념 구성요소인 (1) 구조, (2) 과정, (3) 결과 평가이다. 이를 간략히 부연하면, 구조평가는 정책의 효과적인 시행을 위한 인력, 시설, 장비, 정보, 재원 등이 적절한 수준과 형식으로 이루어졌는가를 평가하는 것이다.

과정평가는 정책이 최종적으로 집행된 후가 아니라 정책 시행 과정을 평가하는 것으로서 계획된 일정대로 진행되고 있는지, 자원이 적절한 시기에 적절한 방식으로 투입되고 있는지, 정책 과정상에 민원이나 부작용이 발생하고 있지는 않은지, 정책대상의 만족도는 어떤지 등을 평가하는 것이다.

결과평가는 정책이 목표로 했던 결과를 만족할만한 수준으로 도출했는지를 평가하는 것이다.

하지만 이 구조, 과정, 결과에 대한 평가는 개별적으로 진행하기 보다는 동시에 이루어질 필요가 있다.

또다른 분류로 정책평가는 (1) 정책 내용평가와 (2) 정책 절차평가로 분류하기도 하는데, 정책 내용평가는 다시 [표 1-2]와 같이 평가대상에 따라 다른 평가기준을 가진다.

[표 1-2] 정책의 평가대상과 평가기준

평가대상	평가기준
정책목표	적절성, 충분성
정책수단	효과성, 능률성
정책대상자	공평성, 균형성
정책대상	일관성, 실현가능성

자료: 정정길 등, 정책평가: 이론과 적용, 법영사, 1997

정책결과에 대한 평가는 (1) 정책과정 상의 활동들이 지적인 측면에서 합리적인 정도를 평가하는 분석적 합리성 평가와 (2) 정치적 결정, 집행과정이 민주적이었는지 평가하는 정치적 민주성평가로 나누기도 한다(2).

건강정책과 관련하여 보다 구체적인 정책평가의 대상은 마크 로버츠(Marc Roberts) 등이 제시하고 있는 보건의료체계의 중간 성과목표들, 즉 효율성, 질, 접근도와 최종 성과목표인 (1) 건강수준, (2) 소비자 만족도, (3) 재정적 위험으로부터의 보호를 달성하는 것이 중요한 것일 수 있고(3) 그 달성여부를 평가하는 것이 건강정책평가의 중요내용이 될 수 있다.

4 건강정책을 어떻게 평가할 것인가?

흔히 정책평가는 비계량(qualitative, 정성), 계량적(quantitative, 정량) 방법으로 나누기도 한다. 비계량평가는 일반적으로 통계적 방법을 사용하지 않고 (1) 소수의 인터뷰, 집단인터뷰를 통한 질적 분석을 수행하는 방식으로 진행하거나 (2) 다양한 자료들을 사용하여 논리적 추론과 주장을 담는 방식으로 이루어진다.

계량적(정량적) 방식을 이용한 정책 평가는 통상적으로 성공, 실패에 대한 수량적 기준을 설정하고, 이를 수리 통계적 방식을 동원하여 (1) 정책의 대상집단에서 비대상집단보다 향상시키고자 했던 정책목표의 수준이 향상되었는지를 통계적으로 확인하거나 (2) 동일한 집단을 대상으로 정책 시행 후의 결과지표가 정책 시행 전보다 향상되었는지 정량적으로 확인하는 방식으로 이루어진다. 흔히 통계적 분석은 이미 연구자가 설정한 유의수준에 따라 적정 대상자수를 결정하고, 또한 정책 효과의 유의수준 여부를 결정한다.

평가방법 중 어느 것이 더 좋다는 것을 결정할 수는 없다. 평가방법의 적절성은 기본적으로 그 평가의 목적, 분석 기술적 적절성, 분석결과에 근거한 의미 있는 해석 및 결론 여부 등에 달려있다. 실제로 정책평가에서는 위에서 언급한 개량적 평가와 비계량적 평가를 함께 시행하는 것이 바람직하다고 할 수 있고 이를 특별히 방법론적 삼각측량(methodological triangulation)이라고 부리기도 한다.

정책대상이 되는 집단의 전체 또는 그 인구집단을 대표할 수 있는 표본집단을 대상으로 통계적으로 얻는 기술적 수치와 통계적으로 유의한 결과는 정책결정자 또는 국민들이 정책을 이해하고 그것에 찬성할지, 반대할지를 객관적으로 판단할 수 있게 해주는 방법으로 가장 대표적이고 유효한 방법이라 할 수 있다.

이 책은 이 중에서도 계량적, 특별히 통계적 분석방법에 관한 주제를 다룬다. 하지만 비계량, 계량평가 여부와 상관없이 공통적인 평가방법의 관행, 규칙이 존재한다.

5 정책평가의 윤리적 고려사항과 그 밖의 이야기

정책평가는 정치적 과정이다. 따라서 다양한 측면에서 윤리적 고려가 필요하다. 기본적으로 인간을 대상으로 하는 모든 연구는 기관윤리위원회(이하 IRB)를 통해 연구의 윤리적 타당성을 검증받아야 한다. 최근에는 인간이 아니라 동물을 대상으로 하는 연구도 이 과정을 수행할 것을 권장하고 있다. 인간을 대상으로 하는 연구는 의학, 약학, 간호학 등 분야에서 주를 이루지만, 공중보건학, 건강정책 분야뿐만 아니라 도시공학, 환경연구 등에서도 인간을 대상으로 한 연구가 급증하고 있다. 흔히 많은 사회과학 분야 연구에서 연구 시행 전 IRB의 심사를 받지 않고 연구를 시행하는 경우가 많으나 인간을 대상으로 하는 연구의 경우, 더욱이 그것이 2차 자료를 이용한 분석이라 할지라도 IRB의 심의를 받거나 심의면제 신청을 하는 것이 바람직하다. 이는 계량적 연구에서뿐만 아니라 비계량적 연구도 마찬가지이다.

이 책의 주제를 넘어서는 것이지만 최근 정책평가에서는 정책대상이 되는 사람들이 (정책평가) 연구의 기획, 시행, 분석, 해석과정에 참여하는 것이 윤리적으로나 실질적으로 타당하다는 주장에 근거하여 참여적 연구(participatory research)를 권장하기도 한다.

커(Kerr, D.H, 1976)에 따르면 성공적인 정책이란 실패하지 않은 정책이다. 그는 세 종류의 정책 실패를 이야기 했는데 다음과 같다.

① **실행 실패**(implementation failure) : 실행하지 못한 경우
② **도구 실패**(instrumental failure) : 실행했으나 목표를 달성하지 못한 경우
③ **정당화 실패**(justificatory failure) : 실행하고 목표도 달성했으나 규범적인 정당성을 확보하지 못한 경우

이러한 분류는 특히 정책평가의 내용과 중요성, 정치적 성격을 고려할 때 요긴한 분류이다.

그 밖에도 평가는 피평가자보다 평가자의 수준을 더 잘 보여준다. 또한 정책에서 실패한 특정시점이나 관점을 전제한 것으로 한 시기에는 실패했던 것처럼 보였던 정책이 시간이 지남에 따라 성공적인 결과를 낼 수도 있다. 또한 그 반대로 성공적인 결과를 보인 정책 역시 시간이 지남에 따라 부정적인 결과를 초래할 수 있다. 피평가자들은 평가자의 요구 때문에 서류작업에 매달리느라 정작 사업을 수행할 시간이 없다고 호소하기도 한다.

그렇다 해도 이것이 평가가 필요없다는 것을 의미하는 것은 아니다. 건강정책에서 적절한 목표와 과학적이고 합리적으로 이루어진 평가는, 그리고 이러한 평가에 노련한 정책가들의 노력은 인간 집단의 건강을 보호 증진시키는 실질적인 결과를 만들어내는데 기여할 수 있다.

참고문헌 및 더 읽을거리

1. 배상수. 보건사업기획, 제3판. 계축문화사; 2015.
2. 정정길 등. 정책평가: 이론과 적용. 법영사; 1997.
3. 마크 로버츠, 윌리암 샤오, 마이클 라이히 저, 신영전 역. 보건의료개혁의 정치학. 한울아카데미; 2005.
4. Kerr, D. H. The logic of 'policy' and successful policies. Policy Sciences, 7(3), 351-363; 1976.

PART

Ⅱ

제한적 종속변수 모형 (Limited dependent variable)

PART Ⅱ

제한적 종속변수 모형 (Limited dependent variable)

1 개요

1) 제한적 종속변수 모형(Limited dependent variable)

조사 자료에서 제공하는 지출(소비)과 수입 항목은 대부분 0의 값이 존재한다. 의료비 지출을 포함하여 각종 소비지출과 근로소득, 금융소득 등의 수입도 0인 경우가 많다. 이와 같이 0을 포함하면서 음수가 아닌 값만 존재하는 특성을 가진 변수들을 종속변수로 활용할 때 이를 제한적 종속변수(Limited dependent variable)라 한다.[1)2)]

2) 분석 모형의 선택

종속변수가 제한된 범위를 갖거나 왜도(비대칭성)가 매우 심할 때 정규성의 가정에 문제가 생길 수 있으며, 이 경우 일반선형회귀분석의 가정을 충족하기 어렵다(10). 이를 해결하기 위한 모형으로 표본 선택 모형(Sample selection model), 토빗 모형(Tobit model), 이 단계 모형(Two-part model), 이중 허들 모형(Double hurdle model)이 있

---

1) 제한적 종속변수는 0이 아닌 다른 값을 기준으로 절단된 경우도 포함된다.

2) 소득에서 세금이나 사회보험료, 이자비용 등을 제외한 가처분소득은 개념적으로 음수가 산출될 수 있다. 음수로 산출된 경우 모두 0으로 전환하여 분석할 수 있으며(5), 마이너스 규모를 의미 있는 변수로 보고자 할 경우 연속형 변수로 활용할 수도 있다.

다.[3] 이들 모형을 선택하기 위해 먼저 조사자료에서 지출이나 수입이 0으로 나타나는 경우에 대해 살펴볼 필요가 있다(1-4).

첫 번째는 조사 기간이 자주 소비하지 않은 항목을 조사하기에 충분히 길지 않은 경우이다. 자동차 구매에 영향을 미치는 요인을 분석하고자 할 때 최근 3개월 이내에 자동차를 구입한 금액을 조사한다면 대부분은 지출금액이 0이 될 것이다. 두 번째는 조사에 포함된 사람들이 합리적으로 0을 선택한 상황이다. 이는 0을 선택한 사람들은 특정 상황에서는 지출할 수도 있다는 것을 의미한다. 개인 종합건강검진을 받지 않았던 사람들이 검진 비용이 낮아지거나 소득이 증가하면 고가의 검사를 포함한 개인 종합검진을 받을 수 있다. 세 번째는 결측값 또는 무응답에 따른 결과이다. 이는 응답자들의 선택 과정의 결과가 아니다.

우선 0의 값들이 관찰되지 않은 값이라면 표본 선택 모형이 적절하다. 표본 선택 모형은 임금결정 요인을 분석할 때 자주 사용된다. 미취업자의 임금은 0인데 이들은 취업자와 인구학적 특성이 다를 것이므로 만일 임금이 있는 취업자만을 대상으로 임금결정 요인을 분석할 경우 표본 선택에 의한 편향(sample selection bias)이 발생할 것이다. 만일 기존의 미취업자가 일할 경우 받게 되는 잠재적인 임금 수준에 관심이 있다면 표본 선택 모형이 적절하다. 표본 선택 모형은 실제 취업자뿐 아니라 잠재적인 취업자들에서 교육연수가 임금 수준에 미치는 영향을 분석할 수 있다.

0의 값이 선택에 의한 '실제 0'일 경우 지출 수준에 영향을 받는지에 따라 분석 모형을 선택하게 된다. 만일 지출 여부가 지출 규모에 영향을 받지 않는다면 지출 여부가 먼저 결정되고, 이후에 지출 규모가 결정되는 것으로 보는 순차적인 의사 결정 모형을 적용하는 것이 적절할 것이다. 순차적인 선택은 이 단계 모형으로 분석할 수 있다. 그러나 만일 지출 여부가 지출 규모에 영향을 받는다면 결합 결정 모형(joint decision model)이 적절할 것이다. 결합 결정 모형에는 토빗 모형 또는 이중 허들 모형이 있다.

의료비 지출의 경우 의료기관 방문(의료이용 여부)은 환자가 느끼는 건강 수준 및 가용자원, 사회경제적 요인 등에 따라 이루어지지만, 의료기관 방문 후 의료 이용량(의료비 지출 수준)은 다른 요인들에 영향을 받을 수 있다. 즉, 의료 이용량은 의사가 진단한 질병 상태와 치료법의 비용과 효과를 고려하여 의사와 환자가 상호작용하여 결정되는데 이

---

3) 이 단계 모형과 허들 모형이 동일한 의미로 사용되기도 하고(4) 허들 모형을 이중 허들 모형의 특수한 형태로 보기도 한다(2). 이 책에서는 최근 국내외 논문들의 분석 방법과 용어 사용을 바탕으로 표본 선택 모형, 토빗 모형, 이 단계 모형, 이중 허들 모형으로 구분한다.

때 환자의 사회경제적 요인들과 의료보장 유형 등이 영향을 줄 수 있다. 이 경우 이 단계 모형은 통계 분석상의 가정을 만족시키면서 의료이용의 순서에 대한 통찰력을 줄 수 있다(6). 이때, 의료비 지출이 0인 경우는 환자가 의료기관을 방문하지 않고, 의료이용을 하지 않은 경우만을 의미한다.

반면, 지출 여부와 지출 수준에 대한 결정이 결합하여 이루어진다면 이중 허들 모형(Double hurdle model)이 적절할 수 있다. 예를 들어, 민간의료보험에 대한 지출을 분석할 때 민간의료보험에 가입하지 않은 경우 민간의료보험이 불필요하다고 판단하여 가입하지 않는 사례 외에 민간의료보험 가입을 원하지만, 보험료 수준이 너무 높아서 가입하지 않은 경우를 포함한다면 결합 결정 모형을 적용하는 것이 더 적절하다. 이 단계 모형에서는 지출이 0인 값과 0보다 큰 경우(이분형 자료)에 대해 먼저 분석한 후 0보다 큰 지출 수준에 대해 추정할 때는 지출이 0인 값이 전혀 사용되지 않는다. 반면 이중 허들 모형에서는 지출이 0인 값들이 0보다 큰 지출 수준에 대한 요인을 분석하고 값을 추정할 때 동시에 고려된다.[4)]

3) 이 단계 모형

본 책자에서는 의료비 지출 분석에서 가장 많이 활용되는 이 단계 모형에 대해 자세히 설명하고자 한다.

이 단계 모형에서 첫 번째 분석 단계는 지출 여부, 즉 이분형 자료에 대한 분석이며, 두 번째 단계의 지출 수준은 연속형 변수이므로 이들 각 변수의 특성에 적합한 별도의 모형을 사용하여 추정할 수 있다. 이분형 자료가 종속변수인 경우 일반적으로 로지스틱 회귀 또는 프로빗 모형을 적용하고, 연속형 자료가 종속변수인 경우 자료의 분포를 고려하여 일반선형회귀분석(OLS) 또는 일반화선형모형(GLM, Generalized Linear Model)을 적용할 수 있다.

의료비 지출 자료의 경우 일반적으로 오른쪽으로 꼬리가 긴 특수한 형태의 분포를 하고 있어 정규성 가정을 만족하지 못하는 경우가 많아 일반선형회귀분석(OLS)이 부적합

---

4) 표본선택모형도 이 단계로 분석을 진행하나 모형의 구성이 다르다. 즉, 1단계에서 지출 여부/참여 여부에 대한 추정식을 사용하여 Inverse Mill's Ratio(표본이 선택될 확률과 유사한 개념)를 구하여 이를 2단계 추정 모형의 독립변수로 포함한다. 표본 선택 모형과 이 단계 모형과의 차이점에 대해서는 Madden(2008)의 논문을 참고하길 바란다.

할 수 있다. 분석 목적이 평균 지출 수준을 추정하는 것이라면 일반선형회귀분석(OLS 선형성 가정이 충족되는 한)을 활용할 수 있으나 지출 수준에 영향을 주는 요인들을 파악하고자 하는 경우 자료 특성에 적합한 분포를 사용하는 것이 필요하다. 이 경우 종속변수를 로그로 변환한 후 일반선형회귀분석을 수행하거나 감마 분포를 가정한 일반화선형모형(GLM) 등을 고려해 볼 수 있다.

심화 최대우도법과 우도함수

우리에게 익숙한 일반선형회귀분석에서는 최소제곱법을 이용하여 회귀식을 추정하지만, 종속변수와 설명변수를 선형 관계로 설정하지 않는 일반화 선형모형에서는 최대우도법(Maximum likelihood method)을 이용하여 회귀식을 추정한다.

우도(가능도)는 어떤 값이 관측되었을 때 이것이 해당 확률 분포에서 나왔을 확률이며, 최대우도법은 각 관측값에 대한 총 우도(모든 우도의 곱)가 최대가 되는 회귀식을 찾는 방법이다. 우도 함수는 모형 추정을 위해 우도를 모수의 함수로 표현한 것이다. 이를 통해 산출된 총 우도는 각 확률들의 곱이므로 0과 1 사이의 매우 작은 값이 된다. 일반적으로 이를 자연로그로 취하여 로그 변환한 우도(log likelihood)가 제시된다.

일반적인 통계 프로그램에서는 시뮬레이션 반복(iteration)을 통해 모수를 변화시켜 총 우도가 최대가 되는, 즉, 로그 변환된 우도의 절대값이 가장 작은 회귀식을 제공하게 된다. 다만, STATA에서 기본 값으로 주어지는 초기 값(initial value)의 문제로 시뮬레이션을 반복하여도 총 우도가 최대가 되는 회귀식을 찾지 못하는 경우가 있을 수 있다. 이 경우 STATA에서는 "initial values not feasible"로 결과가 제시되고 분석 결과가 산출되지 않으므로 연구자가 초기 값(initial value)을 재설정하여 재분석해야 한다.

참고 Two-part model과 Two-stage-model

이 단계 모형(Two-part model)은 Two-stage-model과 구분할 필요가 있다. Two-part model은 앞서 설명한 바와 같이 제한적 종속변수 문제를 해결하기 위해 분석을 두 단계로 나누어 분석하는 회귀분석 방법의 하나며, Two-stage-model은 내생성 문제를 해결하기 위해 도구 변수를 활용하는 회귀분석 방법으로 역시 두 단계로 나누어 분석을 수행한다.

Two-stage-model의 1단계에서는 도구 변수를 독립변수로 하고, 기존 모형에서 내생성이 있는 독립변수를 종속변수로 한 회귀분석을 먼저 수행하고, 분석 결과를 통해 내생성이 있는 독립변수에 대한 새로운 추정치를 얻은 후 2단계 회귀분석에서 해당 독립변수에 대한 추정치를 독립변수 실제 값 대신 적용하여 연구의 종속변수에 대하여 회귀분석을 수행하게 된다. Two-stage-model은 two stage least squares (2SLS)로 주로 언급된다.

2 분석 방법(사례)

1) 자료원 및 주요 변수

본 책자에서는 가상의 외래서비스 이용 자료에 대해 STATA 분석 사례를 제공하고자 한다. 가상의 자료는 일반인 2,527명의 외래서비스 이용 건수(Out_Num), 지출금액(Out_OOP)에 대한 변수가 있으며, 성(SEX), 연령(AGE), 의료보장 유형(Hlth_Security)과 같은 인구사회학적 변수가 있다. 또한 표본설계를 바탕으로 가중치가 부여되어 있다. 이후 분석을 위해 외래서비스 이용 건수(Out_Num)와 지출금액(Out_OOP) 변수를 활용하여 외래서비스 이용여부 변수(Out_YN)와 의료이용을 하지 않은 경우 0으로 입력한 지출금액 변수(Out_OOP_1)를 추가로 생성하였다.

먼저 자료를 살펴보면 외래의료비 지출금액 변수는 외래서비스를 이용하지 않은 경우 결측값으로 처리되어 있다. 이와 같은 자료의 확인은 STATA에서 'misstable' 함수로 확인이 가능하다. 이용 건수 및 지출금액 변수를 확인한 결과 2,527명 중 426명은 결측값으로 외래서비스를 이용하지 않은 것을 확인할 수 있으며, 2,101명은 외래서비스를 이용한 것으로 확인되었다.

이 단계 모형을 적용하기 위해서는 외래 이용을 하지 않은 경우 0으로 입력된 외래 의료비 지출 변수를 새롭게 만들 필요가 있다.

참고로, 분석에 앞서 외래서비스를 이용한 것으로 보고하고 있으나 외래서비스 지출금액이 0으로 나타난 경우를 확인할 필요가 있다. 이 단계 모형에서는 이러한 상황을 허용하지 않기 때문이다. 가상의 자료에서는 해당 사례가 없었으나 이차 자료원을 활용할 경우 사전에 검토가 필요하며, 만일 외래서비스를 이용한 것으로 보고하였으나 외래서비스 지출금액 0원인 사례가 있을 경우 원인을 파악하여 자료 포함 여부를 결정하거나 응답자들의 특성을 확인하여 체계적인 특성을 보이지 않는다면 제외한다.

[표 2-1] 가상의 자료 구성 및 주요 변수

변수명	변수설명	내용
SEX	성별	1 남
		2 여
AGE	연령	(　　　　)세
Hlth_Security	의료보장 유형	1 건강보험 가입자
		2 의료급여 수급권자
Out_Num	연간 외래서비스 이용건수	(　　　　)건 의료이용이 없는 경우 결측 처리
Out_OOP	연간 외래서비스 지출금액	(　　　　)원 의료이용이 없는 경우 결측 처리
WGT	표본설계상 부여된 가중치	
Out_YN	연간 외래서비스 이용여부 ※ 연구자가 별도 생성	0 이용안함
		1 이용함
Out_OOP_1	연간 외래서비스 지출금액 ※ 연구자가 별도 생성	(　　　　)원 의료이용이 없는 경우 0으로 처리

1. 결측값 확인

외래이용건수(Out_Num)와 지출금액(Out_OOP)이 결측값인 사례를 확인한다.

```
misstable summarize Out_Num Out_OOP
```

Variable	Obs=.	Obs>.	Obs<.	Obs<. Unique values	Min	Max
Out_Num	426		2,101	106	1	279
Out_OOP	426		2,101	>500	1500	8424050

2. 변수 생성

외래이용을 하지 않았거나 외래 지출금액이 없는 경우 0으로 입력한 새로운 변수를 생성한다.

```
recode Out_Num (.=0)(min/max=1), gen(Out_YN)
recode Out_OOP (.=0)(min/max=1), gen(Out_OOP_1)
```

※ 다음과 같은 명령어를 사용해도 동일한 변수를 생성할 수 있다.

```
generate Out_OOP_1=Out_OOP
replace Out_OOP_1=0 if Out_Num==.
```

3. 이 단계 모형 분석의 적절성 검토
외래서비스를 1회 이상 이용(Out_YN=1)했다고 응답했으나 외래서비스 지출금액(Out_OOP_1=0)이 없는 환자가 있는지 확인하고 이들의 특성을 분석하기 위해 별도로 변수를 만든다.

```
generate group=0
replace group=1 if Out_YN=1 & Out_OOP_1==0
```

group별로 인구학적 특성, 외래 의료이용의 특성 등을 비교해 보고 체계적인 특성을 보이지 않으면 제외 후 이 단계 분석을 진행한다.

2) 이 단계 분석

이 단계 분석은 독립적으로 두 번 분석을 수행하여 결과를 얻을 수 있다. 첫 번째 단계에서는 지출 발생 여부에 대한 프로빗 또는 로짓 분석을 수행하며, 두 번째 단계에서는 지출이 발생한 때에만 OLS 회귀분석 또는 GLM 분석을 수행한다. STATA에서는 이를 한 번에 분석할 수 있는 함수(twopm)를 제공하고 있다(7). 이 함수를 이용할 경우 예측값(predicted value) 또는 한계 효과(marginal effect)를 계산하는 것이 훨씬 수월하다. 그러나 분석의 주목적이 특정 요인이 종속변수에 영향을 미치는지 확인하는 데 있다면 다른 통계 프로그램으로 이 단계로 분석해도 무방하다.

1. 첫 번째 단계와 두 번째 단계에서 동일한 설명변수들을 사용하는 경우
twopm 종속변수 설명변수1 설명변수 2 … 설명변수n, firstpart(함수옵션1) secondpart(함수옵션2)
- 함수옵션1은 이분형 자료에 대한 분석모형인 logit 또는 probit으로 설정 가능
- 함수옵션2는 regress 또는 glm으로 설정 가능

2. 첫 번째 단계와 두 번째 단계에서 다른 설명변수들을 사용하는 경우
twopm 종속변수1=설명변수1 설명변수 2 … 설명변수n 종속변수2=설명변수1 설명변수 2 … 설명변수m, firstpart(함수옵션1) secondpart(함수옵션2)

※ syntax에 대한 자세한 설명은 STATA에서 help twopm을 명령어를 통해 확인 가능하다.

첫 번째 단계인 이분형 변수(이용 여부)에 대하여 프로빗 분석 모형 또는 로짓 분석 모형을 선택하는 기준은 명확하지 않다. 그러나 두 모형 간 차이가 크지 않으므로 보건의료 분야에서는 회귀계수에 지수를 취한 값이 오즈비의 의미를 갖는 로짓 분석을 주로 활용

한다.

두 번째 단계에서 연속형 변수(지출 수준)에 대하여 OLS를 이용한 일반선형회귀모형(General Linear Regression) 또는 종속변수가 정규분포하지 않는 경우를 반영한 일반화선형모형(Generalized Linear Model, GLM)을 적용할 수 있다. GLM을 적용할 경우 자료의 분포 등을 고려하여 link 함수와 분포를 적용할 수 있다. 의료비 지출의 경우 대부분은 지출 수준이 낮고 극히 일부만 지출 수준이 높기 때문에 오른쪽으로 긴 꼬리 형태를 보이는 대표적인 자료라고 할 수 있다. 종속변수가 정규분포하지 않고 오른쪽으로 긴 꼬리 모양을 가질 경우 이를 로그변환하여 OLS 회귀분석 방법으로 분석을 수행하기도 한다. 로그변환 후 오른쪽으로 길었던 꼬리가 짧아지고, 이상치(outlier)의 영향을 줄여주는 효과가 있다(6). 또한 GLM 분석을 적용하여 log link와 감마 분포를 적용하여 분석할 수 있다. 그러나 자료마다 특성이 다를 수 있으므로 분석결과에서 산출된 정보 또는 통계적 검정을 통하여 link 함수와 분포를 설정할 것으로 권고한다(8).

1. 그래프를 통해 종속변수의 분포 확인

그래프를 통해 의료비 지출(Out_OOP)의 분포를 확인할 수 있다. bin( )안의 숫자는 막대그래프 개수로 숫자를 크게 입력할수록 막대그래프의 개수가 많아지고 곡선과 가까워진다.

```
histogram Out_OOP, bin(500)
```

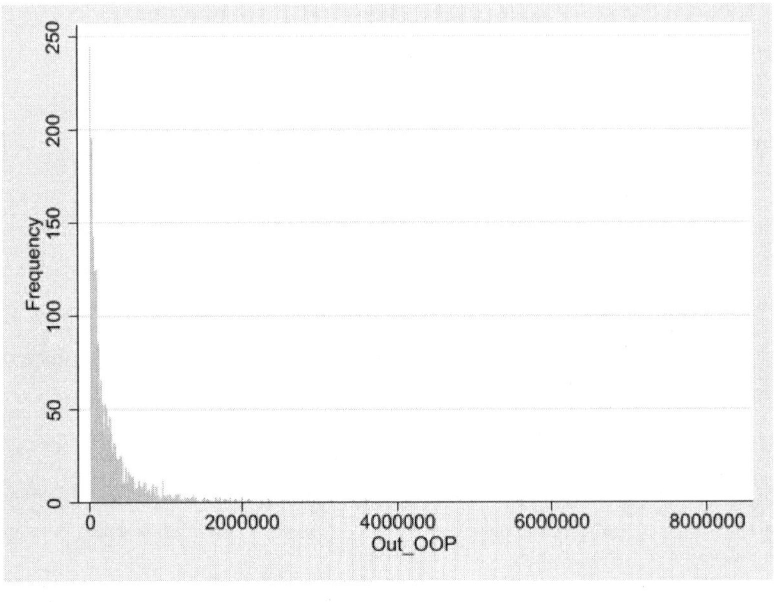

그래프를 통해 외래서비스 지출금액 변수는 오른쪽으로 긴 꼬리 형태를 보이는 것을 확인할 수 있다. 이때, 극단값의 존재로 분포를 파악하기 어려울 경우 지출금액의 범위를 줄여서 그래프를 확인할 수 있다.
외래서비스 지출금액(Out_OOP)의 p99는 234만 원이므로 이를 반영하여 외래서비스 지출금액(Out_OOP)의 범위를 300만 원 이하로 하여 다음과 같이 그래프를 다시 그려볼 수 있다.

```
tabstat Out_OOP, statistics(p99)
histogram Out_OOP if Out_OOP<3000000, bin(300) frequency
```

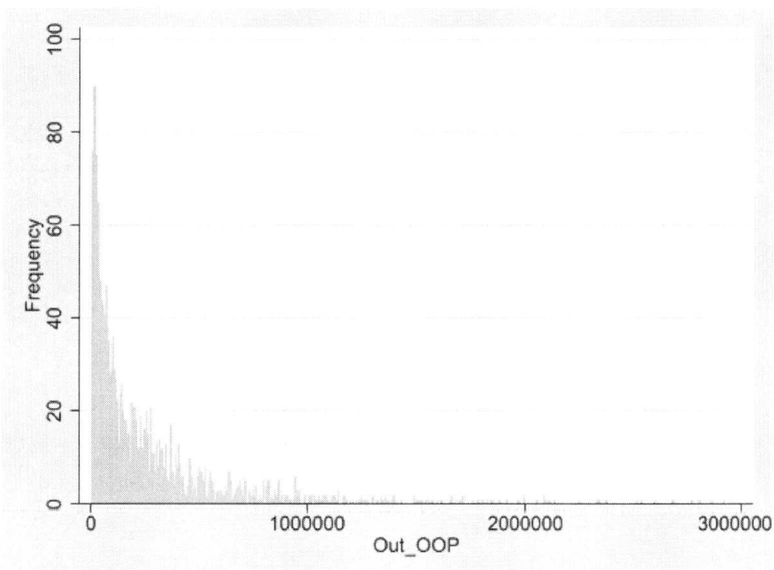

2. 로그변환 후 종속변수의 분포 재확인
오른쪽으로 긴 꼬리 형태를 보이는 자료의 경우 로그변환을 하면 정규분포와 유사해지기도 한다. 로그변환한 의료비 지출(lnOut_OOP)이 정규분포 하는지 확인한다.
외래서비스 지출금액 변수를 로그변환하여 그래프를 확인한 결과 분포가 정규분포에 가까워진 것을 확인할 수 있다.

```
generate lnOut_OOP=log(Out_OOP)
histogram lnOut_OOP, bin(200) frequency normal
```

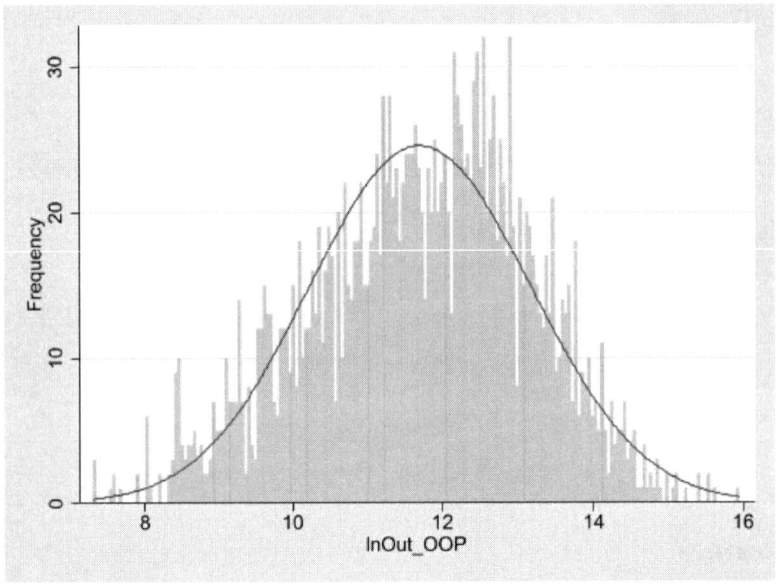

1. 요약통계량 산출

1) 표본자료 설계 설정

필요시 표본자료 설계를 반영하여 사전에 설정한다. 사용 자료원에서 strata 및 psu 등 표본설계 관련 정보를 제공하면 이를 추가하여 활용할 수 있다. 필요하지 않을 경우 생략한다.

```
svyset [pweight=WGT]
```

2) 요약통계량 산출

표본자료 설계를 반영하여 분석하고자 하면 STATA에서는 svyset을 먼저 설정한 후 svy를 명령어 앞에 넣어서 분석할 수 있다(①). 그러나 svy가 모든 명령어에 작동되는 것은 아니다. svy가 작동되지 않은 경우 자료에서 제공한 가중치를 적용하면 된다.

예를 들어, 연속형 변수에 대한 요약 통계량을 보여주는 summarize 명령어의 경우 svy가 작동하지 않는다. 이때 가중치를 적용하면 표본자료의 가중치가 반영된 평균값이 산출된다. 이를 통해 가중치 적용 전(③) 외래 의료 이용을 한 사람들의 연평균 지출금액은 30만 5,998원이지만, 가중치를 적용 후(④) 연평균 지출금액은 29만 9,092원임을 알 수 있다.

```
① svy: mean Out_OOP
② mean Out_OOP
③ summarize Out_OOP, detail
④ summarize Out_OOP [aweight = WGT], detail
```

```
. summarize Out_OOP

    Variable |        Obs        Mean    Std. dev.       Min        Max
-------------+---------------------------------------------------------
     Out_OOP |      2,101    305997.6    528340.5       1500    8424050

. summarize Out_OOP [aweight = WGT]

    Variable |     Obs      Weight        Mean   Std. dev.       Min        Max
-------------+------------------------------------------------------------------
     Out_OOP |   2,101  7057685.61    299092.3   555985.9       1500    8424050
```

[이 단계 분석: twopm 명령어 사용하는 방법]

1. twopm 프로그램 설치
twopm는 STATA에서 공식적으로 제공하는 명령어가 아니므로 추가로 다운로드 해서 활용한다.

ssc install twopm

2. twopm 분석
1) 표본설계 반영
앞서 svyset을 사전에 설정하였으므로 svy를 접두어로 추가하여 분석한다.

svy: twopm Out_OOP_1 AGE i.SEX i.Hlth_Security, firstpart(logit) secondpart(glm, family(gamma) link(log))

2) 표본설계 반영하지 않은 경우
twopm Out_OOP_1 AGE i.SEX i.Hlth_Security, firstpart(logit) secondpart(glm, family (gamma) link(log))

분석 Tip

1. STATA에서는 범주형 변수에 대하여 더미변수를 사전에 만들지 않아도 해당 변수 앞에 i를 넣으면 범주형 변수로 분석이 가능하다. 다만, 본 예제에서 사용한 SEX, i.Hlth_Security는 두 개 범주로만 구성되어 있으므로 이를 생략해도 결과는 동일하다.
2. 표본설계 반영을 다음과 같이 가중치를 설정하여 수행할 수 있다. 이때 회귀계수는 표본설계를 반영한 경우와 동일하나 SE 값이 조금 달라지며 이에 따라 유의확률(p)도 달라진다. 그러나 일반적으로는 큰 차이는 없다.

twopm Out_OOP_1 AGE SEX Hlth_Security [pweight = WGT], firstpart(logit) secondpart (glm, family(gamma) link(log))

[이 단계 분석: 독립적으로 두 번 분석하는 방법]

1. 1단계 분석
로짓 모형을 적용하여 분석한다. 참고로, STATA에서 logit 분석과 logistic 명령어를 사용한 분석 결과는 동일하다. 다만, logit 함수를 사용하여 분석을 수행할 경우 결과의 기본값으로 회귀계수를 보고하고(①), logistic 함수를 이용한 분석에서는 기본값으로 오즈비를 보고한다(③). 한편 logit 분석 후 "or"옵션을 추가할 경우(②) logistic 분석 결과(③)와 동일하다.
로짓 대신 프로빗(probit) 모형도 가능하다.

① svy: logit Out_YN C.AGE i.SEX i.Hlth_Security
② svy: logit Out_YN C.AGE i.SEX i.Hlth_Security, or
③ svy: logistic Out_YN C.AGE i.SEX i.Hlth_Security

2. 2단계 분석
2단계 분석에서 외래서비스 이용을 한 경우에 한해 외래 의료비 지출 수준에 대하여 GLM 분석을 수행할 수 있다. 외래서비스 이용을 한 경우에 한해 외래 의료비 지출 수준을 분석하는 것을 명확하게 보이고자 ①의 수식을 사용하였으나 외래 의료이용을 하지 않은 경우 결측값으로 코딩되어 있는 Out_OOP 변수를 그대로 활용할 수 있다(②).

① svy: glm Out_OOP_1 C.AGE i.SEX i.Hlth_Security if Out_YN==1, family(gamma) link(log)
또는
② svy: glm Out_OOP C.AGE i.SEX i.Hlth_Security, family(gamma) link(log)

3) 분석 결과 해석

1. svy를 설정하여 twopm 명령어를 사용한 경우

```
. svy: twopm Out_OOP_1 AGE SEX Hlth_Security, firstpart(logit) secondpart(glm, family(gamma) link(log))
(running twopm on estimation sample)

Survey data analysis

Number of strata =      1                     Number of obs   =      2,526
Number of PSUs   =  2,526                     Population size =  8,943,859
                                              Design df       =      2,525
                                              F(3, 2523)      =      13.14
                                              Prob > F        =     0.0000

----------------------------------------------------------------------------------
                |             Linearized
      Out_OOP_1 | Coefficient  std. err.      t    P>|t|     [95% conf. interval]
----------------+-----------------------------------------------------------------
logit           |
            AGE |   .0145621   .0026838     5.43   0.000      .0092995    .0198247
            SEX |   .3706981   .1435977     2.58   0.010      .0891168    .6522793
  Hlth_Security |  -.0231114   .3448291    -0.07   0.947     -.6992881    .6530653
          _cons |    .201685    .425606     0.47   0.636     -.6328874    1.036258
----------------+-----------------------------------------------------------------
glm             |
            AGE |   .0098812    .002192     4.51   0.000      .0055829    .0141796
            SEX |   .2998285   .1087938     2.76   0.006      .0864944    .5131626
  Hlth_Security |  -.7994085   .3178438    -2.52   0.012      -1.42267   -.1761474
          _cons |   12.48921   .4009591    31.15   0.000      11.70296    13.27545
----------------------------------------------------------------------------------
```

2. svy 없이 twopm 명령어를 사용한 경우

```
Two-part model
------------------------------------------------------------------------------
Log pseudolikelihood = -29686.179               Number of obs     =       2526

Part 1: logit
------------------------------------------------------------------------------
                                                Number of obs     =       2526
                                                LR chi2(3)        =      70.95
                                                Prob > chi2       =     0.0000
Log likelihood = -1109.0562                     Pseudo R2         =     0.0310

Part 2: glm
------------------------------------------------------------------------------
                                                 Number of obs     =      2101
Deviance         =  3786.778373                  (1/df) Deviance =  1.805808
Pearson          =  7223.832077                  (1/df) Pearson  =  3.444841

Variance function: V(u) = u^2                    [Gamma]
Link function    : g(u) = ln(u)                  [Log]

                                                 AIC             =  27.20716
Log likelihood   = -28577.12286                  BIC             = -12255.63
```

Out_OOP_1	Coefficient	Std. err.	z	P>|z|	[95% conf.	interval]
logit						
AGE	.0161042	.0022542	7.14	0.000	.011686	.0205224
SEX	.4282522	.1083449	3.95	0.000	.2159001	.6406042
Hlth_Security	-.0220969	.3124122	-0.07	0.944	-.6344135	.5902197
_cons	.2250803	.3699595	0.61	0.543	-.500027	.9501875
glm						
AGE	.0084146	.0018029	4.67	0.000	.0048809	.0119483
SEX	.1660362	.0826836	2.01	0.045	.0039792	.3280932
Hlth_Security	-.8046345	.2248489	-3.58	0.000	-1.24533	-.3639388
_cons	12.74318	.2785004	45.76	0.000	12.19733	13.28903

(1) 모형의 적합도, 모형간 비교

모형의 적합도는 Log likelihood로 확인할 수 있다. 만일 각각 독립적으로 분석을 수행한 경우 두 개 분석에서 산출된 Log likelihood를 더하면 된다.[5] 단, svy를 설정하여 분석한 경우 Log likelihood는 별도로 제공되지 않는다.

5) 각 우도의 곱이 이 단계 모형(두 번의 분석 결과)의 총 우도가 되나, 우도에 로그를 취한 Log likelihood가 제시되므로 결과적으로 각각 산출된 Log likelihood 값을 더하면 된다.

(2) 회귀계수의 의미

이 단계 모형 분석 결과는 두 개 모형에 대하여 각각 독립적으로 해석이 가능하다. 예를 들어, 지출 여부에 대하여 로지스틱 분석을 수행하였다면 해당 회귀계수에 지수를 취하여 오즈비(Odds Ratio, OR)로 해석할 수 있으며, 지출 수준에 대해서 일반선형회귀분석을 수행했다면 독립변수 한 단위가 변할 때 종속변수의 변화로 해석하면 된다. 그러나 종속변수를 로그변환하여 OLS 회귀분석으로 분석하거나 GLM 분석을 수행한 경우 분석 결과에서 회귀계수의 의미를 직관적으로 해석하는 데 어려움이 있다. 이 경우 일반적으로 방향성(회귀계수의 부호)과 통계적 유의미성을 기준으로 설명변수들의 영향력을 평가한다.

이 책의 사례에서 이 단계 모형 분석 결과 연령이 증가할수록, 남성보다는 여성이 외래이용을 많이 하며, 건강보장 유형은 통계적으로 유의미한 영향을 주지 않는 것으로 나타났다. 그러나 의료이용 지출금액 수준에 대해서는 연령이 증가할수록, 남성보다는 여성에서 높으며, 건강보험가입자보다 의료급여수급권자가 의료비 지출이 통계적으로 더 유의미하게 더 낮은 것으로 나타났다.

(3) 사후추정을 통한 회귀계수의 의미

STATA에서 twopm 명령어를 사용하여 이 단계 모형을 분석할 경우 분석 후 margins 함수를 이용하여 외래 지출금액의 예측값의 평균과 설명변수 한 단위 변화에 따른 종속변수(지출금액)의 평균 변화 수준(일반적인 OLS 회귀분석에서 회귀계수의 의미)을 확인할 수 있다.

먼저 twopm 명령어 사용 후 margins을 사용하면 종속변수에 대한 예측값의 평균이 산출된다. 분석 결과 외래 지출금액 예측값의 평균은 23만 4,975원으로 산출되었으며, 이는 의료이용을 하지 않은 사람들을 포함한 실제 평균인 23만 5,958원과 유사한 것을 알 수 있다.

다음으로 margins 다음에 dydx(*) 옵션을 추가하면 각 설명변수 한 단위 변화에 따른 종속변수의 평균 변화 수준을 확인할 수 있다. 분석 결과 연령이 1세 높아질수록 외래서비스 이용에 따른 비용을 평균 2,977원 추가로 지출하며, 남성보다 여성이 평균 8만 7,124원을 추가로 지출하는 것으로 나타났다. 또한 건강보험 가입자에 비해 의료급여 수급권자는 평균 18만 8,880원을 덜 지출하는 것으로 추정되었다.

/* 이 단계 모형 분석 후 사후 추정*/
svy: twopm Out_OOP_1 AGE SEX i.Hlth_Security, firstpart(logit)
〉 secondpart(glm, family(gamma) link(log))
margins

```
. margins

Predictive margins

Number of strata =      1                    Number of obs     =     2,526
Number of PSUs   = 2,526                     Population size = 8,943,859
Model VCE: Linearized                        Design df         =     2,525

Expression: twopm combined expected values, predict()
```

	Margin	Delta-method std. err.	t	P>|t|	[95% conf.	interval]
_cons	234974.9	13208.59	17.79	0.000	209074.1	260875.7

svy: mean Out_OOP_1

```
. svy: mean Out_OOP_1
(running mean on estimation sample)

Survey: Mean estimation

Number of strata =      1         Number of obs     =     2,527
Number of PSUs   = 2,527          Population size = 8,946,074
                                  Design df         =     2,526
```

	Mean	Linearized std. err.	[95% conf.	interval]
Out_OOP_1	235958.2	13531.94	209423.4	262493

margins, dydx(*)

```
. margins, dydx(*)

Average marginal effects

Number of strata =      1                    Number of obs     =     2,526
Number of PSUs   = 2,526                     Population size = 8,943,859
Model VCE: Linearized                        Design df         =     2,525
```

```
Expression: twopm combined expected values, predict()
dy/dx wrt:  AGE SEX Hlth_Security

------------------------------------------------------------------------------
             |            Delta-method
             |      dy/dx   std. err.      t    P>|t|     [95% conf. interval]
-------------+----------------------------------------------------------------
         AGE |   2976.798   524.9028     5.67   0.000     1947.514    4006.083
         SEX |    87124.9   27074.88     3.22   0.001     34033.65    140216.1
Hlth_Security|  -188880.4   78531.16    -2.41   0.016    -342872.5   -34888.38
------------------------------------------------------------------------------
```

또한 특정 지점에서 평균 변화 수준을 추정할 수도 있는데 예를 들어 연령군별로 1세 증가 시 증가하는 의료비 지출 수준이 달라질 것으로 예상되므로 이를 세분화하여 분석해 볼 수 있다. 분석 결과를 보면 연령집단이 20~39세, 40~59세, 60~79세, 80세 이상으로 갈수록 1세 증가 시 증가하는 의료비 지출 수준이 더 커지는 것으로 확인할 수 있으며, 남녀 간 차이가 더 벌어지는 것을 알 수 있다.

```
margins, dydx(*) at(AGE=(20(20)80))
margins, dydx(AGE) at(AGE=(20(20)80))
margins, dydx(AGE SEX) at(AGE=(20(20)80))

. margins, dydx(AGE SEX) at(AGE=(20(20)80))

Average marginal effects

Number of strata =     1                  Number of obs   =      2,526
Number of PSUs   = 2,526                  Population size =  8,943,859
Model VCE: Linearized                     Design df       =      2,525

Expression: twopm combined expected values, predict()
dy/dx wrt:  AGE SEX
1._at: AGE = 20
2._at: AGE = 40
3._at: AGE = 60
4._at: AGE = 80
```

	dy/dx	Delta-method std. err.	t	P>|t|	[95% conf.	interval]
AGE						
_at						
1	2304.779	266.6229	8.64	0.000	1781.957	2827.601
2	2840.264	453.1318	6.27	0.000	1951.716	3728.812
3	3473.17	718.9629	4.83	0.000	2063.353	4882.987
4	4227.061	1081.615	3.91	0.000	2106.118	6348.003
SEX						
_at						
1	66833.19	19726.28	3.39	0.001	28151.85	105514.5
2	82942.08	25285.33	3.28	0.001	33359.98	132524.2
3	102093.5	32818.09	3.11	0.002	37740.36	166446.6
4	124992.2	42910.89	2.91	0.004	40848.1	209136.4

부록 1 제한적 종속 모형을 활용하여 분석한 선행 연구사례

우리나라에서 이 단계 모형을 활용하여 분석한 보건의료 분야 선행 연구사례들을 살펴보면 주로 의료이용 또는 의료비 지출에 미치는 영향을 파악하기 위해 이 단계 모형을 활용하였다(9–13). 또한 이 단계 모형을 패널 분석 모형과 결합하여 확장하여 사용하거나 (13), 다수준 분석을 함께 적용한 사례(12)도 있다.

1) 김재원(2018) 연구

이 연구는 한국의료패널 2011년 자료를 이용하여 건강보험 가입유형(직장가입자, 지역가입자)에 따라 외래의료 이용여부와 외래의료 이용량이 달라지는지 확인하고자 하였다. 종속변수는 의료이용 여부와 외래의료 이용횟수 및 지출이며, 설명변수는 앤더슨 모형에서 제시한 소인성 요인, 가능 요인, 질병요인과 건강행태를 추가로 고려하였다. 소인성 요인은 성별, 나이, 배우자 여부, 교육수준, 경제활동 여부, 가능 요인은 가구소득, 민간의료보험 가입 여부, 질병 요인으로 주관적 건강수준과, 만성질환 개수를 고려하였다. 건강행태는 음주와 흡연상태를 고려하였다.

통계분석은 이 단계 모형을 적용하여 첫 번째 단계에서 외래의료 이용여부에 대하여 로지스틱 분석을 수행하였으며, 두 번째 단계에서 외래의료 이용횟수 및 지출에 각각 로그를 취하여 일반선형회귀분석(OLS 회귀분석)을 수행하였다. 이들 모형은 직장가입자와 지역가입자로 나누어 각각 분석을 수행하였다.

의료이용 여부에 대한 로지스틱 분석 결과 직장가입자와 지역가입자 모두에서 성별이 여성인 경우, 배우자가 있는 경우, 보유한 만성질환 개수가 많을수록 비흡연자에 비해 매일 흡연자가 외래의료를 이용할 가능성이 컸다. 두 집단 간 영향요인이 다르게 나타나는 항목은 연령, 학력, 소득, 주관적 건강, 음주 등이 있었다.

로그를 취한 외래의료비용에 대해서는 직장가입자와 지역가입자 집단 모두에서 배우자가 있는 경우, 소득이 높을수록, 주관적 건강 수준이 낮을수록, 보유한 만성질환 개수가 많을수록 외래의료비용이 높은 것으로 나타났다. 직장가입자 집단에서는 성별(여성)이 통계적으로 유의미하였으며, 지역가입자 집단에서는 연령, 경제활동 참여 여부, 음주 수준이 통계적으로 유의미하게 나타났다.

2) 황인욱 등(2018) 연구

이 연구는 은퇴한 중고령 가구를 대상으로 가구의 주요 소득원이 의료비 지출에 미치는 영향을 살펴보고자 이 단계 모형을 이용해 앤더슨 모형이 제시한 의료이용의 결정요인을 통제한 뒤 주요 소득원이 은퇴 중고령 가구의 의료이용에 미치는 영향을 추정하였다.

분석을 위해 만 50세 이상의 가구원이 속한 전국 가구를 대상으로 경제생활, 고용현황 및 퇴직, 노후보장 등의 현황을 격년으로 조사하는 종단면조사인 국민노후보장패널의 4차(2011년) 및 5차(2013년) 자료를 사용하여 균형패널(balanced panel) 자료를 구축하였다.

종속변수는 의료이용 여부와 가구 의료비 지출이며, 가구 의료비는 의료비 지출 자료의 특성을 로그를 취하여 변환하였다. 독립변수는 가구의 주요소득원으로 가구 유형을 자산소득 의존형, 사적이전소득 의존형, 공적연금소득 의존형, 사회보장급여 의존형으로 분류하였다. 독립변수인 주요 소득원의 영향을 확인하기 위해 앤더슨 모형에서 제시한 소인성 요인, 가능 요인, 질병요인을 통제변수로 고려하였다. 소인성 요인으로 성별, 나이, 혼인상태, 교육수준, 가구원 수를 포함하였고, 가능 요인으로 가구소득, 민간의료보험 가입 여부를 고려하였으며, 질병 요인으로 만성질환 여부, 장애 여부, 일상생활활동(ADL) 제한 여부를 고려하였다.

통계분석은 의료이용 여부와 의료이용량(의료비 지출 수준)에 영향을 미치는 영향을 확인하고자 패널 이 단계 분석[6]을 시행하였다. 1단계 모형에서는 패널 로지스틱 회귀분석 모형을 이용하였으며, 2단계 모형에서는 의료비에 로그를 취한 후 패널회귀분석을 수행하였다. 로그를 취한 변수에 대하여 선형회귀분석에서 산출된 회귀계수는 설명변수 한 단위 변화에 따른 변화율(%)로 해석이 가능하다.

의료이용 여부에 대한 로지스틱 분석 결과 의료이용에 영향을 미치는 다른 요인을 통제한 후에도 자산소득 의존형 가구보다 사회보장급여 의존형 가구가 의료이용을 경험할 오즈가 0.044배 낮았다. 의료비 지출 수준은 자산소득 의존형 가구보다 공적연금소득 의존형 가구의 경우 18.2%, 사회보장급여 의존형 가구의 경우 53.6% 낮은 것으로 나타났다.

---

6) 패널 이 단계 모형은 이 단계 모형에 패널 분석을 결합한 것으로 패널 분석과 관련해서는 8장 패널 분석을 참고하길 바란다.

부록 2 다른 통계 프로그램에서 적용 가능한 제한적 종속 모형 관련 Syntax

이 단계 모형은 지출 발생 여부 및 지출 수준에 대해 각각 독립적으로 두 번 분석을 수행하여 결과를 얻을 수 있다. 따라서 SAS에서도 이분형 변수에 및 연속형 자료 등에 대한 회귀분석 명령어를 적용하여 분석이 가능이 가능하다.

첫 번째 단계에서는 지출 발생여부에 대한 이분형 변수에 대하여 로지스틱 회귀분석 또는 프로빗 회귀분석을 수행한다.

```
LIBNAME a"C:₩USER₩폴더경로"; RUN;
DATA a.mydata;
SET a.mydata;
        IF Out_Num=. then Out_YN=0;
        else Out_YN=1;
run;

PROC LOGISTIC data=a.mydata;
        CLASS SEX (ref="1") Hlth_Security(ref="1") /PARAM= ref;
        MODEL Out_YN (EVENT="1")= AGE SEX Hlth_Security / expb;
        WEIGHT WGT;
run;
```

Analysis of Maximum Likelihood Estimates							
Parameter		DF	Estimate	Standard Error	Wald Chi-Square	Pr > ChiSq	Exp(Est)
Intercept		1	0.5493	0.00188	85429.2657	<.0001	1.732
AGE		1	0.0146	0.000040	134532.220	<.0001	1.015
SEX	2	1	0.3707	0.00167	49473.9911	<.0001	1.449
Hlth_Security	2	1	-0.0231	0.00584	15.6835	<.0001	0.977

두 번째 단계에서는 지출이 발생한 경우에 대하여 분석을 수행한다. 분포에 따라 로그 변환 후 선형회귀모형을 수행하거나 또는 일반화선형모형(GLM)을 수행하는 다음과 같은 명령어를 사용할 수 있다.

1) 로그 변환 후 선형회귀모형 분석

```
LIBNAME a"C:₩USER₩폴더경로"; RUN;
DATA a.mydata;
SET a.mydata;
        lnOut_OOP=log(Out_OOP);
run;

PROC REG data=a.mydata;
          MODEL lnOut_OOP= AGE SEX Hlth_Security;
          WEIGHT WGT;
run;
```

Parameter Estimates						
Variable	Label	DF	Parameter Estimate	Standard Error	t Value	Pr > |t|
Intercept	Intercept	1	11.54249	0.23785	48.53	<.0001
AGE	AGE	1	0.01086	0.00145	7.48	<.0001
SEX	SEX	1	0.40022	0.06385	6.27	<.0001
Hlth_Security	Hlth_Security	1	-0.99401	0.20998	-4.73	<.0001

2) 일반화선형모형(GLM)모형 분석

```
LIBNAME a"C:₩USER₩폴더경로"; RUN;
PROC GENMOD data=a.mydata;
        CLASS SEX (ref="1") Hlth_Security(ref="1") /PARAM= ref;
        MODEL Out_OOP (EVENT="1") = AGE SEX Hlth_Security/
                                        DIST=gamma LINK=log;
        WEIGHT WGT;
run;
```

Analysis Of Maximum Likelihood Parameter Estimates								
Parameter		DF	Estimate	Standard Error	Wald 95% Confidence Limits		Wald Chi-Square	Pr > ChiSq
Intercept		1	11.9896	0.0633	11.8657	12.1136	35927.2	<.0001
AGE		1	0.0099	0.0013	0.0074	0.0124	60.31	<.0001
SEX	2	1	0.2008	0.0540	0.1939	0.4058	30.78	<.0001
Hlth_Security	2	1	-0.7994	0.1748	-1.1419	-0.4569	20.93	<.0001
Scale		1	0.0002	0.0000	0.0002	0.0002		

참고문헌 및 더 읽을거리

1. Humphreys B. Dealing With Zeros in Economic Data. 2013.
2. Jones AM, Rice N, d'Uva TB, Balia S. Applied Health Economics. Routledge. 2000.
3. Madden D. Sample selection versus two-part models revisited: the case of female smoking and drinking. J Health Econ. 2008;27(2):300-7.
4. Wooldridge JM. Econometric Analysis of Cross Section and Panel Data. MIT Press. 2010.
5. 이원진, 정해식, 전지현. 소득조사 마이크로데이터 비교 분석 - 〈가계동향조사〉와 〈가계금융・복지조사〉를 중심으로. 한국보건사회연구원. 2019.
6. 이혜재, 이태진, 전보영, 정영일. 일반층과 저소득층의 의료이용에 영향을 미치는 요인. 보건경제와 정책연구. 2009;15(1):79-106.
7. Belotti F, Deb P, Manning WG, Norton EC. Twopm: Two-Part Models. The Stata Journal: Promoting communications on statistics and Stata 2015;15(1):3-20.
8. Deb P, Norton EC, Manning WG. Health Econometrics Using Stata. Stata Press. 2017.
9. 김재원. 직장가입자와 지역가입자의 외래의료이용 영향요인. 보건학논집. 2018;55(1): 33-41.
10. 박승록. STATA를 이용한 응용계량경제학. 박영사. 2020.
11. 윤희숙. 민간의료보험 가입이 의료이용에 미치는 영향. 한국개발연구. 2008;30(2):99-128.
12. 이유진, 이진형. 민간 의료 보험 가입이 의료 이용에 미치는 영향. 병원경영학회지. 2018; 23(2):42-53.
13. 황인욱, 이태진. 중고령 은퇴가구의 소득구성과 의료비 지출의 관계 분석. 보건사회연구. 2018;38(2):227-256.

PART

III

매개효과 분석
(Mediation Analysis)

PART Ⅲ

매개효과 분석
(Mediation Analysis)

1 개요

1) 통계적 매개, 매개변수 및 매개효과

연구의 이론적 또는 개념적 모형에는 '연결 관계(process relationship)'를 이루는 변수들이 포함된다.

매개(mediation)는 두 변수(X, Y) 사이에 미리 설정된 인과관계가 제3의 변수(mediator)로 인해 존재하는 것으로 이론화할 수 있다. 여기서 매개변수(mediator)는 다른 두 변수 간의 관계 연결 이유 및 효과가 발생하는 과정을 설명하기 때문에 중개 변수(intermediary variables) 또는 설명적 연계(explanatory link)라는 명칭으로도 사용된다(1). 또한 매개변수는 두 변수(X, Y) 사이에서 매개효과(mediating effects)를 가지고 있으며, 이를 간접효과(indirect effects), 또는 중간효과(intermediate effects), 대리효과(surrogate effects)라고도 한다(2).

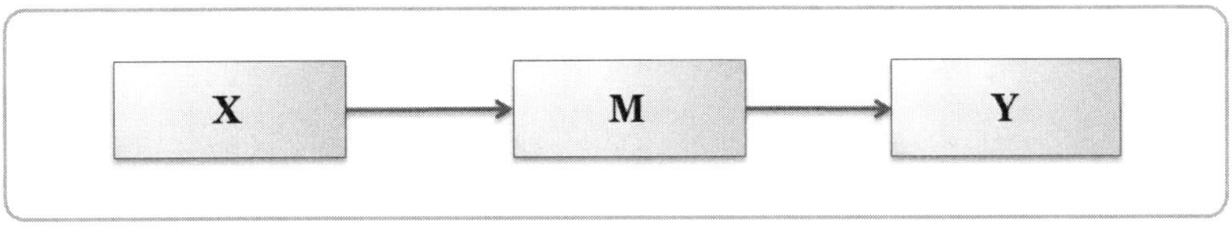

[그림 3-1] 매개효과에서 변수(X, M, Y) 사이의 관계 메커니즘

2) 매개효과의 개념 혼동

매개변수와 혼동되는 개념으로 조절변수(Moderator)가 있는데, 조절변수는 독립변수(X)와 종속변수(Y) 간의 관계 방향이나 강도를 조절함으로써, 모형 자체에 영향을 미치는 제3의 변수를 의미한다(3).

(Me)는 “어떻게” 및 “왜”라는 가설에 대한 답변을 의미하며, (Mo)는 “언제”, “누구를 위해”, “어떤 조건”에서 라는 가설에 대한 답변을 말한다. 또한 독립변수와 매개변수 간에 시간적 우선순위(temporal precedence)가 명확하고 두 변수 사이에는 상관관계(correlated)가 있는 반면에 조절변수와 독립변수 간에는 시간적 우선순위가 일정하지 않으며, 두 변수 간에는 상관관계가 존재하지(uncorrelated) 않는다.

매개효과는 종속변수에 대한 독립변수 및 매개변수의 관계뿐만 아니라 독립변수와 매개변수 간의 관계를 파악할 수 있으며, 조절효과는 결과에 영향을 미치는 두 독립변수의 상호작용(interact)이 모형에 포함된다(4).

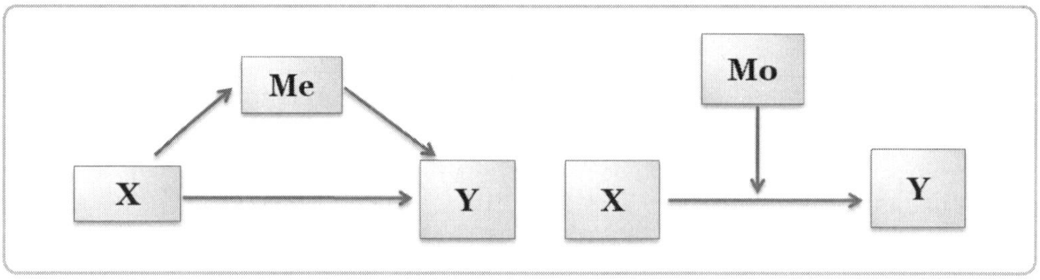

[그림 3-2] 매개효과와 조절효과 모형

[그림 3-3]과 같이 종속변수를 설명하는 데 있어 독립변수, 조절변수, 그리고 독립변수와 조절변수의 곱(x)인 상호작용 항(interaction term)이 모형에 포함된다.

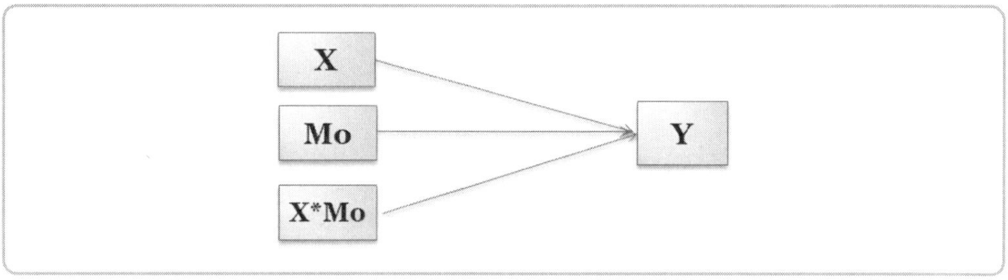

[그림 3-3] 조절효과에서 상호작용(interaction terms) 효과

3) 총 효과, 직접효과 및 간접효과

매개효과 분석에서 우리는 한 변수가 다른 변수에 작용하는 총 효과의 크기를 직접효과와 간접효과로 분해할 수 있다. 여기서 직접효과(direct effect)란, 다른 변수의 매개 없이 직접적으로 독립변수가 종속변수에 영향을 미치는 효과를 말하며, 간접효과(indirect effect)란, 매개변수에 의해 독립변수가 독립변수에 영향을 미치는 효과가 나타나는 것을 말한다(2, 5).

(1) **총 효과**(total effect C) : 매개효과 분석의 시작점으로 X → Y 관계

(2) **직접효과**(direct effect c') : 매개변수의 효과를 제거한(controlling for M) 이후의 X → Y 관계

(3) **간접효과**(indirect effect a ~ b) : Me를 통한 X → Y 관계로서, 간접효과는 매개를 포괄한다는 의미가 있으나, 직관적으로는 직접효과 이외의 모든 효과를 의미함

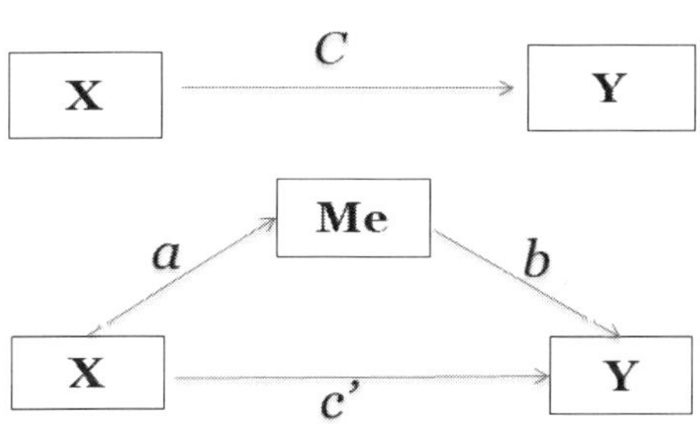

1. 총 효과 크기(C) = a * b + C'

2. 직접효과 크기(c') = C - a * b

3. 산섭효과 크기(a * b) = C - c'(a*b≠0)

[그림 3-4] 매개효과 모형에서의 총 효과, 직접효과, 간접효과

4) 매개효과 유형

(1) 단일 매개, 다중 매개

매개효과 유형은 매개 구조에 따라 단일 매개(simple mediation)와 다중 매개(multiple mediation)로 구분할 수 있다. 단일 매개 분석은 X 변수에서 Y 결과 변수까지의 경로에 있을 수 있는 잠재적인 매개변수 M에만 초점을 맞추는 매개효과다. 다른 매개변수가 존재할 수도 있지만 단 하나의 매개변수에만 초점을 맞출 때 이들은 M을 통하여 X에서 Y까지의 경로를 간접효과로 본다.

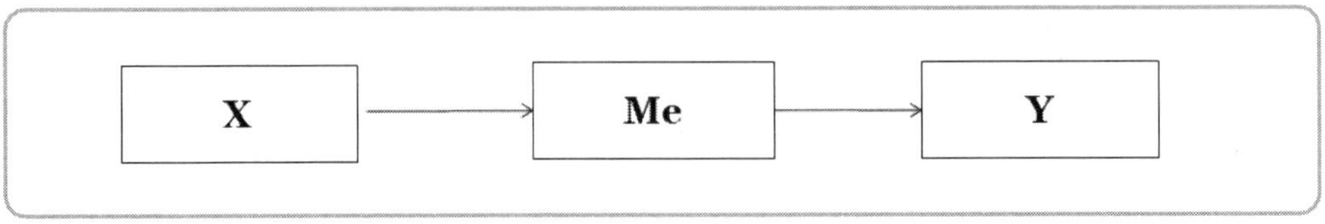

[그림 3-5] 단일 매개 효과 모형

다중 매개는 X 변수와 Y 변수 사이에 2개 이상의 매개변수를 고려하는 것으로 복잡한 매개 구조를 가지며, 매개변수의 구조에 따라 직렬매개(chain model)와 병렬매개(parallel model)로 구분된다. 매개변수가 여러 개인 경우 동시에 또는 개별적으로 매개효과를 검증할 수 있는데, 한꺼번에 매개변수를 포함하여 분석하는 경우 서로 다른 매개 변수들이 개념적으로 구별되고, 높은 상관관계가 없는지 사전에 확인해야 한다.

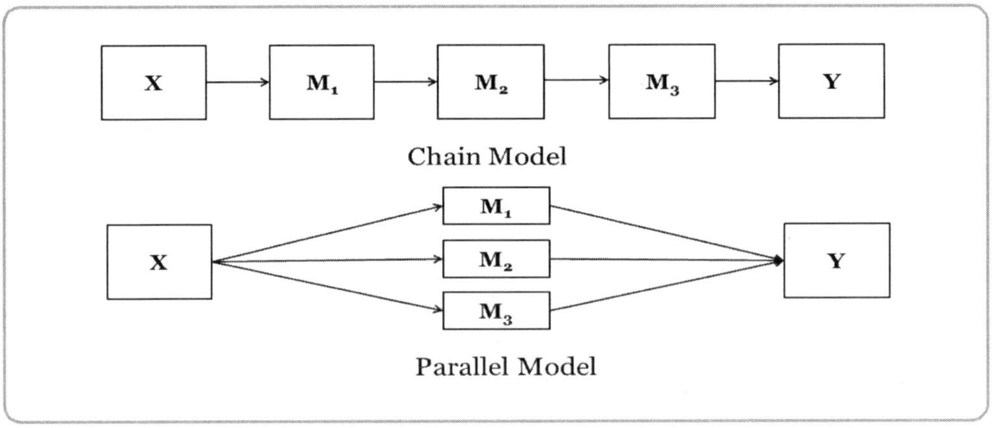

[그림 3-6] 다중 매개 효과 모형

(2) 완전 매개와 부분 매개

매개효과는 완전 매개(Full mediation)와 부분 매개(Partial mediation)로 구분할 수 있는데, 완전 매개는 매개변수를 포함하면 독립변수와 종속변수 간의 관계가 0이 되는 경우(Y에 대한 X의 영향이 유의하지 않음)로, X와 Y의 관계가 매개변수를 통해 완전히 설명되어 추가적인 매개변수를 고려할 필요가 없다.

부분 매개는 매개변수가 독립변수와 종속변수 간의 관계에서 전부는 아니지만, 일부분을 설명할 수 있으며, 매개변수와 종속변수 사이에 유의미한 관계가 있을 뿐만 아니라 독립변수와 종속변수 사이에 직접적인 관계가 있음을 의미한다.

이와 같이 전체 또는 부분 매개를 설정하기 위해서는 독립변수에 의해 설명되는 분산(variance)의 감소를 여러 방법을 통해 검증해야 한다. 매개효과의 유의성을 검증하는 방법은 1.5.1 매개효과 검증 방법에서 자세히 다루겠다.

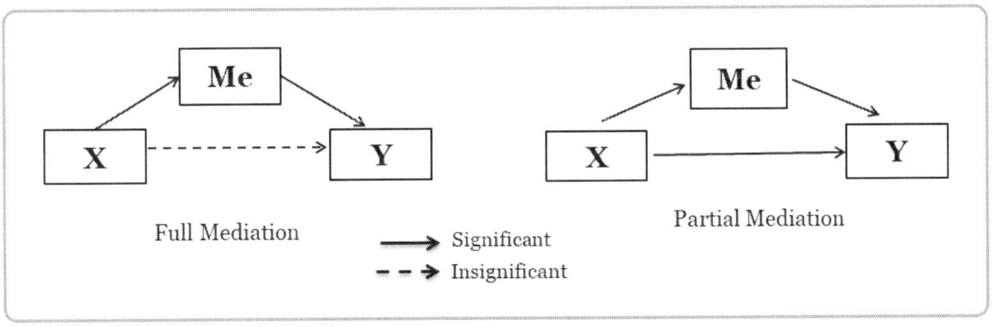

[그림 3-7] 완전 매개와 부분 매개 모형

5) 매개효과 및 유의성 검증 방법

(1) 매개효과 검증 방법

매개변수의 효과의 통계적 유의성을 검증하는 방법은 매우 다양하다. MacKinnon et al(2002)은 독립변수가 매개변수를 통해 종속변수에 영향을 미치는 모형을 검증하는 데 사용되는 14가지 통계 방법을 비교한 바 있다. 매개효과를 검증하는 대표적인 분석 방법은 최소자승법(ordinary least squares, OLS)을 이용한 단계별 선형회귀분석(Stage regression analysis)과 경로 분석(path analysis) 및 구조방정식모형(Structural equation modelling) 모형들이 있으며, 최근에는 Hayes(7, 8)가 개발한 매크로(Macro) 기반 프로그램인 PROCESS가 많이 활용되고 있다. 이와 같이 다양한 분석 방법이 존재할 뿐만 아니라 통계적 유의성이 낮다(6)는 평가를 받고 있음에도 불구하고, Baron & Kenny (1986)의 '인과적 단계 접근(causal steps approach)' 방식이 가장 많이 이용되고 있다.

인과적 단계분석(causal steps analysis)은 다음과 같이 3단계(또는 4단계)의 회계분석(regression analysis)을 통해 검증한다. 1단계와 2단계는 단순회귀분석(simple regression)을 사용하고, 3단계는 다중회귀분석(multiple regression analysis)을 사용한다. 4단계는 3단계와 동일한 방정식으로 추정하는데, 매개변수 M이 독립변수 X와 종속변수 Y 사이에서 완전 매개 한다는 것을 확인하는 과정으로 매개변수를 통제한 상태에서 Y에 대한 X의 영향이 0이 되어야 한다. 이 4단계가 모두 충족되면 자료에서 매개변수 M은 X와 Y

의 관계를 완전히 매개한다는 가설과 일치하게 되며, 처음 3단계만 충족한다면 부분 매개 효과가 있다고 판단한다. 따라서 완전 매개효과에 대한 검정이 아니라면 4단계는 충족될 필요가 없다.

- 1단계 : 회귀방정식에서 Y를 결과변수로, X를 독립변수로 사용하여 독립변수가 결과변수 간의 상관관계를 확인한다.

  $Y = \beta_{10} + \beta_{11}X + \epsilon_1$　　　* B_{11} (경로 C)은 유의함

- 2단계 : 회귀방정식에서 M을 종속변수로, X를 독립변수로 사용하여, 독립변수가 매개변수와 상관관계가 있음을 확인한다.

  $Me = \beta_{20} + \beta_{21}X + \epsilon_2$　　　* B_{21} (경로 a)은 유의함

- 3단계 : 회귀방정식에서 Y를 종속변수로, X와 M을 독립변수로 사용한다. 이 단계에서는 매개변수와 종속변수 모두가 독립변수 X의 영향을 받기 때문에 매개변수와 결과변수 사이에 상호관련성(correlated)이 존재할 수도 있다. 따라서 결과변수에 대한 매개변수의 영향을 확인하기 위해 독립변수 X를 포함하여 통제해야(adjusted) 한다.

  $Y = \beta_{30} + \beta_{31}X + \beta_{32}Me + \epsilon_3$　　　* B_{32} (경로 b)은 유의함

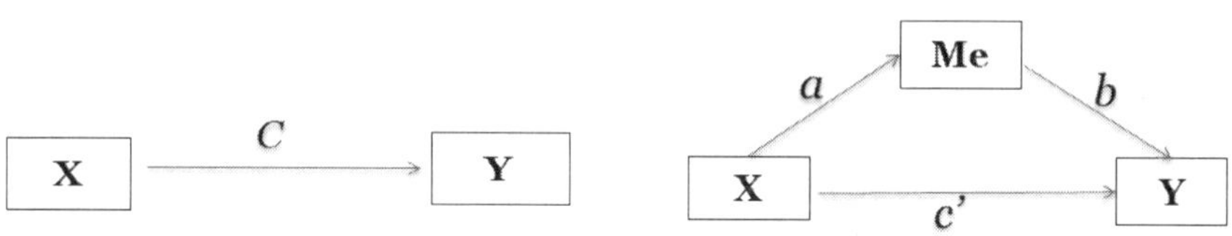

Baron and Kenny(1986) 3단계의 회귀분석에서 1, 2, 3 단계 모든 회귀계수가 유의해야 매개효과가 있는 것으로 판단하였으나(9), 일부 분석학자들은 모든 단계가 충족할 필요는 없으며, 필수적인 단계는 2단계와 3단계라고 주장한다(10). 이는 1단계에서 독립변수와 종속변수 사이에 유의한 관련성이 있지만, 표본의 크기가 작거나 기타 외부 요인으로 인해 검정력이 낮아 실제로 존재하는 효과를 예측할 수 없기 때문이다.

(2) 간접효과 유의성 검증

인과적 단계(causal steps) 방식은 회귀분석(regression)을 기반으로 한 통계방법으로, 각 경로계수(path)의 유의성(significant)을 제시하는 것으로는 매개효과를 검정하기에

불충분하며, 간접효과(indirect effects)를 나타내는 경로(path) α와 경로(path) β에 대한 유의성 검정을 추가로 수행해야 한다(8). 즉, 2단계와 3단계에서 $\alpha * \beta = 0$이라는 귀무가설을 검정하기 위해 경로 a와 b가 모두 0인지를 검정한다.

대표적인 간접효과 검증 방법인 소벨 검정법(Sobel's test; Sobel, 1982)은 계산 방법이 쉽고, 원자료(law data) 없이도 검정이 가능하여 가장 일반적으로 사용되고 있다. 이 방법에서는 경로 α의 표준오차(standard error, $S\alpha$)와 경로 β의 표준오차(standard error, $S\beta$)를 이용하는데, 소벨 검정법에서는 경로 $\alpha * \beta$의 표준오차에 대한 근사(approximate) 추정치를 제공한다. 간접효과 검정은 $\alpha * \beta$의 값을 분산($\beta^2 * S\alpha^2 + \alpha^2 * S\beta^2$)의 제곱근(square root)으로 나눈 값을 유의수준 5%에서 Z-test(±1.96)와 비교하는데, 이 값이 1.96보다 크거나, −1.96보다 작으면 매개효과가 통계적으로 유의미한 것으로 해석한다.

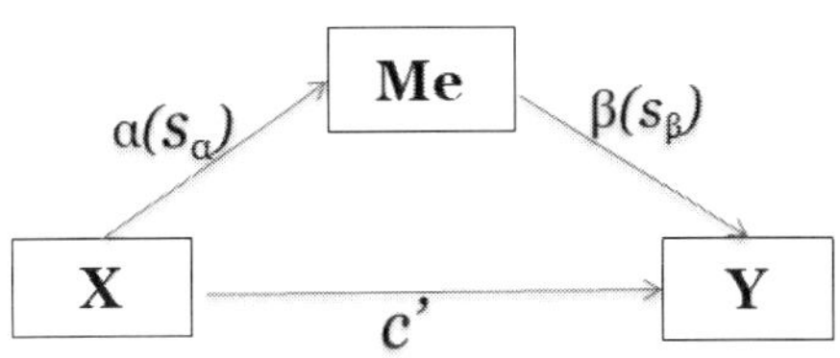

$$Z\text{-value} = \frac{a * b}{\sqrt{(b^2 * Sa^2 + a^2 * Sb^2}}$$

a = α−경로에 대한 회귀계수(slope)
b = β−경로에 대한 회귀계수(slope)
S_a = α−경로에 대한 표준오차(SE)
S_β = β−경로에 대한 표준오차(SE)

|Z0| 〉 1.96, H0 기각 (매개효과 있음)
|Z0| 〈 1.96, H0 채택 (매개효과 없음)

[그림 3-8] 완전 매개와 부분 매개 모형

소벨 검정은 매개효과 분포에 대하여 정규성 가정을 함으로 검증력이 낮다는 제한점이 있다. 이러한 제한점을 보완할 수 있는 간접효과 검정방법이 부트스트랩(Bootstrap)이다.

부트스트랩 방법은 모수의 분포를 알지 못할 때, 모수의 경험적 분포를 반복적으로 생성시키는 비 모수적인 방법으로 원자료로부터 많은 수의 표본을 무작위로 재추출(resampling)하여, 지정된 관계를 재분석한다. 또한 매개분포의 정규성을 가정하지 않으며, 소표본에도 적용 가능한 방법이다. 부트스트랩 분포에서 간접효과의 유의성을 결정하는 방법은 매개효과의 추정치와 신뢰구간을 이용하는데, 95% 신뢰구간 내(상한과 하한)에 0이 있는지를 확인한다. 만약 구간 내에 0이 없으면, 간접효과가 0과 다르다고 확신할 수 있으며,

구간 내에 0이 있으면 간접효과가 없다고 결론을 내린다.

6) 매개효과 확장 모형 분석

전통적으로 회귀모형을 이용한 매개효과는 매개변수와 종속변수 모두가 연속형 자료를 대상으로 최소자승회귀(ordinary least squares regression) 분석 방법을 이용한다. 그러나 매개변수 또는 종속변수가 이분형(dichotomy)인 경우에는 표준 추정 방법(standard methods of estimation)을 사용해서는 안 된다(단, 독립변수가 이분형인 경우에는 문제가 되지 않음). 매개변수 또는 결과가 이분형 변수이면 로지스틱 회귀분석 또는 프로빗 회귀분석(probit regression)을 통해 Baron & Kenny의 인과적 단계(causal steps)를 사용할 수 있다. 또한 이분형 결과에 대한 간접효과를 얻는 데 사용되는 방법은 독립변수 단위당 변화에 따른 효과가 추정되기 때문에 독립변수가 이분형 인지 연속형인지에 따라 적용하는 방법이 다르다(11).

[표 3-1] 변수 유형에 따른 간접효과 분석 방법

변수 유형			통계분석 방법		
독립(X)	매개(M)	종속(Y)	X → Y	X → M	X & M → Y
Continuous	Continuous	Continuous	SEM/regression	SEM/regression	SEM/regression
Continuous	Continuous	Categorical	Logistic	SEM/regression	Logistic
Continuous	Categorical	Continuous	SEM/regression	Logistic	SEM/regression
Continuous	Categorical	Categorical	Logistic	Logistic	Logistic
Categorical	Continuous	Continuous	SEM/regression	SEM/regression	SEM/regression
Categorical	Continuous	Categorical	Logit	SEM/regression	Logistic
Categorical	Categorical	Categorical	SEM/regression	Logit	SEM/regression
Categorical	Categorical	Categorical	Logit	Logit	Logit

* SEM : 구조방정식(structural equations models)
자료: Iacobucci(2008)

선형회귀분석(linear regression)에서 종속변수의 분산은 단계별 회귀방정식에서 직접적으로 관찰이 가능하며 일정하게 유지된다. 반면에 프로빗 회귀분석(probit regression) 또는 로지스틱 회귀분석(logistic regression)을 이용하여 매개효과를 분석하는 경우에 회귀식에서 잔차의 분산(variance of the residual)은 고정(fixed)되어 있는 반면, 종속변수의 척도 및 분산은 직접적으로 관찰할 수 없다. 이와 같이 관찰되지 않는 종속변수의 척도를 수정하기 위해 회귀 잔차를 정규화하는데, 이와 같은 잔차의 정규화는 매개효과의 추정에 중요한 의미가 있다. 즉, 회귀방정식에서 잔차의 분산이 고정되기 때문에 단계별 각 회귀방정식에서 매개변수의 계수(parameters)와 절편(intercept)이 모형에 포함된 다른 독립변수에 영향을 받아 예측 범위가 달라질 수 있다. 따라서 이러한 문제를 해결하는 대표적인 방법이 매개효과의 유의성을 검증하기 이전에 표준화된 회귀계수(standardized coefficient)와 표준오차(standard error)를 사용하여 매개 모형의 각 회귀방정식에 동일한 척도를 적용하는 것이다(12).

2 연구사례

우경숙 등(2012)은 사회자본, 건강위험행태, 건강상태가 노인의 의료이용에 미치는 영향을 분석하였다(13). 먼저 실제 측정변수(actual measures)들을 이용하여 조사 대상자의 사회자본, 건강위험행태, 건강상태를 평가할 수 있는 개념적 변수(conceptual variable)

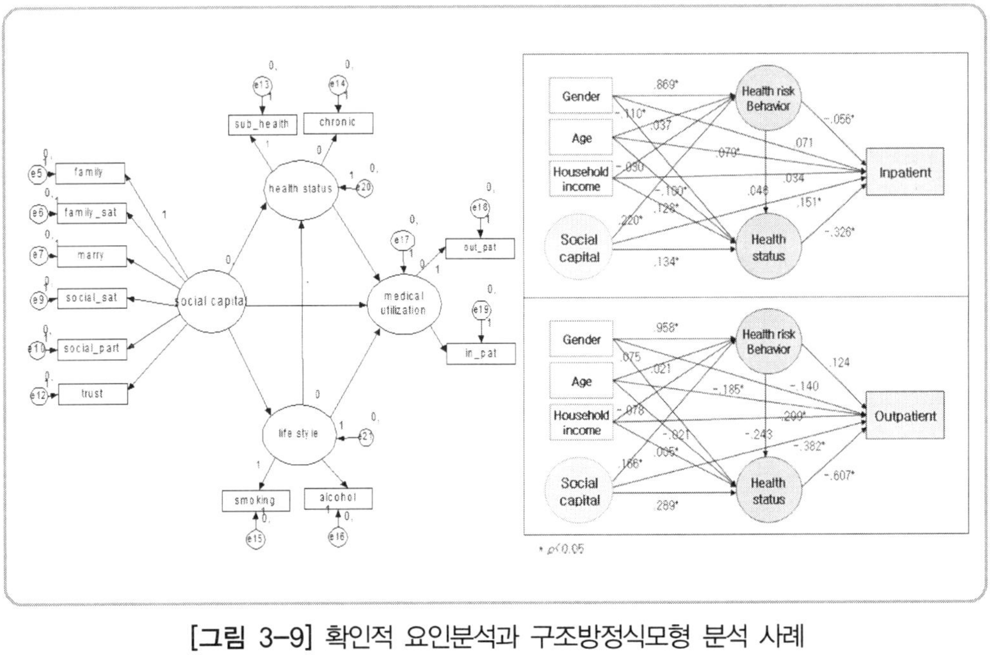

[그림 3-9] 확인적 요인분석과 구조방정식모형 분석 사례

를 생성하고, 각 모형의 적합도를 확인하기 위해 확인적 요인분석을 수행하였다. 또한 구축된 확인적 요인분석 모형을 이용하여 노인의 사회자본이 의료이용에 미치는 영향뿐만 아니라, 건강위험행태 및 건강상태의 매개효과를 추정하기 위해 SPSS와 Amos를 이용하여 구조방정식모형 분석을 수행하였다.

우경숙 등(2018)은 재난적 의료비 지출이 가구의 빈곤화에 미치는 직접적인 영향과 그 과정에서 가구의 경제 관리 능력을 나타내는 '재정적 대응'의 매개효과를 분석하였다(14). 독립변수, 종속변수, 그리고 다양한 매개변수 간 관련성을 파악하기 위해 Baron & Kenny(1986)의 인과적 단계 접근법(causal stage approach)을 적용하였다.

분석 자료에서 이분형 종속변수와 매개변수의 특성을 고려하여 3단계 다변량 로짓분석(multiple logit analysis)을 수행하였고, 매개효과의 유의성을 검정하기 위해 소벨 검정(Sobel z-test)과 부트스트랩핑(bootstrapping)을 추가적으로 수행하여 매개효과의 타당성을 검증하였다.

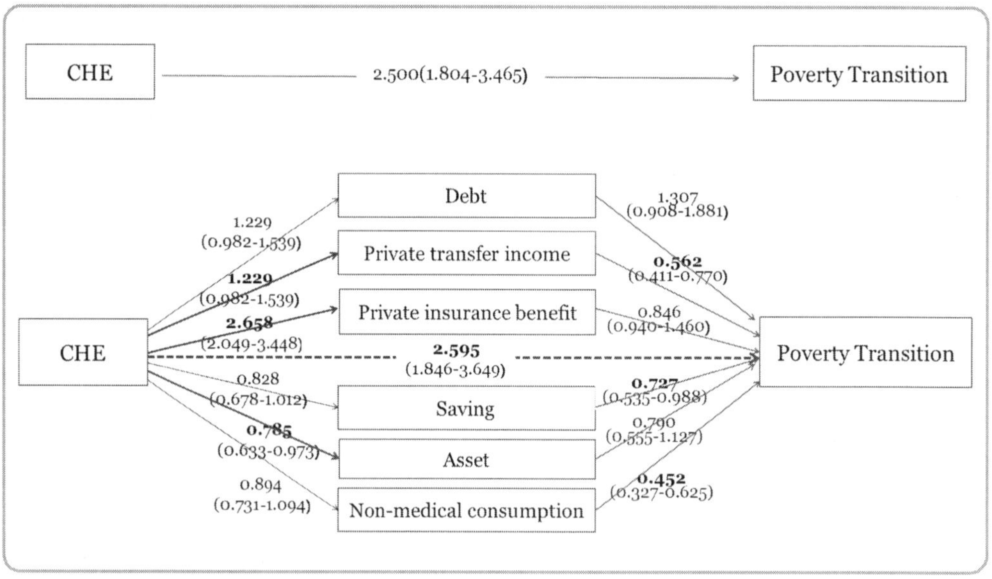

[그림 3-10] 매개 분석효과 분석 사례

3 통계분석 실습

1) 연구 가설 및 분석 모형

독립변수인 재난적 의료비 지출이 종속변수 가구의 빈곤 이행에 미치는 직접적인 영향과 이 과정에서 가구의 재정적 대응이 매개 역할을 하는지를 검증한다.

매개효과는 매개변수의 구조에 따라 단일 매개와 다중 매개를 각각 구성하되, 변수의 유형에 따라 다양한 분석 방법을 적용하기 위해서 단일 매개효과에서는 매개변수를 연속형으로, 다중 매개효과에서 매개변수는 범주형으로 변환하여 분석한다.

(1) 단일 매개효과 모형

① Step A 재난적 의료비는 빈곤 이행에 유의하게 영향을 미친다.

② Step B 재난적 의료비는 사적이전 소득에 유의하게 영향을 미친다.

③ Step C 재난적 의료비와 사적이전 소득은 빈곤 이행에 유의하게 영향을 미친다.

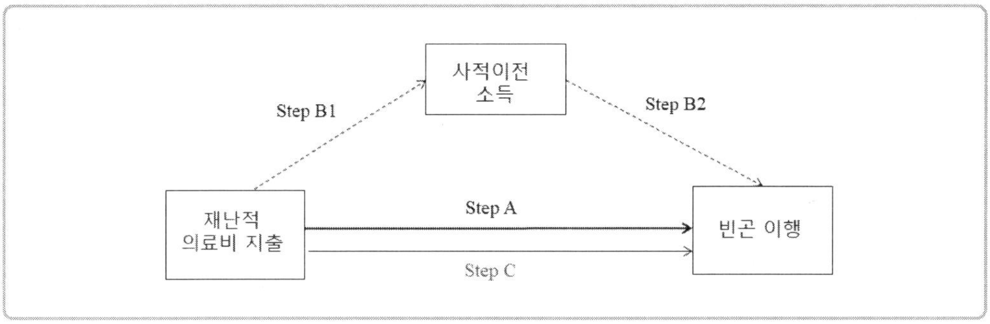

[그림 3-11] 단일 매개효과 모형

주 1) step A : Total effect of X on Y ; step C : Direct effect of X on Y; step B1 * step B2 ≠0 : Indirect effect of X on Y through Coping

주 2) 주요 변수 이외에 가구주의 성, 연령, 교육수준, 결혼 상태 및 가구 특성들이 분석 자료에 포함되어 있어 분석 시 모형에 공변량으로 사용할 수 있음

(2) 다중 매개효과 모형

① Step A 재난적 의료비는 빈곤 이행(종속)에 유의하게 영향을 미친다.

② Step B1 재난적 의료비는 사적이전 소득(매개)에 유의하게 영향을 미친다.

③ Step B2 재난적 의료비는 대출(매개)에 유의하게 영향을 미친다.

④ Step C1, C2 재난적 의료비와 재정적 대응(사적이전 소득, 저축)은 빈곤 이행에 유의하게 영향을 미친다.

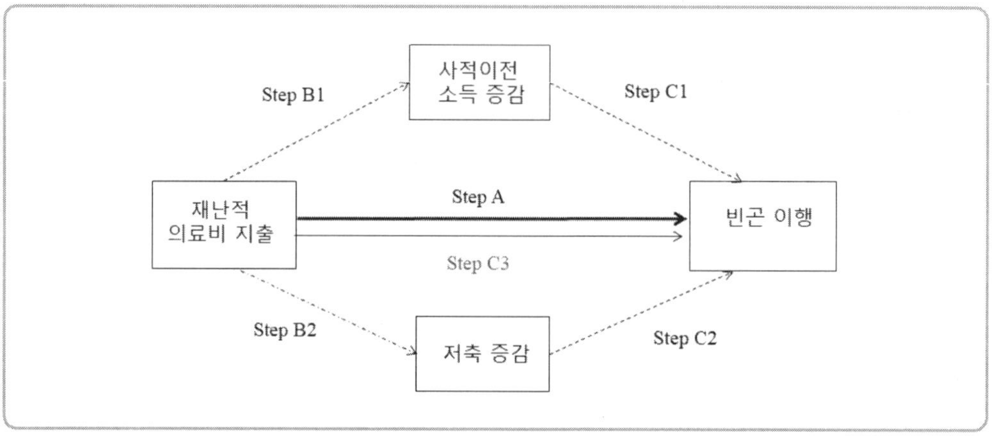

[그림 3-12] 다중 매개효과 모형

주 1) step A : Total effect of X on Y

step C3: Direct effect of X on Y =

step B1×step C1≠0 or step B2×step C2≠0: Indirect effect of X on Y through Coping

주 2) 주요 변수 이외에 가구주의 성, 연령, 교육수준, 결혼 상태 및 가구 특성들이 분석 자료에 포함되어 있어 분석 시 모형에 공변량으로 사용할 수 있음

2) 가상 자료 및 주요 변수

분석 자료는 우경숙 외(2016) 논문에서 사용한 주요 변수 및 분석 방법을 참조하기 위해 유사한 특성을 가진 표본과 변수를 생성하여 구축한 가상 자료이며, 분석 대상은 t-1년에 빈곤하지 않은 중간 소득 이상의 가구 1,089개이다.

단일 매개효과에서 독립변수는 t-1년의 재난적 의료비 발생, 종속변수는 t-1년에서 t0년 사이 빈곤 이행으로 이산형 변수(discrete variable)이며, 매개변수인 사적이전 소득은 연속형 변수(continuous variable)이다. 다중 매개효과에서는 독립변수, 종속변수, 그리고 매개변수 모두 이산형 변수(discrete variable)로 구성하였다.

[표 3-2] 매개효과 분석의 주요 변수

유형	변수명	정의 및 측정
독립변수	che	재난적 의료비 발생(t-1년 미발생 vs 발생)
매개변수	ln_trans trans_change save_change	재정적 대응(coping: t-1년과 t0년의 변화) • 단일매개 : 사적이전 소득액(ln) • 다중매개 : 사적이전 소득, 저축액 (유지&감소 vs 증가)
종속변수	poverty	빈곤 이행(t-1년과 to년 비빈곤 vs 빈곤이행)

3) STATA software를 활용한 분석

STATA software package을 이용하여 매개효과 검증을 위해 단계별 회귀분석과 매개효과의 유의성 검정을 수행하기 위해 부트스트랩과 Sobel Z검정을 수행한다.

- 3단계 매개효과(Baron & Kenny, 1986)
- 부트스트랩(bootstrap)
- Sobel-test(Sobel, 1982)
- 기타: STATA 이용한 다중 매개효과 분석 및 부트스트랩

3단계 회귀분석에서는 독립변수, 매개변수, 종속변수의 척도에 따라 로지스틱 회귀분석(Logistic Regression Analysis) 또는 로짓 분석(Logit)을 수행하기 때문에 분석 결과는 오즈비(Odds ratio, OR) 또는 비표준화 계수(coef.) 및 비표준화 표준오차(se)가 제시된다. 따라서 단계별로 수행한 모형의 회귀방정식에 동일한 척도를 적용하기 위해서 최종 결과에서는 표준화 회귀계수(standardized coefficient)와 표준오차(standard error)로 전환하는 과정{Beta(xi)=B(xi)*[std.dev(xi)/std.dev(y)]}이 필요하며, STATA에서는 명령어 'listcoef'와 'StdBeta' 이용하여 결과를 제시한다.

[표 3-3] 매개변수 유형별 통계분석 방법

유형	X	M	Y	X → Y	X → M	X M → Y
단일 매개	categorical	continuous	categorical	Logit	Regression	Logistic
다중 매개	categorical			Logit	Logit	Logit

부트스트랩(bootstrap)은 STATA 명령어 paramed를 적용한다. paramed는 Baron & Kenny 매개분석 방법의 확장 모형으로 연속형(continuous), 이분형(binary), 가산형(count)의 종속변수 및 매개변수에 적용할 수 있다.

(1) 단일 매개효과

① 3단계 매개효과 분석 결과

[Step A: 독립변수(재난적 의료비) → 종속변수(빈곤 이행)]

```
. do "C:\Users\jeeye\AppData\Local\Temp\STD2eb0_000000.tmp"

. xi: logit i.poverty che gender age fam_num i.chro, or
i.poverty         _Ipoverty_0-1       (naturally coded; _Ipoverty_0 omitted)
i.chro            _Ichro_1-2          (naturally coded; _Ichro_1 omitted)

Iteration 0:   log likelihood = -381.39971
Iteration 1:   log likelihood = -323.77661
Iteration 2:   log likelihood = -309.13681
Iteration 3:   log likelihood = -308.97145
Iteration 4:   log likelihood =  -308.9712
Iteration 5:   log likelihood =  -308.9712

Logistic regression                             Number of obs     =      1,102
                                                LR chi2(5)        =     144.86
                                                Prob > chi2       =     0.0000
Log likelihood =  -308.9712                     Pseudo R2         =     0.1899
```

_Ipoverty_1	Odds Ratio	Std. Err.	z	P>|z|	[95% Conf.	Interval]
che	3.663387	.8344788	5.70	0.000	2.344167	5.72502
gender	2.20953	.5538043	3.16	0.002	1.351923	3.611171
age	1.041463	.009894	4.28	0.000	1.02225	1.061036
fam_num	.8343047	.1031111	-1.47	0.143	.6548251	1.062977
_Ichro_2	1.179602	.3308894	0.59	0.556	.6807151	2.044116
_cons	.0027688	.0025514	-6.39	0.000	.0004549	.0168524

```
Note: _cons estimates baseline odds.
```

[표준화 계수 및 표준오차 결과]

```
_Ipoverty_1 |        b         z     P>|z|    bStdX    bStdY   bStdXY      SDofX
-------------+---------------------------------------------------------------------
        che |  1.29839    5.700    0.000   0.6186   0.5897   0.2810     0.4764
     gender |  0.79278    3.163    0.002   0.3126   0.3601   0.1420     0.3943
        age |  0.04063    4.276    0.000   0.5971   0.0185   0.2712    14.6982
    fam_num | -0.18116   -1.466    0.143  -0.2308  -0.0823  -0.1049     1.2742
   _Ichro_2 |  0.16518    0.589    0.556   0.0535   0.0750   0.0243     0.3238
---------------------------------------------------------------------------------
       b = raw coefficient
       z = z-score for test of b=0
   P>|z| = p-value for z-test
   bStdX = x-standardized coefficient
   bStdY = y-standardized coefficient
  bStdXY = fully standardized coefficient
   SDofX = standard deviation of X

. stdBeta, se
generate:

    Variable |  Original     Centered     Standardized
-------------+---------------------------------------
         che | 1.2983881    1.2983881     .61856295
             | .22778887    .22778887     .10852052
      gender | .79278002    .79278003     .31263038
```

[Step B: 독립변수(재난적 의료비) → 매개변수(사전이전 소득액)]

```
. tobit ln_trans_cop che gender age fam_num chro, ll(0)

Refining starting values:

Grid node 0:   log likelihood = -2314.4836

Fitting full model:

Iteration 0:   log likelihood = -2314.4836
Iteration 1:   log likelihood =  -2166.883
Iteration 2:   log likelihood = -2150.0779
Iteration 3:   log likelihood = -2149.3641
Iteration 4:   log likelihood = -2149.3638
Iteration 5:   log likelihood = -2149.3638

Tobit regression                                Number of obs     =      1,102
                                                   Uncensored     =        658
Limits: lower = 0                                  Left-censored  =        444
        upper = +inf                               Right-censored =          0

                                                LR chi2(5)        =     106.44
                                                Prob > chi2       =     0.0000
Log likelihood = -2149.3638                     Pseudo R2         =     0.0242
```

ln_trans_cop	Coef.	Std. Err.	t	P>|t|	[95% Conf.	Interval]
che	2.223949	.2587809	8.59	0.000	1.716188	2.731711
gender	.1115584	.3227329	0.35	0.730	-.5216851	.7448018
age	.0244624	.0093429	2.62	0.009	.0061304	.0427943
fam_num	.0730605	.1103527	0.66	0.508	-.1434657	.2895868
chro	-.0280636	.3648393	-0.08	0.939	-.7439252	.6877981
_cons	-.8142537	.9143095	-0.89	0.373	-2.608247	.9797394
var(e.ln_trans_cop)	13.11639	.8085722			11.62207	14.80286

```
. listcoef, std help
```

```
. stdBeta, se
generate:
```

Variable	Original	Centered	Standardized
model			
che		1.2379953	.23830179
		.1584267	.03049557
gender		.04792189	.00763557

ln_trans_cop	b	t	P>|t|	bStdX	bStdY	bStdXY	SDofX
che	2.22395	8.594	0.000	1.0595	0.1688	0.0804	0.4764
gender	0.11156	0.346	0.730	0.0440	0.0085	0.0033	0.3943
age	0.02446	2.618	0.009	0.3596	0.0019	0.0273	14.6982
fam_num	0.07306	0.662	0.508	0.0931	0.0055	0.0071	1.2742
chro	-0.02806	-0.077	0.939	-0.0091	-0.0021	-0.0007	0.3238

[Step C: 독립변수, 매개변수 → 종속변수]

```
. xi: logistic i.poverty che ln_trans_cop gender age fam_num i.chro
i.poverty         _Ipoverty_0-1       (naturally coded; _Ipoverty_0 omitted)
i.chro            _Ichro_1-2          (naturally coded; _Ichro_1 omitted)

Logistic regression                          Number of obs     =      1,102
                                             LR chi2(6)        =     205.80
                                             Prob > chi2       =     0.0000
Log likelihood = -278.49974                  Pseudo R2         =     0.2698
```

_Ipoverty_1	Odds Ratio	Std. Err.	z	P>|z|	[95% Conf.	Interval]
che	6.840676	1.751113	7.51	0.000	4.14194	11.29781
ln_trans_cop	.6951805	.0349621	-7.23	0.000	.629925	.7671959
gender	2.217886	.5920322	2.98	0.003	1.314387	3.742441
age	1.04378	.0103855	4.31	0.000	1.023622	1.064335
fam_num	.8215358	.1046721	-1.54	0.123	.6399921	1.054577
_Ichro_2	1.252986	.3767522	0.75	0.453	.6950307	2.258855
_cons	.0043018	.0040939	-5.73	0.000	.0006662	.0277792

[표준화 계수 및 표준오차 결과]

_Ipoverty_1	b	z	P>|z|	bStdX	bStdY	bStdXY	SDofX
che	1.92289	7.512	0.000	0.9161	0.8118	0.3867	0.4764
ln_trans_cop	-0.36358	-7.229	0.000	-0.8999	-0.1535	-0.3799	2.4750
gender	0.79655	2.984	0.003	0.3141	0.3363	0.1326	0.3943
age	0.04285	4.306	0.000	0.6298	0.0181	0.2659	14.6982
fam_num	-0.19658	-1.543	0.123	-0.2505	-0.0830	-0.1057	1.2742
_Ichro_2	0.22553	0.750	0.453	0.0730	0.0952	0.0308	0.3238

```
       b = raw coefficient
       z = z-score for test of b=0
   P>|z| = p-value for z-test
   bStdX = x-standardized coefficient
   bStdY = y-standardized coefficient
  bStdXY = fully standardized coefficient
   SDofX = standard deviation of X

. stdBeta, se
generate:
```

Variable	Original	Centered	Standardized
che	1.9228865	1.9228865	.91607921
	.25598542	.25598542	.12195359
ln_trans_cop	-.36358377	-.36358377	-.89986125
	.0502921	.0502921	.12447176
gender	.79655432	.79655433	.31411876

② 단일 매개효과 : 결과 해석 및 요약

- Step A: che가 빈곤 이행에 미치는 영향(OR 2.3; CI 2.3–5.7)은 유의함
- Step B: che가 사적이전 소득에 미치는 영향(b 2.2; p<0.0001)은 유의함
- Stet C: che(OR 6.8, CI 4.1–11.2)와 사적이전 소득(OR 0.7, CI 0.6–0.7)이 빈곤 이행에 미치는 영향 모두 유의함

che 발생 가구는 그렇지 않은 가구에 비해 빈곤화될 위험이 크고(OR= 6.8, 95% CI= 4.1–11.3), 사적 소득이 증가할 가능성이 컸다(B=2.2, t=8.6, p<0.05). 또한 사적이전 소득이 증가한 가구는 빈곤화될 위험을 30% 낮추는 효과가 있었다(OR=0.7, 95% CI=0.6–0.8). 따라서 3단계 회귀분석에서의 회귀식은 모두 유의하게 나타났기 때문에 재난적 의료비는 가구의 빈곤 이행에 직접적인 효과와 사적이전 소득(매개변수)을 통한 간접효과를 가지고 있었다.

(2) 다중 매개효과 분석

① 3단계 매개효과 분석 결과

[Step A: 독립변수 → 종속변수]

단일 매개 분석과 동일 명령어 및 결과(생략)

[Step B1: 독립변수 → 매개변수(사적이전 소득)]

```
. xi: logit i.transin_change i.che i.gender age fam_num i.chro, or
i.transin_cha~e   _Itransin_c_0-1     (naturally coded; _Itransin_c_0 omitted)
i.che             _Iche_0-1           (naturally coded; _Iche_0 omitted)
i.gender          _Igender_1-2        (naturally coded; _Igender_1 omitted)
i.chro            _Ichro_1-2          (naturally coded; _Ichro_1 omitted)

Iteration 0:   log likelihood = -739.24347
Iteration 1:   log likelihood = -697.80895
Iteration 2:   log likelihood = -697.45551
Iteration 3:   log likelihood = -697.45551

Logistic regression                               Number of obs     =      1,102
                                                  LR chi2(5)        =      83.58
                                                  Prob > chi2       =     0.0000
Log likelihood = -697.45551                       Pseudo R2         =     0.0565
```

_Itransin_c_1	Odds Ratio	Std. Err.	z	P>|z|	[95% Conf.	Interval]
_Iche_1	3.46257	.5327841	8.07	0.000	2.561088	4.681366
_Igender_2	1.101262	.2006081	0.53	0.596	.7706085	1.573791
age	1.004066	.0051149	0.80	0.426	.9940905	1.014141
fam_num	1.081139	.0644975	1.31	0.191	.9618369	1.215239
_Ichro_2	1.011128	.2101825	0.05	0.958	.6727717	1.519655
_cons	.6518557	.2486077	-1.12	0.262	.3086856	1.376533

[표준화 계수 및 표준오차 결과]

Itransin~1	b	z	P>|z|	bStdX	bStdY	bStdXY	SDofX
_Iche_1	1.24201	8.072	0.000	0.5917	0.6502	0.3098	0.4764
_Igender_2	0.09646	0.530	0.596	0.0380	0.0505	0.0199	0.3943
age	0.00406	0.796	0.426	0.0596	0.0021	0.0312	14.6982
fam_num	0.07802	1.308	0.191	0.0994	0.0408	0.0520	1.2742
_Ichro_2	0.01107	0.053	0.958	0.0036	0.0058	0.0019	0.3238

```
        b = raw coefficient
        z = z-score for test of b=0
    P>|z| = p-value for z-test
    bStdX = x-standardized coefficient
    bStdY = y-standardized coefficient
   bStdXY = fully standardized coefficient
    SDofX = standard deviation of X

. stdBeta,se
generate:
```

Variable	Original	Centered	Standardized
_Iche_1	1.2420111	1.2420111	.59170447
	.15386956	.15386956	.07330474
_Igender_2	.09645636	.09645637	.03803728

[Step B2: 독립변수 → 매개변수(저축액 증감)]

[표준화 계수 및 표준오차 결과]

[Step C1: 독립변수 + 매개변수 → 종속변수]

_Isave_cha~1	b	z	P>|z|	bStdX	bStdY	bStdXY	SDofX
Iche 1	-0.80663	-4.470	0.000	-0.3843	-0.4235	-0.2017	0.4764
_Igender_2	0.27433	1.072	0.284	0.1082	0.1440	0.0568	0.3943
age	0.01529	2.308	0.021	0.2247	0.0080	0.1180	14.6982
fam_num	-0.25465	-3.427	0.001	-0.3245	-0.1337	-0.1703	1.2742
_Ichro_2	0.58614	1.924	0.054	0.1898	0.3077	0.0996	0.3238

```
        b = raw coefficient
        z = z-score for test of b=0
    P>|z| = p-value for z-test
    bStdX = x-standardized coefficient
    bStdY = y-standardized coefficient
   bStdXY = fully standardized coefficient
    SDofX = standard deviation of X

. stdBeta,se
generate:
```

Variable	Original	Centered	Standardized
_Iche_1	-.80662969	-.80662969	-.38428513
	.18045599	.18045599	.08597074
_Igender_2	.27433136	.27433137	.10818174

```
. xi: logit i.poverty i.che i.transin_change i.save_change i.gender age fam_num i.chro
> , or
i.poverty         _Ipoverty_0-1       (naturally coded; _Ipoverty_0 omitted)
i.che             _Iche_0-1           (naturally coded; _Iche_0 omitted)
i.transin_cha~e   _Itransin_c_0-1     (naturally coded; _Itransin_c_0 omitted)
i.save_change     _Isave_chan_0-1     (naturally coded; _Isave_chan_0 omitted)
i.gender          _Igender_1-2        (naturally coded; _Igender_1 omitted)
i.chro            _Ichro_1-2          (naturally coded; _Ichro_1 omitted)

Iteration 0:   log likelihood = -381.39971
Iteration 1:   log likelihood = -306.54627
Iteration 2:   log likelihood = -285.35941
Iteration 3:   log likelihood = -284.94058
Iteration 4:   log likelihood = -284.93927
Iteration 5:   log likelihood = -284.93927

Logistic regression                             Number of obs     =      1,102
                                                LR chi2(7)        =     192.92
                                                Prob > chi2       =     0.0000
Log likelihood = -284.93927                     Pseudo R2         =     0.2529
```

_Ipoverty_1	Odds Ratio	Std. Err.	z	P>|z|	[95% Conf.	Interval]
_Iche_1	6.468895	1.684617	7.17	0.000	3.88295	10.77701
_Itransin_c_1	.198117	.0481948	-6.65	0.000	.1229858	.3191453
_Isave_chan_1	1.054085	.3398863	0.16	0.870	.5602841	1.983091
_Igender_2	2.197661	.5813762	2.98	0.003	1.308522	3.690968
age	1.039637	.0103239	3.91	0.000	1.019599	1.06007
fam_num	.8448858	.1073574	-1.33	0.185	.6586249	1.083822
_Ichro_2	1.234131	.3665138	0.71	0.479	.6895569	2.208778
_cons	.0114228	.0098073	-5.21	0.000	.002123	.0614595

[표준화 계수 및 표준오차 결과]

_Ipoverty_1	b	z	P>|z|	bStdX	bStdY	bStdXY	SDofX
_Iche_1	1.86701	7.169	0.000	0.8895	0.7980	0.3802	0.4764
Itransin~1	-1.61890	-6.655	0.000	-0.7917	-0.6920	-0.3384	0.4890
_Isave_cha~1	0.05267	0.163	0.870	0.0202	0.0225	0.0086	0.3826
_Igender_2	0.78739	2.976	0.003	0.3105	0.3366	0.1327	0.3943
age	0.03887	3.914	0.000	0.5713	0.0166	0.2442	14.6982
fam_num	-0.16855	-1.326	0.185	-0.2148	-0.0720	-0.0918	1.2742
_Ichro_2	0.21037	0.708	0.479	0.0681	0.0899	0.0291	0.3238

Variable	Original	Centered	Standardized
_Iche_1	1.8670053	1.8670053	.88945693
	.26041806	.26041806	.12406534
Itransin~1	-1.6188977	-1.6188977	-.79166693
	.24326418	.24326417	.11896008
_Isave_cha~1	.0526728	.05267281	.02015089
	.32244683	.32244682	.12335757
_Igender_2	.78739359	.7873936	.31050626

② 다중 매개효과 : 결과 해석 및 요약

- Step A: che가 빈곤 이행에 미치는 영향(OR 2.3; CI 2.3–5.7)은 유의함
- Step B1: che가 사적이전 소득에 미치는 영향(OR 3.5, CI2.6–4.7)은 유의함
- Step B2: che가 저축액에 미치는 영향(OR 0.45, CI 0.3–0.6)은 유의함
- Step C: che(OR 6.5, CI 3.9–10.8)와 사적이전 소득(OR 0.2, CI 0.1–0.3)이 빈곤 이행에 미치는 영향은 유의했으나, 저축액의 변화(OR 1.05, CI 0.6–2.0)는 빈곤 이행에 미치는 영향은 유의하지 않음

che 발생은 가구의 빈곤화에 유의하게 영향을 미치며, 사적이전 소득을 증가시키고, 저축액을 감소시키는 효과가 있었다. 3단계에서 사적이전 소득의 증가는 가구의 빈곤 이행 위험을 낮추는 효과가 있었으나, 저축액은 빈곤 이행에 유의한 영향을 미치지 못했다. 따라서 che는 빈곤 이행에 직접 효과가 있었으며, 이 과정에서 che는 사적이전 소득은 매개변수를 통해 빈곤 이행에 간접 효과를 가지고 있었다.

(3) 부트스트랩핑(bootstraping)

① 부트스트랩 분석 결과

```
. paramed poverty, avar(che) mvar(transin_change) a0(0) a1(1) m(1) yreg(logistic) mreg
> (logistic) nointer boot reps(1000) seed(1234)

Iteration 0:   log likelihood = -381.39971
Iteration 1:   log likelihood = -325.14073
Iteration 2:   log likelihood = -314.69418
Iteration 3:   log likelihood = -314.43013
Iteration 4:   log likelihood = -314.42966

Logistic regression                             Number of obs   =       1102
                                                LR chi2(2)      =     133.94
                                                Prob > chi2     =     0.0000
Log likelihood = -314.42966                     Pseudo R2       =     0.1756

------------------------------------------------------------------------------
     poverty |      Coef.   Std. Err.      z    P>|z|     [95% Conf. Interval]
-------------+----------------------------------------------------------------
         che |    2.41341     .24582     9.82   0.000     1.931612    2.895209
 transin_ch~e |  -1.675223   .2339521    -7.16   0.000    -2.133761   -1.216686
       _cons |  -2.443625   .1827861   -13.37   0.000    -2.801879   -2.085371
------------------------------------------------------------------------------
```

```
Iteration 0:   log likelihood = -739.24347
Iteration 1:   log likelihood = -698.84564
Iteration 2:   log likelihood =  -698.4156
Iteration 3:   log likelihood = -698.41523

Logistic regression                             Number of obs     =      1102
                                                LR chi2(1)        =     81.66
                                                Prob > chi2       =    0.0000
Log likelihood = -698.41523                     Pseudo R2         =    0.0552

------------------------------------------------------------------------------
transin_ch~e |      Coef.   Std. Err.      z    P>|z|     [95% Conf. Interval]
-------------+----------------------------------------------------------------
         che |   1.243211   .1447315     8.59   0.000     .9595427     1.52688
       _cons |   .0417307   .0746037     0.56   0.576    -.1044898    .1879511
------------------------------------------------------------------------------

             |  Estimate      Std Err     P>|z|     [95% Conf     Interval]
-------------+-------------------------------------------------------------
         cde |  11.171996       .24582    0.000     6.9005635    18.087434
         nde |  11.171996       .24582    0.000     6.9005635    18.087434
         nie |  .62102135     .0777677    0.000     .53322357    .72327547
         mte |   6.938048    .23259595    0.000      4.397923    10.945282

cde:controlled direct effect, nde:natural direct effect, nie:natural indirect
     effect, mte:marginal total effect

------------------------------------------------------------------------------
             |    Observed               Bootstrap
             |       Coef.       Bias    Std. Err.  [95% Conf. Interval]
-------------+----------------------------------------------------------------
         cde |   11.171996   .6827933   3.6272632    6.809968    19.98471  (BC)
         nde |   11.171996   .6827933   3.6272632    6.809968    19.98471  (BC)
         nie |   .62102135   .0024897   .04913763    .5228307     .714228  (BC)
         mte |    6.938048   .3809084   2.0099256    4.288939    11.39274  (BC)
------------------------------------------------------------------------------
(BC)    bias-corrected confidence interval
```

② 부트스트랩(bootstrap) 결과 해설 및 요약

STATA의 paramed 명령어를 통해 바이어스-수정된 부트스트랩 신뢰구간(bias-corrected bootstrap confidence intervals), 간접효과 및 총 효과 추정치, 표준오차가 포함된 행렬이 제시된다. 95% 신뢰구간에서 구한 간접효과 계수의 상·하한 값은 위와 같이 0.5와 0.7로 나타나, 0의 값을 포함하고 있지 않기 때문에, 사적이전 소득의 매개효과가 통계적으로 유의하다는 것을 알 수 있다.

재난적 의료비가 빈곤화에 미치는 영향 총 효과 6.9이며, 사적이전 소득을 보정한 상태에서 재난적 의료비가 빈곤화에 미치는 영향을 나타내는 직접효과 11.17(통제변수를 포함하지 않았기 때문에 controlled와 natural 동일), 재난적 의료비 발생 여부에 따른 사적이전 소득의 변화가 빈곤화에 미치는 간접효과 0.62로 나타났다.

(4) 소벨 테스트(Sobel test)

① 소벨 테스트 분석 결과

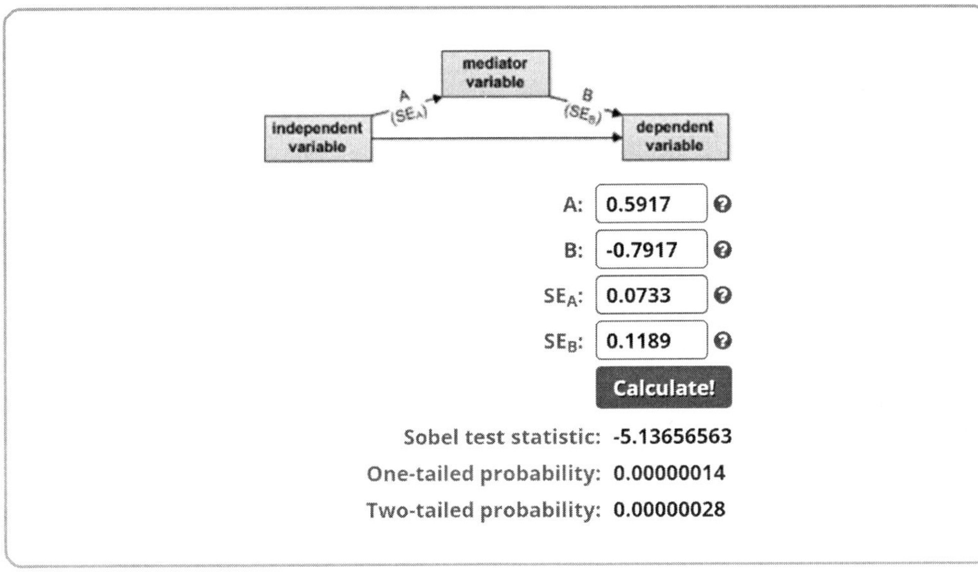

[그림 3-13] Sobel Test Calculator for the Significance of Mediation
자료: Soper, D.S. (2022). Sobel Test Calculator for the Significance of Mediation

② 소벨 테스트(Sobel test) 해설 및 요약

독립변수와 매개변수 간 경로(a), 매개변수에서 종속변수 간 경로(b)의 B와 표준오차를 이용하여, 이 경로의 곱이 유의수준 5%에서 ±1.96보다 커야 매개효과가 있는 것으로 판단하는데(15), 소벨 분석의 통계치가 −5.1로 나타나 매개효과가 통계적으로 유의한 것을 알 수 있다.

> 매개효과 분석을 위한 STATA 명령어
>
> o 단일 매개효과 STATA comm
>
> [Step A: 독립변수 → 종속변수]
> xi: logit i.poverty che gender age fam_num i.chro, or
> listcoef, std help stdBeta, se

[Step B: 독립변수 → 매개변수(연속형)]

```
tobit ln_trans_cop che gender age fam_num chro, ll(0)
listcoef, std help stdBeta, se
```

[Step C: 독립변수 + 매개변수 → 종속변수]

```
xi: logistic i.poverty che gender age fam_num i.chro ln_trans_cop
listcoef, std help stdBeta, se
```

o 다중 매개효과

[Step A: 독립변수 → 종속변수]

```
xi: logit i.poverty che gender age fam_num i.chro, or
listcoef, std help stdBeta, se
```

[Step B1: 독립변수 → 매개변수(연속형)]

```
xi: logit i.trans_change i.che i.gender age fam_num i.chro, or
listcoef, std help stdBeta,se
```

[Step B2: 독립변수 → 매개변수(연속형)]

```
xi: logit i.debt_change i.che i.gender age fam_num i.chro, or
listcoef, std help stdBeta,se
```

[Step C: 독립변수 + 매개변수 → 종속변수]

```
xi: logit i.poverty i.che i.trans_change i.debt_change i.save_change i.asset_change
i.gender age fam_num i.chro
listcoef, std help
stdBeta, se
```

o 부트스트랩(bootstrap)

[STATA paramed를 이용한 부트스트랩]

```
paramed poverty, avar(che) mvar(transin_change) a0(0) a1(1) m(1) yreg(logistic)
mreg(logistic) nointer boot reps(1000) seed(1234)
```

Tip 1 search, findit, help : 검색어에 대한 정보 제공 및 명령어 설치 기능

- logistic 또는 logit 분석에서 표준화 회귀계수(standardized coefficient)와 표준오차(standard error)로 전환해 주는 명령어 'listcoef'와 'StdBeta'는 STATA 기본 패키지에 내장되어 있지 않기 때문에 검색 명령어(Findit, Search, Help)를 이용하여 해당 명령어를 다운로드 받아

설치(install)한 이후에 사용하도록 한다.
- help commands : 명령어를 알고 있을 때, 명령어에 대한 정보 제공
- search keyword: 키워드 관련 모든 도움말 검색(자료의 위치, 정확한 명령어 등 정보 제공)
- findit commands: 파일을 다운로드할 수 있는 출처 및 명령어 설치 기능

ex) search listcoef findit listcoef help listcoef
search StdBeta findit StdBeta help StdBeta
search paramed findit paramed help paramed

Tip 2 stata command를 이용한 매개효과 분석 추가사례

1) The medeff command
- 매개변수에 대한 quasi-Bayesian approximation의 신뢰구간을 얻기 위한 시뮬레이션을 제시한 횟수(sims) 만큼 시행하며, 이변량, 연속형 종속 및 매개변수에 적용가능하다. 또한 결과에 원인적 매개효과의 평균 한계(A.C.M.E.) 값을 제공한다.

: medeff(logit transin_change che)(logit poverty transin_change che), mediate(transin_change) treat(che) sims(1000)
- 명령문에 옵션 vce (bootstrap)을 추가하면, 일부 샘플에 대하여 부트스트랩을 수행하는데, 50회가 수행된다.

: medeff(logit transin_change che)(logit poverty transin_change che), mediate(transin_change) treat(che) sims(1000) vce (bootstrap)

2) SUREG (sureg (mv1 iv)(mv2 iv)(dv mv1 mv2 iv)
- Preacher & Hayes(2008)는 SPSS 및 SAS에서 다중 매개변수가 포함된 모형을 제안한 바 있는데, Stata에서도 이와 유사한 절차를 동해 나중 매개 모형을 분석할 수 있는 명령어가 sureg(Seemingly unrelated regression)이다. 특히, SUREG에서는 회귀분석을 반복적으로 수행하는 부트스트랩을 함께 수행할 수 있다.

```
capture program drop bootmm
program bootmm, rclass
sureg (trans_change che)(debt_change che)(poverty trans_change debt_change che)
return scalar indtrans_change = [trans_change]_b[che]*[poverty]_b[trans_change]
return scalar inddebt_change = [debt_change]_b[che]*[poverty]_b[debt_change]
return scalar indpoverty =
[trans_change]_b[che]*[poverty]_b[trans_change]+[debt_change]_b[che]*[poverty]_b[
debt_change]
end
bootstrap r(indtrans_change) r(inddebt_change) r(indpoverty), bca reps(5000) nodots:
bootmm
estat bootstrap, all
```

심화 1 매개효과 검정방법 : 회귀분석 VS 구조방정식

- 회귀분석을 적용한 매개효과 검정은 독립 → 종속, 독립 → 매개, 독립/매개 → 종속의 3단계로 이루어진다.
- 구조방정식모형(SEM)은 관찰 가능한 측정변수뿐만 아니라 이론변수인 잠재변수(latent variable)를 포함하므로 더욱 복잡하고 다양한 설명 기능을 제공한다. 그러나 두 접근방법은 연속형의 매개 및 종속변수가 포함된 모형에서 동일한 효과 추정치를 산출한다(16). 단, 원인적 단계(causal steps)의 회귀분석 방법은 회귀계수의 유의성(significance)에 크게 의존한다는 점과 간접효과 추정치를 제공하지 않는다는 한계점이 있다. 따라서 회귀분석을 통한 매개효과 분석에서 신뢰구간(CI)을 통해 간접효과에 대해 가능한 모집단 값 범위를 제공하고, 간접효과의 정밀도를 반영할 수 있도록 통계적 유의성 대신 Sobel의 신뢰구간(CI), 부트스트랩의 신뢰구간(CI) 분포를 이용하여 간접효과의 결과를 제시할 것이 바람직하다(17).
- 또한 두 방식 모두 이분형의 매개변수 및(또는) 결과변수를 분석할 경우 OLS 회귀모형 대신 로지스틱 모델을 이용하되, 간접효과를 추정하기 이전에 계수를 표준화하도록 한다.

심화 2 logit & logistic

- odds: 사건이 발생할 확률을 사건이 발생하지 않을 확률로 나눈 값 : 확률(성공)/확률(실패)
- odds ratio(OR) : 한 집단의 성공 odds와 다른 집단의 성공 odds의 비율
- log-odds : odds의 자연 로그; 로짓 변환(logit)
- logit과 logistic은 모두 범주형 종속변수에 적용하는 방법으로, logit과 logistic의 가장 큰 차이는 logti는 계수(coefficients)와 CI로 결과를 제시하는 반면, logistic은 OR(odds ratio)과 CI로 제시하며, logistic에서는 상수(constant)에 대한 정보를 제공하지 않는다. logit의 계수(coefficient)를 OR로 변환하기 위해서는 계수(coefficient)에 지수(exponential)를 취하면 된다.

심화 3 tobit 모형

- 토빗모형은 종속변수가 제한적인 경우에 활용된다. 일반 회귀분석 방법론으로 알려진 최소제곱추정법(ordinary least square method, OLS)은 제한된 종속변수 추정에 적합하지 않으며 독립변수의 영향을 과소 추정할 위험이 있다. 특히, 종속변수가 중도 절단된(censored) 관측값(일반적으로 0의 값)이 있는 자료에서 제한된 종속변수의 구조를 고려해 주어진 범위 내에서 종속변수를 추정하는 토빗모형이 적합하다.

부록 1 매개효과 분석을 활용하여 분석한 선행 연구사례

• 연속형 종속변수에 대한 Baron과 Kenny의 3단계 회귀분석

Steultjens et al(2002)은 무릎 골관절염 환자의 활동 회피와 장애 사이에서 근력의 매개 역할을 분석하였다. 무릎 골관절염 환자의 활동 회피, 관찰된 신체장애 및 무릎 근력관련 데이터를 이용하였다. 근력이 활동 회피와 신체장애 사이를 매개하는지 여부를 확인하기 위해 Baron과 Kenny가 설명한 선형회귀분석을 수행하였다. 첫 번째 단계에서 활동 회피(독립변수)가 장애수준(종속변수)에 미치는 영향을 평가하였고, 두 번째는 활동 회피(독립변수)와 근력(매개변수)의 관계를 규명하였고, 마지막 단계에서는 근력(매개변수)의 효과를 보정한 상태에서 활동회피(독립변수)가 신체장애(종속변수)에 미치는 영향이 감소했을 때 근력의 매개역할이 유의하다고 판단하였다. 이 연구에서는 활동회피가 장애에 미치는 영향이 1보다 작아야 한다는 기준이 충족될 때 활동 회피와 장애 사이의 관계에서 근력의 매개역할이 있다고 판단하였다. 추가적으로 매개효과의 통계적 유의성은 Sobel test를 사용하여 확인하였다.

• 범주형 종속변수에 대한 Baron과 Kenny의 3단계 회귀분석

Yoon(2019) 등은 인구통계학적 특성과 심폐소생술 수행에서 자기효능감의 관계에 대한 실습훈련의 매개효과를 살펴보았다. 인구통계학적 특성을 독립변수(X), 심폐소생술(CPR) 수행에서의 자기효능감을 결과변수(Y), 심폐소생술 실습교육을 매개변인(M)으로 설정하였다. 매개분석은 전통적인 접근 방식인 세 가지 변수의 관계를 밝히기 위한 3단계 회귀분석을 수행하였다. 인구통계학적 특성이 심폐소생술 수행 자기효능감에 미치는 영향을 총효과(c)로 하고, 심폐소생술 교육을 통한 인구통계학적 특성이 심폐소생술 수행 자기효능감에 미치는 간접효과(ab)와 CPR 수행에서 자기효능감에 대한 인구통계학적 특성의 직접효과(c')로 하였다. 이 연구에서는 매개효과는 총효과(c)와 간접효과(ab)가 유의하고, 직접효과(c')가 총 효과(c)보다 작을 경우 매개효과가 있다고 판단하였다. 특히 세 번째 조건에서 직접효과가 유의한 경우 '부분매개'로, 유의하지 않은 경우 '완전매개'로 해석하였다. 결과변수인 자기효능감은 범주형 변수이기 때문에 표준화된 계수를 사용하여 매개변수 결과를 도출하였다.

• Hayes가 제안한 macro-PROCESS를 이용한 매개효과 분석

Ingkachotivanich(2022) 등은 사회적 지기, 스트레스와 우울 간의 관계를 파악하기 위해 다집단 매개분석을 수행하였다. 매개효과 분석 모형은 사회적 지지가 스트레스와 우울증 사이의 관계에 어떤 영향을 미치는지 확인하기 위해 모든 유의미한 상관관계가 있는 변수를 포함하였고, 사회적 지지가 스트레스와 우울증 사이의 간접적인 영향을 분석하기 위해 Hayes(2022)가 제안한 방법을 사용하여, 사회적 지지(M)를 통해 스트레스(X)와 우울증(Y) 사이의 관계를 조사하였다. 매개분석은 IBM SPSS와 macro-PROCESS를 이용하여 분석하였고, 매개분석을 수행할 때, 5000번의 부트스트랩 샘플링을 수행하였고, 표준화되지 않은 회귀계수(B) 및 p-값으로 직접 효과 계수를 보고하였고, 부트스트랩 신뢰구간을 통해 간접 효과의 결과를 보고하였다. 또한 이 연구에서는 경계선성격장애(BPD) 증상이 있는 집단과 없는 집단 간의 매개 모형을 비교하기 위해 다중 그룹 매개 분석을 사용하였다.

• 다중 회귀분석, 이분형 로지스틱 회귀분석, 구조방정식(SEM) 모형을 통한 비교

Rijnhart et al(2019)은 매개효과 분석을 다중회귀 모형, 구조방정식 모형, 이분형 변수를 가진 모형에 대한 매개된 간접 효과, 비율의 비표준화 및 표준화 추정을 수행하였고, 각 모형의 결과를 비교하여 제시하였다. 각 통계 방법에 의해 산출된 효과 추정치 간의 유사점과 차이점을 입증하기 위해 종단 관찰 코호트 연구의 실제 데이터 예시를 사용하였다. 독립변수(X)는 체지방의 지표인 4개의 피부 주름의 합이고, 결과변수(Y)는 경동맥 탄성의 척도인 경동맥 확장성(CD)이며, 4개의 피부 주름과 CD 사이의 연관성은 심박수(M)에 의해 매개되는 것으로 설정하였다. 심박수는 연속형과 이분형으로 변수화 하였고, 심박수와 CD는 중앙값을 기준으로 이분형으로 변수화 하였다. 통계 분석은 STATA 통계 소프트웨어의 'paramed'를 이용하였다. 분석 결과에서는 1) '이분법형 결과변수에 대한 단순 매개 분석을 위한 로지스틱-회귀 기반 방법'을 비교하여 제시하였고, 2) 연속형 매개변수가 있는 모형에 대해 세 가지 방법으로 추정한 편향 및 효율성, 3) 이분형 매개변수가 있는 모형에 대해 세 가지 방법으로 산출된 편향 및 효율성, 4) 실제 데이터 예제를 이용한 세 가지 방법을 적용한 결과를 비교하여 제시하였다.

부록 2 SAS 적용 가능한 직접 및 간접효과 분석 Syntax

```
Syntax: CAUSALMED Procedure
PROC CAUSALMED 〈options〉;
CLASS variables 〈(options)〉 …〈variable〈(options)〉〉 〈/ global-options〉;
MODEL outcome=effects 〈/ model-options〉;
MEDIATOR mediator=treatment;
COVAR effects;
EVALUATE 〈'label'〉 assignment 〈assignment …〉 〈/ options〉;
BOOTSTRAP 〈options〉;
FREQ variable;
BY variables;
```

• 매개효과 기본 분석(Basic Causal Mediation Analysis)

```
proc causalmed data= SAS-data-set ;
class nominal-variables (descending) ;
model outcome-variable = independent-variables mediator variable ;
mediator mediator variable = independent-variables ;
covar confounding covariates ;
run;
```

• 매개효과 분해(Effect Decompositions)

```
proc causalmed data= SAS-data-set decomp;
class nominal-variables (descending) ;
model outcome-variable = independent-variables mediator variable ;
mediator mediator variable = independent-variables ;
covar confounding covariates ;
run;
```

• 조건부 매개효과 분석(Conditional Causal Mediation Effects)

```
proc causalmed data = SAS-data-set ;
class nominal-variables (descending) ;
model outcome-variable = independent-variables mediator variable ;
mediator mediator variablc - indcpendent-variables ;
covar confounding covariates ;
evaluate "Default Mean Value of Mediator" mediator = mean ;
```

▷ evaluate 명령어는 다양한 효과를 평가하기 위해 다음과 같이 변수 수준 또는 측정치(평균, 최대값, 최소값 등)를 지정하여 효과를 측정할 수 있다.

- 모든 효과를 산출하기 위한 공변수 및 독립변수 지정
- 직접 효과를 계산하기 위한 매개변수 지정
- 다양한 조건부 인과 효과를 평가하기 위한 공변수 지정

[표 3-4] EVALUATE Statement에서 변수 수준 지정을 위한 Options

Level	Var-key	Value-key		Default value-key	
		Class Variable	Count or Continuous Variable	Class Variable	Count or Continuous Variable
Independent	_TREATMENT	FIRST	MAX	FIRST	mean + 0.5
	_A1	LAST	MEAN		
	_T1	'level'	MIN		
	vname (Independent)		value		
			value(SD)		
Control	_CONTROL	FIRST	MAX	LAST	mean - 0.5
	_A0	LAST	MEAN		
	_T0	'level'	MIN		
	vname(CONTROL)		value		
			value(SD)		
Mediator	_MEDIATOR	FIRST	MAX	LAST	mean
	_MSTAR	LAST	MEAN		
	vname	'level'	MIN		
			value		
			value(SD)		
Covariate	vname	FIRST	MAX	mean	mean
		LAST	MEAN	or	
		MODE	MIN	MODE	
		'level'	value		
			value(SD)		

※ 자세한 내용은 SAS Institute Inc.(2020)의 SAS® Help Center, SAS/STAT® 15.2 User's Guide, The CAUSALMED Procedure 참고 바람.

참고문헌 및 더 읽을거리

1. Rose, B. M., Holmbeck, G. N., Coakley, R. M., &Franks, E. A. Mediator and Moderator Effects in Developmental and Behavioral Pediatric Research. Journal of Developmental and Behavioral Pediatrics. 2004.25(1), 58-67.
2. Hall, J., Sammons, P. Mediation, moderation &interaction: Definitions, discrimination &(Some) means of testing. In Handbook of quantitative methods for educational research. Brill., 2003. pp. 267–286.
3. Wu, A. D., Zumbo, B. D. Understanding and using mediators and moderators. Social Indicators Research. 2008.87:367–392.
4. Jose, P. E. Doing statistical mediation and moderation. Guilford Press. 2013.
5. MacKinnon DP, Warsi G, Dwyer JH. A simulation study of mediated effect measures.Multivariate Behav. Res.1995.30:41-62
6. MacKinnon, D. P., Lockwood, C. M., Hoffman, J. M., West, S. G., &Sheets, V. A comparison of methods to test mediation and other intervening variable effects. Psychological methods. 2002. 7(1).83.
7. PREACHER, Kristopher J.; HAYES, Andrew F. Asymptotic and resampling strategies for assessing and comparing indirect effects in multiple mediator models. Behavior research methods, 2008.40(3):879–891.
8. Hayes, A. F. Introduction to mediation, moderation, and conditional process analysis: A regression–based approach. Guilford Press. 2022.
9. BARON, Reuben M.; KENNY, David A. The moderator–mediator variable distinction in social psychological research: Conceptual, strategic, and statistical conside–rations. Journal of personality and social psychology, 1986.51(6): 1173.
10. Shrout, P. E.; Bolger, N. Mediation in experimental and nonexperimental studies: New procedures and recommendations. Psychological Methods. 2022.7(4):422–445.
11. IIacobucci, D., Saldanha, N., & Deng, X. A meditation on mediation: Evidence that structural equations models perform better than regressions. Journal of Consumer Psychology. 2007. 17(2):139-153.
12. MacKinnon DP. Introduction to Statistical Mediation Analysis. Mahwah, NJ: Erlbaum. Inpress. 2007.
13. 우경숙, 서제희, 김계수, 신영전. 노인의 사회자본과 건강위해행위 및 건강수준이 의료서비스 이용에 미치는 영향. 보건행정학회지. 2012. 22(4): 497–521.
14. 우경숙, 박찬미, 신영전. 재난적 의료비 지출이 가구의 빈곤화에 미치는 영향: 재정적 대응의 매개효과를 중심으로. 보건경제와 정책연구. 2018. 24(2):25–57.
15. Soper, D.S. Sobel Test Calculator for the Significance of Mediation [Software]. 2022. Available from https://www.danielsoper.com/statcalc

16. MacKinnon DP, Dwyer JH. Estimation of mediated effects in prevention studies. Eval.Rev. 1993.17:144-58.
17. Rijnhart, Judith JM, et al. Comparison of methods for the analysis of relatively simple mediation models. Contemporary clinical trials communications, 2017. 7: 130–135.

부록 참고문헌

Ingkachotivanich, N., Wongpakaran, T., Wongpakaran, N., Oon–Arom, A., Karawekpanyawong, N., Lohanan, T., &Leesawat, T. Different Effects of Perceived Social Support on the Relationship between Perceived Stress and Depression among University Students with Borderline Personality Disorder Symptoms: A Multigroup Mediation Analysis. In Healthcare. 2022.10(11): 2212.

Yoon, W., Ro, Y. S., &Cho, S. I. A mediation analysis of the effect of practical training on the relationship between demographic factors, and bystanders' self–efficacy in CPR performance. Plos one. 2019. 14(4). e0215432.

Steultjens, M. P. M., Dekker, J., &Bijlsma, J. W. J. Avoidance of activity and disability in patients with osteoarthritis of the knee: the mediating role of muscle strength. Arthritis &Rheumatism: Official Journal of the American College of Rheumatology. 2002. 46(7): 1784–1788.

Rijnhart, J. J., Twisk, J. W., Eekhout, I., &Heymans, M. W.. Comparison of logistic–regression based methods for simple mediation analysis with a dichotomous outcome variable. BMC medical research methodology. 2019.19(1):1–10.

Yung, Y. F., Lamm, M., & Zhang, W. Causal mediation analysis with the CAUSALMED procedure. In Proceedings of the SAS Global Forum 2018 Conference. NC: SAS Institute Inc. 2018. pp. 1991–2018.

SAS Institute Inc. SAS® Help Center. SAS/STAT® 15.2 User's Guide. The CAUSALMED Procedure. 2020. https://documentation.sas.com/doc/ko/statug/15.2/statug_causalmed_toc.htm

PART

IV

다수준 로지스틱 회귀분석
(Multilevel logistic analysis)

PART Ⅳ

다수준 로지스틱 회귀분석 (Multilevel logistic analysis)

1 개요

1) 다수준 분석 개념

(1) 다수준 분석

사회과학연구는 개인이 살아가면서 영향을 받게 되는 가족, 친구, 회사, 환경 등과 같은 사회적 맥락과의 관계에 관심을 가진다. 개인은 자신이 속한 사회적 맥락과 상호작용하고, 개인이 속한 맥락이나 집단에 의해 영향을 받고, 그 집단 또한 그 집단을 구성하는 개인에 의해 영향을 받는다는 것이다. 개인과 사회 집단은 집단 내에 내포된 개인들의 계층적 시스템으로 개념화되며, 개인과 집단은 이 계층적 시스템에 의해 별도의 수준으로 정의된다. 이러한 계층적 시스템은 서로 다른 계층적 수준에서 관찰될 수 있으며, 각 수준에서 변수를 정의할 수 있다. 다수준 분석은 서로 다른 수준의 변수들을 하나의 모델에 포함하여 각 수준의 모수를 동시에 추정하도록 하는 통계 방법을 의미한다.

최근 보건 분야에서도 건강의 위험요인을 개인에게 한정하지 않고 개인을 둘러 싼 관계(친구, 가족, 이웃), 물리적(지역 내 병원 또는 병상 수), 사회적 제도(법률, 관습) 등의 사회적 맥락에 관심이 높아지면서, 건강 결과가 지역 구성원들의 특성 차이에 의한 것인지 지역의 물리적, 구조적 특성에 의한 것인지 규명하기 위해 "다수준 분석이" 활용되고 있다. A 도시는 비만율이 높고, B 도시는 비만율이 낮을 때, 이러한 차이가 도시에 포함된 구성원의 특성에 의한 것이라면 구성효과(Composition effect)로 설명되고, 도시의 물리적 환경에 의한 것이라면 맥락효과(Contextual effect)라 할 수 있다.

1990년 마약, 살인, 강도 등의 강력 범죄로 악명이 높던 뉴욕에 루돌프 줄리아니 뉴욕 시장이 취임하면서 범죄율을 줄이고자 거리의 낙서를 모두 지우는 작업을 수행하였다. 슬럼화된 도심에 낙서를 지움으로써 물리적 무질서를 제거해 안전한 도시의 이미지를 구축하고자 하였다. 이러한 방법이 셉테드 기법(CPTED, Crime Prevention Through Environmental Design)으로 주위 환경을 새롭게 디자인함으로써 범죄를 예방한다는 목적을 담고 있다. 실제로 물리적 환경을 개선한 이후 1999년 뉴욕의 중범죄율은 75%나 줄어들었다고 한다. 이는 물리적 환경이 개인의 범죄 수행 여부에 영향을 미치는지를 보여주는 사례로 맥락효과의 중요성이 강조된다. 앞서와 같은 현상을 검증하기 위해 다수준 분석방법을 활용하여 물리적 환경과 개인의 행태 사이 연관성을 검토한 연구들이 최근 많아지고 있으며, 그 주제 또한 다양하다.

(2) 위계구조 데이터

다수준 분석은 이름 그대로 단일 수준의 데이터가 아닌 위계적으로 측정된 여러 수준의 데이터들을 동시에 분석하는 방법으로 데이터 또한 위계적 구조를 가진 데이터를 분석에 활용하여야 한다. 위계구조는 상위수준과 하위수준이 존재하며, 상위수준과 하위수준은 서로 연계되어 있음을 가정하고 있다. 이를테면, 세계에는 다양한 국가(한국, 일본, 중국 등)들이 존재하고, 각각의 국가들은 각 도시를 포함하고 있다. 또한 각 도시에는 서로 다른 시민들(서울시민, 도쿄시민, 북경시민)로 구성되어 있다. 이때 가장 상위수준은

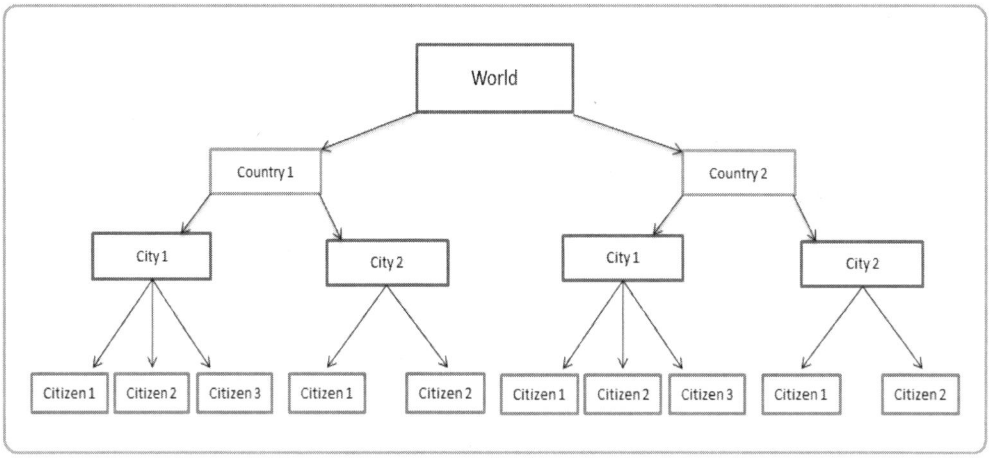

[그림 4-1] 위계적 구조 예시

국가, 그다음으로 도시, 가장 하위수준은 시민이 된다. 국가별로 구성된 시민의 특성은 국가 수준에서 다를 것이라고 가정하며, 국가 내 도시 수준에서도 특성이 다를 것이라고 가정한다. 이렇게 각 상위수준과 하위수준의 구분이 명확할 때 위계적이라고 하며, 수준별로 구축된 데이터를 위계구조 데이터라 한다.

다수준 분석에서는 같은 수준에서의 집단 간에는 뚜렷한 차이가 있으며, 상위수준과 하위수준은 서로 영향을 주고받는 상호적 관계임을 가정하게 된다.

최근 국가, 지역을 대표하는 통계자료가 다양하게 생성되고 있다. 국내 보건의료 분야에서 수행된 다수준 분석 연구를 체계적으로 고찰한 연구에 따르면 아래와 같은 지역 특성 변인들이 연구에 활용되었다고 한다(1).

[표 4-1] 국내 보건의료분야에서 활용된 지역 특성 변인 유형

유형	지역 특성 변인
물리적 환경 특성	녹지 접근성, 교차로 밀도, 토지이용 혼합도, 도로 연결성, 아파트 밀도, 거주지역(서울/비서울, 시/군/구, 도시/농촌), 인구밀도 등
공공 혹은 민간 서비스	노인 여가 시설 수, 의료 인력 수, 병상 수, 보건의료 자원 수, 사회복지 보건예산, 복지예산 비율, 버스정류장 접근도 등
사회 문화적 특성	물질결핍지수·지역박탈지수, 기초생활수급자 비율, 범죄율, 자원봉사자 비율 등
지역에 대한 평판	지역사회 만족도, 거주환경 만족도, 인지된 지역 안전성 등
기타	연령보정 사망률, 표준화 사망률, 지역주민 이동성 등

다수준 분석을 수행할 시 위계적 구조 데이터를 활용하게 되는데, 이는 하위수준의 데이터와 상위수준의 데이터가 결합한 데이터로 상위수준과 하위수준을 연결하는 결합키가 존재한다. 아래의 표를 예시로 보면, 상위수준이 지역으로 그 단위인 시군구가 결합키로 활용되어 하위수준인 개인 데이터와 상위수준인 지역 데이터를 결합하고 있다.

개인수준 데이터				지역수준 데이터		
개인식별코드	성별	교육수준	거주지(시군구)	지역(시군구)	이혼율	범죄율
0001	1	5	강남구	강남구	2.3	4.5
0002	2	2	강남구	강남구	2.3	4.5
0003	2	4	강남구	강남구	2.3	4.5
0004	1	4	관악구	관악구	1.3	5.2
0005	2	3	관악구	관악구	1.3	5.2
0006	1	4	성동구	성동구	3.3	2.5
0007	1	2	성동구	성동구	3.3	2.5

(3) 위계구조 데이터를 단일 수준으로 분석 시 발생하는 오류

① 생태학적 오류, 원자론적 오류

상위수준과 하위수준의 데이터를 구별하지 않은 채 단일수준으로 분석을 수행 시 여러 오류가 발생할 가능성이 있다. 지역, 환경, 정책과 같은 거시적 관점으로 상위단위의 변인들로만 분석하고 해석할 경우에는 하위집단에 속해 있는 구성원들을 일반화시키는 생태학적 오류가 발생할 수 있다. 반면, 세부 구성원들에게 초점을 두고 연구결과를 해석할 경우에는 하위수준의 관계와 현상을 상위수준의 특징으로 개념화시키는 원자론적 오류를 범할 수 있다. 이렇듯 데이터의 특성을 고려하지 않고 단일 수준으로 모델을 구축 시 발생할 수 있는 오류를 최소화하기 위해 상위수준과 하위수준의 변인을 하나의 모델로 추정이 가능하도록 개발된 분석방법이 다수준 모형이다.

② 통계적 오류

일반적인 회귀분석(OLS)을 수행 시 잔차의 독립성 가정이 충족되어야 한다. 위계구조 데이터의 경우, 상위수준의 변인과 하위수준의 변인이 서로 상호 의존하는 변인들이기 때문에 이들을 하나의 수준으로 분석 시 잔차의 독립성이 위배되어, 자기상관(autocorrelation)으로 인한 표본오차가 과소 추정되어 실제는 아무런 연관성이 없으나 연관성이 있는 것으로 판정할 1종 오류가 높아지게 된다. 또한 상위수준의 변인과 하위수준의 변인을 동시에 OLS로 추정한 각 변수의 표준화된 계수(Standard coefficient)를 기준으로 종속에 미치는 독립변인들의 상대적인 영향 비교는 가능하나, 하위수준 변인들에 의해 설명되는 분산량과 상위수준 변인들에 의해 설명되는 분산량을 알 수 없다는 한계점을 가진다.

다수준 분석은 상위수준 사이에서는 개인 간 독립성이 유지되는 동시에 하위수준 집단 내 개인들이 각 상위수준의 고유한 영향력을 갖는다고 가정하고 있어 잔차의 독립성 가정을 충족하지 않아도 분석이 가능하다는 장점이 있으며, 수준 별로 분석이 가능하여 각 수준 별 설명되는 분산량 또한 산출할 수 있다.

2) 다수준 분석 모형의 개념

(1) 다수준 분석 모형

고정효과(Fixed effect)는 단순선형 회귀모델과 같이 독립변인과 종속변인의 관계에 대한 하나의 모수추정치를 의미하며, 절편과 기울기가 관찰되지 않는 개체의 이질성에 따라 다르지 않다고 가정하는 반면, 임의효과(Random effect)는 관찰되지 않는 개체의 이질성이 존재한다고 가정하여 절편 및 기울기의 추정계수가 상위수준인 집단의 특성에 따라서 여러 개의 값을 갖는 것을 의미한다.

고정효과와 임의효과를 동시에 추정하는 모델을 혼합모형(Mixed model)이라고 하며, 그 기본 식은 아래와 같다. 혼합모형은 고정효과 부분($\beta_0 + \beta_1 \chi_{ij}$)과 임의효과 부분($\mu_{0j} + e_{ij}$)으로 구성되며, 임의효과를 나타내고 있는 오차항은 두 가지 오차로 구성된다. 전체 추세선(총 평균)으로부터 각 집단 평균과의 차이를 나타내는 오차항의 분산(μ_{0j})과 1수준에서의 집단 내 평균과의 차이를 나타내는 오차항의 분산(e_{ij})으로 구분될 수 있다.

$$y_{ij} = \beta_0 + \beta_1 \chi_{ij} + \mu_{0j} + e_{ij}$$

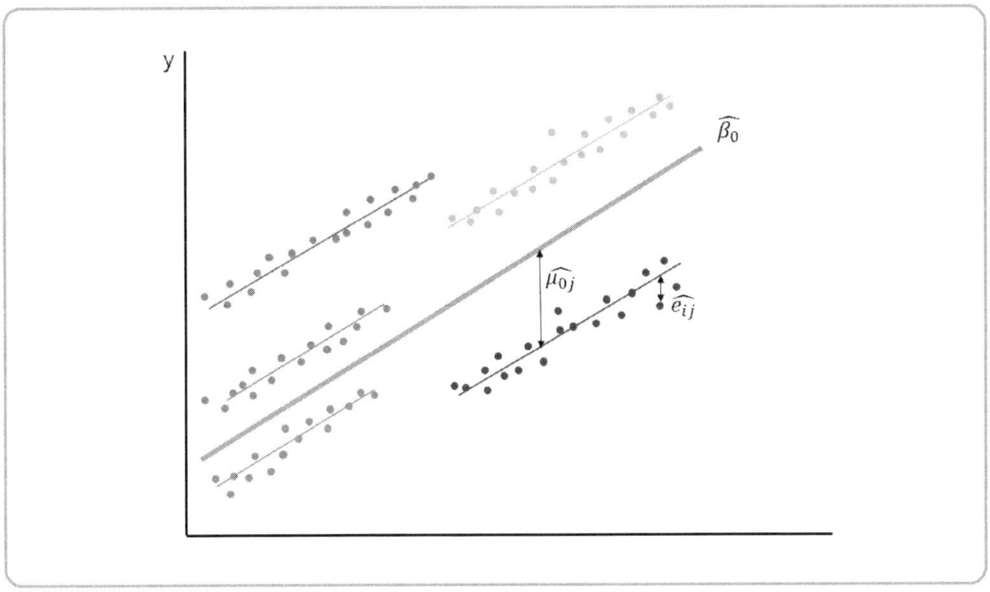

[그림 4-2] 다수준 모형 - 임의절편모형(Random intercept model)

다수준 분석에서 기본으로 사용되는 임의절편모형(Random intercept model)은 상위수준의 절편이 임의효과를 가지는 모델로, 상위수준의 기울기는 동일하지만 상위수준의 특성에 따라 절편이 다르게 추정되는 모형을 의미한다. 임의계수모형(Random coefficient model/ Random slope model)은 상위수준의 특성에 따라 기울기가 임의효과를 가지고 있는 경우에 사용되며, 상위수준에 따라 절편과 기울기를 모두 다르게 추정한다.

다수준 로지스틱 회귀모형은 종속변인이 연속형이 아닌 이분형일 경우 로짓함수를 활용하여 선형관계를 추정하는 모형으로 그 식은 아래와 같다.

$$\log\left(\frac{\pi_{ij}}{1-\pi_{ij}}\right) = \beta_0 + \beta_1 \chi_{ij} + \mu_{0j}$$

다수준 분석 모형은 회귀계수 추정과 분산 추정을 위해 최대우도 추정방법(Maximum Likelihood estimation)이 사용되고 있다. ML 추정은 연구자가 내세운 모델이 관측된 데이터의 속성을 잘 반영하고 있을 확률을 최대화하여 모집단의 모수를 추정하는 방법으로 추정값이 클수록 좋은 모델이라고 판단할 수 있다. ML 추정을 하는 경우 -2LL (log likelihood)값이 산출되는데, 이를 편차(deviance)라고 하며 편차가 작을수록 모델의 적합성이 높음을 의미한다.

(2) 다수준 분석 시 고려사항

① 집단 내 상관성(ICC : Intraclass correlation)

집단 내 상관성은 종속변수의 전체 분산 중 집단수준의 분산이 차지하는 비율을 의미한다. 집단 내 상관이 크다는 것은 집단 간 특성으로 인한 차이가 종속변수를 설명하는 데 큰 비중을 차지하는 것임으로 집단수준의 요인을 고려해야 함을 의미한다. 따라서 이 경우 집단수준의 변인을 포함하여 임의효과를 포함한 다수준 분석을 수행하게 된다. 반면, 집단 내 상관이 작다는 건 집단 간 차이가 크지 않으며 집단수준의 요인이 종속변인을 잘 설명하고 있지 못하기 때문에 집단수준의 변인을 고려하는 것은 큰 의미가 없게 된다. 일반적으로 집단 내 상관성이 5% 이하로 낮으면 다수준 분석에 적합하지 않다고 평가하고 있다.

$$ICC = \frac{\text{집단수준 분산}}{\text{총 분산(집단수준 분산 + 개인수준 분산)}}$$

국외 지역을 대상으로 다수준 분석을 수행한 연구들은 지리적으로 면적이 넓으며 행정구역이 뚜렷하게 분리되어 집단 내 상관성이 비교적 높았던(2-3) 반면, 국내 지역을 대상으로 수행한 연구들에서는 지리적 밀집도가 높아 집단 내 상관성이 비교적 낮게 나타난 것을 확인할 수 있다. 상위수준 집단 간 뚜렷한 차이가 없으면 상위수준의 변인을 고려해야 하는 것에 대한 타당성을 제기하기 어렵다는 단점이 있으므로 집단 내 상관성을 확인해보아야 한다.

② 개인수준과 집단수준의 표본 수

개인수준과 집단수준에서의 표본 수는 아직 명확하게 규정되지 않았으나, 너무 작은 샘플을 대상으로 분석을 수행하면 실제 영향이 있음에도 불구하고 영향이 없다고 판단할 비율이 증가하는 제2종 오류가 발생할 가능성이 있으므로 유의하여야 한다.

2 통계 분석 실습

1) 연구 가설 및 분석 모형

다수준 분석은 개인적 요인들과 개인을 둘러싼 환경적 요인들을 함께 고려할 수 있는 접근법이다. 다수준 분석방법을 활용하여 음주에 영향을 미치는 개인 수준의 변인들에 대한 분석과 함께 지역 수준의 변인들을 함께 고려하여 분석하고자 한다. 음주에 영향을 미치는 주요 지역 수준 변인으로 알코올을 판매하는 주점, 소매점, 일반음식점을 선정하였고, '주류판매점의 밀도가 높아 알코올을 구매하기 위한 접근이 쉬울수록 음주를 할 가능성이 커질 것이다'라고 가정하였다. 종속변수가 음주 여부로 이분형이므로 다수준 로지스틱 회귀분석을 실시하였다.

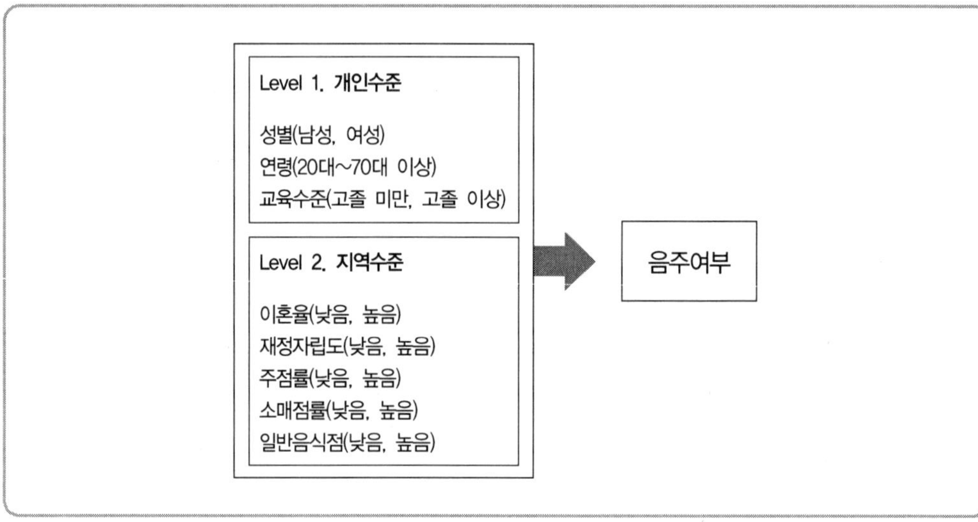

[그림 4-3] 분석 모형

2) 가상 자료 및 주요 변수

분석자료는 229개 시군구, 22,900명으로 구축된 가상 데이터이다. 종속변수는 최근 한 달 이내 음주여부이며, 개인 수준의 독립변수는 성별(남성, 여성), 연령대(20대 – 70대 이상), 교육수준(고졸미만, 고졸이상), 지역 수준의 독립변수는 조이혼율(낮음, 높음), 재정자립도(낮음, 높음), 주점률(낮음, 높음), 소매점률(낮음, 높음), 일반음식점률(낮음, 높음)이다.

유형	변수명	정의 및 측정
2 (지역)수준 ID	district	지역 식별번호, 229개 시군구
종속변수	drink_yn	최근 한 달 이내 음주 여부 0: 아니요, 1: 예
독립변수(개인수준)	gender	1: 남성, 2: 여성
	age10	1: 20대 2: 30대 3: 40대 4: 50대 5: 60대 6: 70대 이상
	education	1: 고졸 미만 2: 고졸 이상

독립변수(지역수준)	divorce_g	조이혼율 1: 낮음, 2: 높음
	financial_g	재정자립도 1: 낮음, 2: 높음
	pub_g	1km^2 당 주점 밀도 1: 낮음, 2: 높음
	retail_g	1km^2 당 소매점 밀도 1: 낮음, 2: 높음
	restaurant_g	1km^2 당 일반음식점 밀도 1: 낮음, 2: 높음

3) SAS software를 활용한 분석 및 결과

SAS software package 이용하여 다수준 로지스틱 회귀분석을 수행하는 방법을 제시하였다. 이 분석은 다수준 분석에서 가장 기본 모형인 임의 절편 모델(random intercept model)에 대한 예시이다. 다수준 로지스틱 회귀분석은 총 3단계로 검증한다. 1단계는 종속변인에 대한 ICC를 산출하기 위해 예측 변인들 없이 임의효과(random effect)의 절편(intercept)을 확인하는 무제약 모델을 수행한다. 2단계는 1수준의 변인만을 투입하여 종속변인과의 연관성을 확인한다. 3단계는 1수준의 변인과 2수준의 변인을 모두 투입하여 종속변인과의 연관성을 확인한다.

(1) 1단계 : 무제약 모델(Null model)

예제로 분석하고자 하는 데이터셋 명은 'multi_logistic'이며, 'a'는 라이브러리명으로 연구자가 임의로 설정하는 것이 가능하다. PROC GLIMMIX의 기본 추정방법(METHOD)은 "RSPL(residual pseudo-likehood estimation technique)"이다. 그러나 "LAPLACE"가 최대우도(maximun likelihood, MI)에 근접하며, -2 Log Likelihood(deviance)를 통해 가장 적합한 모델을 선택할 수 있어(4) "LAPLACE"방법을 활용한 예시를 제시하였다. "NOCLPRINT"는 선택사항으로 "CLASS"에 지정한 변인들의 정보를 결과에 제시하지 말라는 구문이다. "NOCLPRINT"가 없이 구문을 실행할 경우 모든 "CLASS"에 지정한 변인들의 징보가 결과 창에 함께 제시된다.

Class Level Information		
Class	Levels	Values
district	229	001 002 003 004 005 006 007 008 009 010 011 012 013 014 015 016 017 018 019 020 021 022 023 024 025 026 027 028 029 030 031 032 033 034 035 036 037 038 039 040 041 042 043 044 045 046 047 048 049 050 051 052 053 054 055 056 057 058 059 060 061 062 063 064 065 066 067 068 069 070 071 072 073 074 075 076 079 080 081 082 083 084 087 088 089 090 091 092 093 094 095 096 097 098 099 102 106 107 109 110 112 113 116 117 119 120 121 122 123 124 125 126 127 128 129 130 131 132 133 134 135 136 137 138 139 140 141 142 143 144 145 146 147 150 151 152 153 154 155 156 157 158 159 160 162 163 164 165 166 167 168 169 170 171 172 173 174 175 176 177 178 179 180 181 182 183 184 185 186 187 188 189 190 191 192 193 194 195 196 197 198 199 200 201 202 203 204 205 206 208 209 210 211 212 213 214 215 216 217 218 219 220 221 222 223 224 225 226 228 229 230 231 232 234 235 236 237 238 239 241 242 243 244 245 246 247 248 251 254
gender	2	1 2
age10	6	1 2 3 4 5 6
education	2	1 0
divorce_g	2	2 1
financial_g	2	2 1
pub_g	2	2 1

[그림 4-4] "NOCLPRINT"구문을 작성하지 않았을 때 제시되는 정보

무제약 모델은 독립변인을 투입하지 않은 모형으로, 아래와 같이 2수준(지역)식별 변수인 'district'와 종속변수 'drink_yn'만을 투입하여 분석한다. 종속변수 옆에 표시된 "EVENT"는 '~이 발생할 확률'을 구분하는 것으로 음주여부(drink_yn)는 음주를 하지 않거나(p=0) 음주를 하는(p=1) 2가지 값을 가지고 있어 "EVENT"를 '1'로 지정할 경우, 음주를 할 확률을 산출하게 된다. 기본적으로 로지스틱 모델임으로 "DIST"는 BINARY, "LINK"는 LOGIT으로 설정한다.

우리는 임의 절편 모형으로 분석하기 위해 "RANDOM"뒤에 "INTERCEPT"구문을 작성하였고, 2수준 식별코드로 SUBJECT= "district"를 명시한다. "COVTEST"는 공분산 모수(covariance parameters)에 대한 통계적 추론을 얻는 매커니즘을 제공하는 구문으로, 공분산에 대한 유의성 검증은 Residual likelihoods 또는 Pseudo-likelihoods를 기반으로 산출되며, 신뢰한계(Confidence limits)는 Wald(Z tests) 또는 Likelihood ratio(우도비)로 산출되는데, 이 구문에서는 Wald 검정을 통해 추정할 수 있도록 작성하였다. 이 모델을 시행하여 산출된 공분산 모수 추정치(covariance parameter estimates)를 통해 집단 내 상관계수(intraclass correlation coefficient, ICC) 산출이 가능하다.

```
LIBNAME a"C:₩USER₩폴더경로"; RUN;

PROC GLIMMIX DATA=a.multi_logistic  METHOD=LAPLACE NOCLPRINT;
CLASS district;
MODEL drink_yn (EVENT= "1") = /DIST=BINARY LINK=LOGIT SOLUTION;
RANDOM INTERCEPT / SUBJECT=district S CL TYPE=VC;
COVTEST / WALD;
RUN;
```

Fit Statistics	
-2 Log Likelihood	31476.95

위의 구문을 실행하여 추정된 모델의 적합도는 위와 같이 fit statistics를 통해 제시되며, 향후 다른 모델들과의 비교 시 -2 Log Likelihood의 값을 통해 모델 적합도를 평가할 수 있다. 산출된 값이 작을수록 모델의 적합도가 높은 것으로 해석할 수 있다.

Covariance Parameter Estimates					
Cov Parm	Subject	Estimate	Standard Error	Z Value	Pr > Z
Intercept	district	0.08936	0.01233	7.25	<.0001

종속변수의 전체 분산 중 집단(지역)수준의 분산이 차지하는 비율을 산출하기 위해 위의 표에 제시된 추정치를 활용하여야 한다. 종속변수가 이분형 변인일 경우, 평균이 0, 분산이 3.29인 로지스틱 분포를 따른다고 가정(5,6)하여 아래와 같이 수식을 활용하여 ICC 값을 산출할 수 있다.

$$ICC = \frac{\tau_{00}(\text{집단수준 분산})}{\tau_{00}(\text{집단수준 분산}) + 3.29(\text{개인수준분산})}$$

$$ICC = \frac{0.08936}{0.08936 + 3.29} = 0.026$$

ICC는 집단(지역) 간 이질성 또는 동질성을 나타내는 지표로, 종속변수에 대한 총 분산 중 집단(지역) 간 차이에 의해 설명되는 분산을 의미한다. 전체 분산 중 집단수준의 분산이 크다면, 이는 집단(지역) 간 변이가 크다는 것을 의미하며 집단(지역)의 선택은 중요한 문제가 된다. 그러나 집단(지역)수준의 분산이 작으면, 이는 집단(지역)요인보다는 개인 또는 미지의 요인들이 종속변인에 미치는 영향이 크다는 것을 의미함으로 집단(지역)수준의 변인 선택은 의미가 없게 된다.

예제 데이터셋을 통해 산출된 ICC 결과, 음주 여부에 대해 2.6%가 집단(지역)에 의해서, 97.4%가 개인 또는 미지의 요인으로 설명되는 것으로 나타났다. ICC가 5% 이하로 낮으면 다수준 분석에서 적합하지 않다고 평가하고 있다(7). 그러나 낮은 ICC임에도 불구하고 다수준 분석 결과에서 집단(지역)수준에서 유의미한 결과가 도출되었을 경우, ICC가 낮다는 이유로 집단(지역)수준의 중요성을 제대로 평가하지 못할 가능성이 있음으로(8), 선행연구를 통해 이론적 근거가 있다면 낮은 ICC와 무관하게 다수준 분석이 가능하다는 의견(1,9)도 있다. 따라서 연구자의 판단에 따라 다수준 분석이 아닌 단일 수준의 분석 방법을 선택할 수도, 낮은 ICC값을 제시하고 다수준 분석을 수행할 수도 있다.

Tip 독립 변인들을 투입하여 다수준 로지스틱 회귀분석을 수행하기에 앞서 다중공선성으로 인해 결과가 왜곡될 가능성을 최소화하기 위해 수준 별 변인 간 상관관계를 확인하여 변인 투입 여부를 결정한다. 예시에 활용된 변인들은 모두 이분형임으로 스피어만 상관분석(Spearman correlation)을 통해 검증할 수 있다.

• 개인수준 독립변인 상관분석

```
PROC CORR DATA=a.multi_logistic SPEARMAN; VAR gender age10 education;
RUN;
```

스피어만 상관 계수, N = 22900 H0: Rho=0 가정하에서 Prob > |r|			
	gender	age10	education
gender	1.00000	0.05310 <.0001	-0.15543 <.0001
age10	0.05310 <.0001	1.00000	-0.67982 <.0001
education	-0.15543 <.0001	-0.67982 <.0001	1.00000

• 지역수준 독립변인 상관분석

```
PROC CORR DATA=a.multi_logistic SPEARMAN; VAR divorce_g financial_g pub_g
retail_g restaurant_g; RUN;
```

스피어만 상관 계수, N = 22900 H0: Rho=0 가정하에서 Prob > |r|					
	divorce_g	financial_g	pub_g	retail_g	restaurant_g
divorce_g	1.00000	0.04961 <.0001	0.00535 0.4178	-0.00352 0.5946	-0.02968 <.0001
financial_g	0.04961 <.0001	1.00000	0.48101 <.0001	0.50799 <.0001	0.51622 <.0001
pub_g	0.00535 0.4178	0.48101 <.0001	1.00000	0.90350 <.0001	0.89462 <.0001
retail_g	-0.00352 0.5946	0.50799 <.0001	0.90350 <.0001	1.00000	0.97371 <.0001
restaurant_g	-0.02968 <.0001	0.51622 <.0001	0.89462 <.0001	0.97371 <.0001	1.00000

집단(지역)수준 변인 중 주류판매점 변인 간 상관계수가 0.7 이상으로 높게 나타났다. 주류판매점 변인 간 다중공선성이 우려됨으로 다수준 분석 시 해당 변인들은 각 별도의 모델에 투입하여 분석하여야 한다.

(2) 2단계: 1수준 변인 투입

2단계는 1수준의 변인만을 투입하여 종속 변인과의 연관성을 확인하는 분석단계이다. 아래의 구문에 1수준 변인인 'gender', 'age10', 'education'이 투입되었으며, 모두 범주형 변인임을 제시해주기 위해 "CLASS"행에도 동일하게 작성하고 각 변수의 'reference'도 설정하였다. 만약 각 변인 별로 별도의 reference를 설정 없이 동일하게 설정하고자 하는 경우에는 "ODDSRATIO" 구문 뒤에 (DIFF = FIRST(or LAST) LABEL)로 작성하면 첫 번째 값 또는 마지막 값이 reference로 지정되어 산출된다.

```
PROC GLIMMIX DATA=a.multi_logistic  METHOD=LAPLACE NOCLPRINT;
CLASS district gender(REF="2") age10(REF="6") education(REF="0") ;
MODEL drink_yn (EVENT="1") = gender age10 education/DIST=BINARY
LINK=LOGIT ODDSRATIO ;
RANDOM INTERCEPT / SUBJECT=district S CL TYPE=VC;
COVTEST / WALD;
RUN;
```

Fit Statistics	
-2 Log Likelihood	27032.31

Odds Ratio Estimates									
gender	age10	education	_gender	_age10	_education	Estimate	DF	95% Confidence Limits	
1			2			4.040	22664	3.804	4.290
	1			6		4.872	22664	4.268	5.562
	2			6		4.659	22664	4.118	5.272
	3			6		4.429	22664	3.945	4.971
	4			6		2.953	22664	2.674	3.261
	5			6		1.908	22664	1.732	2.101
		1			0	1.307	22664	1.206	1.417

위의 표는 1 수준의 변인들을 투입하여 종속 변인과의 연관성을 분석한 결과로, Odds Ratio Estimates table의 추정치를 통해 결과를 해석하면 된다. 여성보다 남성이 음주를 할 오즈비가 4.040으로 높게 나타났으며, 이는 통계적으로 유의미하였다. 70대 이상에 비해 20대에서 음주를 할 오즈비는 4.872, 30대는 4.657, 40대는 4.429, 50대는 2.953, 60대는 1.908로 높게 나타났다. 고졸 미만에 비해 고졸 이상이 음주를 할 오즈비는 1.307이었다.

(3) 3단계: 1수준 변인과 2수준 변인을 모두 투입

3단계는 1수준의 변인과 2수준 변인을 모두 투입하여 종속 변인과의 연관성을 확인하는 분석단계이다. 2단계에서 실행된 구문에 지역 변인들을 추가하여 분석을 실행하면 된다. 지역 변인으로 'divorce_g', 'financial_g', 'pub_g'이 투입되었으며, 지역 변인들 또한 모두 범주형으로 "CLASS"행에도 동일하게 작성하였다.

```
PROC GLIMMIX DATA=a.multi_logistic  METHOD=LAPLACE NOCLPRINT;
CLASS district gender(REF="2") age10(REF="6") education(REF="1")
divorce_g(REF="1")  financial_g(REF="1")  pub_g(REF="1");
MODEL drink_yn (EVENT="1")=gender age10 education divorce_g financial_g
pub_g/DIST=BINARY LINK=LOGIT ODDSRATIO ;
RANDOM INTERCEPT / SUBJECT=district TYPE=VC SOLUTION CL;
COVTEST / WALD;
run;
```

Fit Statistics	
-2 Log Likelihood	27008.07

Odds Ratio Estimates															
gender	age10	education	divorce_g	financial_g	pub_g	_gender	_age10	_education	_divorce_g	_financial_g	_pub_g	Estimate	DF	95% Confidence Limits	
1						2						4.048	22664	3.812	4.299
	1						6					4.741	22664	4.153	5.414
	2						6					4.575	22664	4.042	5.177
	3						6					4.372	22664	3.894	4.907
	4						6					2.929	22664	2.652	3.235
	5						6					1.898	22664	1.723	2.090
		1						0				1.275	22664	1.175	1.384
			2						1			1.019	22664	0.954	1.089
				2						1		1.033	22664	0.957	1.115
					2						1	1.169	22664	1.083	1.262

위의 표는 1 수준의 변인과 2수준의 변인을 함께 투입하여 종속 변인과의 연관성을 분석한 결과로, Odds Ratio Estimates table의 추정치를 통해 결과를 해석하면 된다. 개인수준의 변인들을 모두 보정하고도 주점률이 낮은 곳보다 높은 곳에 거주할 때 오즈비가 1.169로 음주를 할 가능성이 더 크게 나타났으며 통계적으로 유의미하였다. 조이혼율이 낮은 지역에 비해 높은 지역에서의 음주를 할 오즈비는 1.019, 재정자립도나 낮은 지역에 비해 높은 지역에서의 음주를 할 오즈비는 1.033으로 나타났지만 통계적으로 유의미하지는 않았다.

4) 다수준 로지스틱 모델의 적합도 및 추가되는 변인의 설명력

예제 데이터셋을 활용하여 분석한 결과표에 대한 모델 적합도 해석 및 추가되는 변인의 설명력을 산출하는 방법에 대해 알아보자.

Model 1: Null model Model 2: 개인수준 변인(성별, 연령, 교육수준) Model 3: 개인수준 변인 + 지역수준 변인(이혼율, 재정자립도) Model 4: 개인수준 변인 + 지역수준 변인(이혼율, 재정자립도 + 주점률) Model 5: 개인수준 변인 + 지역수준 변인(이혼율, 재정자립도 + 소매점률) Model 6: 개인수준 변인 + 지역수준 변인(이혼율, 재정자립도 + 일반음식점률)

[표 4-2] 음주 여부에 영향을 미치는 요인에 대한 다수준 분석 단위: OR (95%CI)

	Model 1	Model 2	Model 3	Model 4	Model 5	Model 6
개인수준 변인						
성별						
여성(Ref.)						
남성		4.0(3.8-4.3)	4.0(3.8-4.3)	4.0(3.8-4.3)	4.0(3.8-4.3)	4.0(3.8-4.3)
연령						
70대 이상(Ref.)						
20대		4.9(4.3-5.6)	4.8(4.2-5.5)	4.7(4.2-5.4)	4.7(4.2-5.4)	4.7(4.2-5.4)
30대		4.7(4.1-5.3)	4.6(4.1-5.2)	4.6(4.0-5.2)	4.6(4.0-5.2)	4.6(4.0-5.2)
40대		4.4(3.9-5.0)	4.4(3.9-4.9)	4.4(3.9-4.9)	4.4(3.9-4.9)	4.4(3.9-4.9)
50대		3.0(2.7-3.3)	2.9(2.7-3.3)	2.9(2.7-3.2)	2.9(2.7-3.2)	2.9(2.7-3.2)
60대		1.9(1.7-2.1)	1.9(1.7-2.1)	1.9(1.7-2.1)	1.9(1.7-2.1)	1.9(1.7-2.1)
교육수준						
고졸 미만(Ref.)						
고졸 이상		1.3(1.2-1.4)	1.3(1.2-1.4)	1.3(1.2-1.4)	1.3(1.2-1.4)	1.3(1.2-1.4)
지역수준 변인						
조이혼율						
낮음(Ref.)						
높음			1.0(0.9-1.1)	1.0(1.0-1.1)	1.0(1.0-1.1)	1.0(1.0-1.1)
재정자립도						
낮음(Ref.)						
높음			1.1(1.0-1.2)	1.0(1.0-1.1)	1.0(1.0-1.1)	1.0(1.0-1.1)
주점률						
낮음(Ref.)						
높음				1.2(1.1-1.3)		
소매점률						
낮음(Ref.)						
높음					1.4(1.1-1.2)	
일반음식점률						
낮음(Ref.)						
높음						1.2(1.1-1.3)
2 level variance	0.083*	0.023*	0.020*	0.016*	0.017*	0.016*
-2LL	31476.95	27032.31	27023.85	27008.07	27013.60	27009.79
Explained variance (%)		Model 2 vs. 1	Model 3 vs. 1	Model 4 vs. 1	Model 5 vs. 1	Model 6 vs. 1
		72.3	75.9	80.7	79.5	80.7

주: ICC = .026; *p<.05

각 모델의 적합도는 -2Res log likelihood(-2LL)의 변화량으로 판단할 수 있다. 각 모델들 중 -2LL의 값이 가장 작은 모델이 가장 적합한 모델로 해석할 수 있다. 위의 표에서 모델 별 -2LL의 값을 비교해보면, Model 4의 −2LL값이 27008.07로 가장 작게 나타나 가장 적합한 모델임을 알 수 있다.

Model 2의 지역 분산(2 level variance)보다 지역수준의 변인들이 투입된 Model 3, 4, 5에서의 지역 분산이 작아진 것을 확인할 수 있다. 이는 투입한 지역수준의 변인들이 지역 간 차이를 설명하는 것으로 해석 가능하다. 반대로 Model 2의 2 수준 분산보다 지역수준의 변인들이 투입된 모형에서의 2 수준 분산이 더 크다면, 이는 투입된 지역 변인들이 종속 변인에 대한 지역 간 차이를 설명할 수 없는 것으로 해석할 수 있다.

다수준 로지스틱 모델 분석은 산출되는 분산을 통해 추가되는 변인의 설명력을 산출할 수 있다. 추가 변인을 투입함으로써 설명되는 분산량을 "explained variation(EV)" 또는 "percentage change in variation(PCV)"으로 표기할 수 있다. V_0이 기초모델의 분산이며, V_1은 변인을 추가하였을 때의 분산을 의미한다.

$$\mathrm{EV} = \frac{(V_0 - V_1)}{V_0} \times 100$$

어떠한 변인도 투입하지 않은 Model 1에 개인 변인이 투입하였을 때 설명되는 분산의 분율[(0.083−0.023/0.083) × 100)]은 72.3%이었다. 2수준의 지역변인인 조이혼율과 재정자립도를 추가로 투입하였을 때 설명되는 분산의 분율은 [(0.083−0.020/0.083) × 100]하여 산출한 결과는 75.9%이다. 추가로 주점과 일반음식점을 각각 투입(Model 4,6)하였을 때 설명되는 분산의 분율은 80.7%, 소매점을 추가로 투입(Model 5)하였을 때 설명되는 분산의 분율은 79.5%로 나타났다. 이는 지역 변인으로 조이혼율과 재정자립도만 투입한 Model 3보다 주점이 추가로 투입된 Model 4와 일반음식점이 추가로 투입된 Model 6에서 각각의 변인으로 인해 설명된 분산량이 4.8% 증가했으며, 소매점이 추가로 투입된 Model 5에서는 소매점으로 인해 설명된 분산량이 3.6% 증가한 것으로 해석 가능하다.

심화 1 3수준 다수준 로지스틱 분석-임의절편모형(Random intercept model) 구문

```
PROC GLIMMIX DATA=Libname.Data_name
METHOD=LAPLACE NOCLPRINT;
CLASS Level_2_ID Level_3_ID ;
MODEL Outcome_var (EVENT= "1") = Exposure_var/DIST=BINARY LINK=LOGIT
ODDSRATIO ;
RANDOM INTERCEPT / SUBJECT=Level_3_ID TYPE=VC SOLUTION CL;
RANDOM INTERCEPT / SUBJECT=Level_2_ID(Level_3_ID) TYPE=VC SOLUTION CL;
COVTEST / WALD;
run;
```

심화 2 2수준 다수준 로지스틱 분석-임의계수모형(Random coefficient model / Random slope model) 구문

```
PROC GLIMMIX DATA=Libname.Data_name
METHOD=LAPLACE NOCLPRINT;
CLASS Level_2_ID ;
MODEL Outcome_var (EVENT= "1") = Exposure_var/DIST=BINARY LINK=LOGIT
ODDSRATIO ;
RANDOM INTERCEPT Exposure_var/ SUBJECT=Level_2_ID TYPE=VC SOLUTION
CL;
COVTEST / WALD;
run;
```

부록 1 다수준 로지스틱 분석을 활용하여 분석한 선행 연구사례

다수준 로지스틱 분석을 활용한 선행연구들을 살펴본 결과, 다수준 분석은 활용가능 데이터의 특성에 따라 시도, 시군구, 읍면동 등 다양한 수준으로 연구가 수행된 것을 확인할 수 있었다. 보건분야 데이터로는 '서울복지패널', '지역사회건강조사', '국민건강영양조사' 등이, 행정 데이터로는 '인구수택총조사', '지역통계자료' 등이 활용된 것을 확인할 수 있었다. 국가, 지역을 대표하는 데이터들에서 시군구, 읍면동 단위의 지역 코드를 함께 제공하고 있어, 다수준 분석을 위한 결합 키로 활용할 수 있다.

대부분의 연구에서 다수준 분석결과를 제시할 때, 아무런 변인이 포함되지 않은 기본 모형과 개인수준 변인이 포함된 모형, 그리고 개인수준과 지역수준 변인이 함께 포함된 모형을 제시하였다. 연구의 목적이나 관심사에 따라 지역수준의 변수를 추가하거나 변경하여 차이가 있는지 검증한 문헌도 있었으며, 층화분석을 통해 대상자의 특성에 따른 효과 차이를 비교하기도 하였다.

일부 문헌들에서 지역수준 분산이나 ICC값을 제시하지 않은 반면, 대부분의 연구에서는 ICC값을 제시하였지만 5% 미만인 것을 확인할 수 있는데, 이는 우리나라의 지리적 특성상 작은 영토에 밀집되어 지역 단위에 따른 특성 차이가 크지 않기 때문이라고 사료된다. 그러나 이러한 이유로 지역적 특성을 무시할 경우, 결과적으로 지역적 특성에 대한 중요성이 반영되지 못할 위험이 있으므로 선행연구를 통한 과학적 근거 및 연구의 당위성을 확보하여 다수준 분석을 수행할 수도 있다.

일부 문헌에서 분석 모델별 2수준 분산을 제시하지 않아 결과를 해석하는데 제약이 있었다. 분석 모델별 2수준 분산 값은 변인을 모델에 추가하였을 때 해당 변인이 가지는 지역수준의 설명력을 확인할 수 있는 지표로, 이전 모델보다 값이 커진다면 해당 변인이 통계적으로 유의미한 결과를 가지더라도 투입된 지역 변인이 종속 변인에 대한 지역 간 차이를 설명할 수 없는 것으로 해석할 수 있으므로 분산 값을 제시해주는 것이 좋다. 'AIC'와 '-2LL' 또한 모델의 적합도를 나타내는 지표이기 때문에 결과표에 함께 제시해주어야 분석 모델의 타당성을 보장받을 수 있다.

[표 4-3] 보건의료분야 다수준 로지스틱 연구사례

<table>
<tr><td rowspan="7">A 연구</td><td>연구목적</td><td>개인수준 및 지역수준의 다양한 특성들이 개인의 비만 여부에 영향을 미치는 요인 파악</td></tr>
<tr><td>개인수준 데이터(N)</td><td>2016년 지역사회건강조사(약 15만명)</td></tr>
<tr><td>지역수준 데이터(분석단위)</td><td>국가 단위로 생산된 데이터(시군구)
• 행정안전부의 지방자치단체 통합재정
• 국토교통부의 도시계획현황
• 통계청의 전국사업체조사</td></tr>
<tr><td>다수준 분석 모델 구성</td><td>층화분석: 전체, 남성, 여성
1. null model
2. 개인수준 변인
3. 개인수준 변인 + 지역수준 변인</td></tr>
<tr><td>지역수준 분산 / ICC</td><td>0.01567 / 0.47%</td></tr>
<tr><td>모델 별 지역수준 분산 제시여부 (O vs. X)</td><td>X</td></tr>
<tr><td>AIC / -2LL 제시여부(O vs. X)</td><td>O</td></tr>
<tr><td rowspan="7">B 연구</td><td>연구목적</td><td>개인수준 및 지역수준의 다양한 특성들이 보행자 교통사고에 영향을 미치는 요인 파악</td></tr>
<tr><td>개인수준 데이터(N)</td><td>지역 교통사고 자료</td></tr>
<tr><td>지역수준 데이터(분석단위)</td><td>국가, 행정 단위로 생성된 데이터(행정동)
• 인구주택 총조사
• 지역통계자료
• 국가 공간 정보포털
• 표준 노드링크
• 도로명주소 안내시스템</td></tr>
<tr><td>다수준 분석 모델 구성</td><td>1. null model
2. 개인수준 변인
3. 개인수준 변인 + 지역수준 변인</td></tr>
<tr><td>지역수준 분산 / ICC</td><td>0.1092 / 3.25%</td></tr>
<tr><td>모델 별 지역수준 분산 제시여부 (O vs. X)</td><td>O</td></tr>
<tr><td>AIC / -2LL 제시여부(O vs. X)</td><td>O</td></tr>
</table>

C 연구	연구목적	개인수준 및 지역수준의 다양한 특성들이 대도시 미충족 의료에 미치는 요인 파악
	개인수준 데이터(N)	지역사회건강조사(약 2만 3천명)
	지역수준 데이터(분석단위)	자치구 단위로 생성된 데이터(시군구) • 지역통계자료
	다수준 분석 모델 구성	층화분석: 접근용이성, 가용성, 수용성 1. 지역수준 변인 2. 개인수준 변인 3. 개인수준 변인 + 지역수준 변인 4. 개인수준 변인 + 지역수준 변인 + 상호작용항 포함
	지역수준 분산 / ICC	접근용이성 모델 ICC: 5.3% 가용성 모델 ICC: 2.4% 수용성 모델 ICC: 4.1%
	모델 별 지역수준 분산 제시여부 (O vs. X)	O
	AIC / -2LL 제시여부(O vs. X)	O
D 연구	연구목적	개인수준 및 지역수준의 다양한 특성들이 자살생각에 미치는 요인 파악
	개인수준 데이터 (N)	지역사회건강조사(약 2만 2천명)
	지역수준 데이(분석단위)	국가 단위로 생산된 데이터(시군구) • 인구주택총조사
	다수준 분석 모델 구성	<u>다수준 로지스틱 회귀분석</u> 1. null model 2. 개인수준 변인 3. 개인수준 변인 + 지역수준 변인 1 4. 개인수준 변인 + 지역수준 변인 2 5. 개인수준 변인 + 지역수준 변인 3 <u>층화분석: 광역시지역, 중소도시, 군지역</u> 6. 광역시지역(69개 지역) : 개인수준 변인 + 지역수준 변인 1 7. 중소도시(98개 지역) : 개인수준 변인 + 지역수준 변인 1 8. 군지역(86개 지역): 개인수준 변인 + 지역수준 변인 1
	지역수준 분산 / ICC	제시하지 않음
	모델 별 지역수준 분산 제시여부 (O vs. X)	X

	AIC / -2LL 제시여부(O vs. X)	X
E 연구	연구목적	개인수준 및 지역수준의 다양한 특성들이 노인 우울에 미치는 요인 파악
	개인수준 데이터(N)	지역사회건강조사(약 6만 7천명)
	지역수준 데이터(분석단위)	국가 단위로 생산된 데이터(시군구) • 대기환경자료 • e-지방지표 • 지역박탈지수자료
	다수준 분석 모델 구성	1. 개인수준 변인 + 지역수준 변인
	지역수준 분산 / ICC	제시하지 않음
	모델 별 지역수준 분산 제시여부 (O vs. X)	X
	AIC / -2LL 제시여부(O vs. X)	X
F 연구	연구목적	개인수준 및 지역수준의 다양한 특성들이 흡연에 미치는 요인 파악
	개인수준 데이터(N)	서울시민 보건지표조사(약 4천명)
	지역수준 데이터(분석단위)	입지계수(읍면동 단위)
	다수준 분석 모델 구성	층화분석: 남성, 여성 1. 개인수준 변인 2. 지역수준 변인 3. 개인수준 변인 + 지역수준 변인
	지역수준 분산 / ICC	남성(개인변인 + 연령 보정모델) 0.031 / 0.93% 남성(지역변인 + 연령 보정모델) 0.027 / 0.81% 남성(전체보정모델) 0.029 / 0.87% 여성(개인변인 + 연령 보정모델) 0.222 / 6.32% 여성(지역변인 + 연령 보정모델) 0.226 / 6.43% 여성(전체보정모델) 0.208 / 5.95%
	모델 별 지역수준 분산 제시여부 (O vs. X)	O
	AIC / -2LL 제시여부(O vs. X)	X

주: 관련 연구들은 저작권 문제로 인해 일부 정보들을 수정·요약하여 제시하였음

부록 2 다른 통계 프로그램에서 적용 가능한 다수준 로지스틱 분석관련 Syntax

2수준 다수준 로지스틱 분석-임의절편모형(Random intercept model) 구문

1. STATA(Version: SE 17.0)

```
melogit Outcome_var Exposure_var || level2_ID :
```

가. 파일 불러오기

```
import delimited "C:₩파일경로₩MULTI_LOGISTIC.csv"
```

나. 1단계 : 무제약 모델(Null model)

```
melogit drink_yn || district:
```

```
Mixed-effects logistic regression               Number of obs     =     22,900
Group variable: district                        Number of groups  =        229

                                                Obs per group:
                                                              min =        100
                                                              avg =      100.0
                                                              max =        100

Integration method: mvaghermite                 Integration pts.  =          7

                                                Wald chi2(0)      =          .
Log likelihood = -15738.204                     Prob > chi2       =          .
```

drink_yn	Coefficient	Std. err.	z	P>|z|	[95% conf.	interval]
_cons	.0831143	.0238824	3.48	0.001	.0363055	.129923
district						
var(_cons)	.0896484	.0123618			.0684177	.1174671

```
LR test vs. logistic model: chibar2(01) = 231.47     Prob >= chibar2 = 0.0000
```

다. 2단계: 1수준 변인 투입

```
melogit drink_yn ib2.gender ib6.age10 i.education || district: ,or
```

* 독립변수 앞에 "i."는 해당 변수가 범주형일 때 사용
* ib#. 은 reference 값을 다르게 지정할 때 사용
* ,or 은 결과 값을 coefficient가 아닌 odds ratio값으로 제시해줌

```
Mixed-effects logistic regression               Number of obs     =     22,900
Group variable: district                        Number of groups  =        229

                                                Obs per group:
                                                              min =        100
                                                              avg =      100.0
                                                              max =        100

Integration method: mvaghermite                 Integration pts.  =          7

                                                Wald chi2(7)      =    3592.49
Log likelihood = -13516.115                     Prob > chi2       =     0.0000
```

drink_yn	Odds ratio	Std. err.	z	P>|z|	[95% conf.	interval]
1.gender	4.039889	.1238989	45.53	0.000	3.804206	4.290173
age10						
1	4.872098	.329002	23.45	0.000	4.268116	5.561549
2	4.659169	.2938138	24.40	0.000	4.117471	5.272134
3	4.428766	.2611402	25.24	0.000	3.945408	4.971339
4	2.952749	.1496193	21.37	0.000	2.673592	3.261053
5	1.907669	.0939211	13.12	0.000	1.732189	2.100925
1.education	1.30716	.0539857	6.49	0.000	1.205519	1.41737
_cons	.1894929	.0075325	-41.85	0.000	.1752899	.2048467
district						
var(_cons)	.0226989	.0068933			.0125172	.0411625

```
Note: Estimates are transformed only in the first equation to odds ratios.
Note: _cons estimates baseline odds (conditional on zero random effects).
LR test vs. logistic model: chibar2(01) = 17.78        Prob >= chibar2 = 0.0000
```

라. 3단계: 1수준 변인과 2수준 변인을 모두 투입

melogit drink_yn ib2.gender ib6.age10 i.education i.divorce_g i.financial_g i.pub_g || district: ,or

```
Mixed-effects logistic regression               Number of obs     =     22,900
Group variable: district                        Number of groups  =        229

                                                Obs per group:
                                                              min =        100
                                                              avg =      100.0
                                                              max =        100

Integration method: mvaghermite                 Integration pts.  =          7

                                                Wald chi2(10)     =    3618.43
Log likelihood = -13504.002                     Prob > chi2       =     0.0000
```

drink_yn	Odds ratio	Std. err.	z	P>|z|	[95% conf.	interval]
1.gender	**4.059285**	**.1245338**	**45.67**	**0.000**	**3.822396**	**4.310854**
age10						
1	**4.756633**	**.3218258**	**23.05**	**0.000**	**4.1659**	**5.431134**
2	**4.585105**	**.2895939**	**24.11**	**0.000**	**4.051237**	**5.189326**
3	**4.38635**	**.258848**	**25.05**	**0.000**	**3.907258**	**4.924187**
4	**2.929016**	**.1484663**	**21.20**	**0.000**	**2.652015**	**3.23495**
5	**1.896427**	**.093358**	**13.00**	**0.000**	**1.721999**	**2.088524**
1.education	**1.271675**	**.0529645**	**5.77**	**0.000**	**1.171991**	**1.379838**
2.divorce_g	**1.019453**	**.0346334**	**0.57**	**0.571**	**.953783**	**1.089644**
2.financial_g	**1.032975**	**.0403711**	**0.83**	**0.406**	**.9568042**	**1.115211**
2.pub_g	**1.170619**	**.0458086**	**4.03**	**0.000**	**1.084192**	**1.263934**
_cons	**.1760167**	**.0078721**	**-38.84**	**0.000**	**.1612445**	**.1921422**
district						
var(_cons)	**.0160467**	**.0062012**			**.0075239**	**.0342239**

```
Note: Estimates are transformed only in the first equation to odds ratios.
Note: _cons estimates baseline odds (conditional on zero random effects).
LR test vs. logistic model: chibar2(01) = 9.72        Prob >= chibar2 = 0.0009
```

2. R(Version: 4.2.2)

```
glmer(Outcome_var ~ Exposure_var + (1 | 2level_ID),
data = 데이터셋명,
family = binomial(link = "logit"),
control = glmerControl(optimizer = "bobyqa"),
nAGQ = 10)
```

가. 필수 패키지 설치

```
install.packages("lme4")
library(lme4)
```

나. 파일 불러오기

```
MULTI_LOGISTIC <- read.csv("C:/파일경로/MULTI_LOGISTIC.csv", header=TRUE)
```

* 저장하고 싶은 데이터셋 명 <- read.csv("C:/파일경로/불러올 파일명.csv", header=TRUE)

* "header=TRUE"은 첫 행을 변수 명으로 지정할 때 사용

다. 1단계 : 무제약 모델(Null model)

```
m1 <- glmer(drink_yn ~ 1 +(1 | district), data = MULTI_LOGISTIC, family =
binomial, control = glmerControl(optimizer = "bobyqa"), nAGQ = 10)
```

summary(m1)
* "m1"은 실행하고자 하는 모델 명을 지정(임의로 지정가능)

```
Generalized linear mixed model fit by maximum likelihood (Adaptive Gauss-
Hermite Quadrature,
  nAGQ = 10) [glmerMod]
 Family: binomial  ( logit )
Formula: drink_yn ~ 1 + (1 | district)
   Data: MULTI_LOGISTIC
Control: glmerControl(optimizer = "bobyqa")

     AIC      BIC   logLik deviance df.resid
 31480.4  31496.5 -15738.2  31476.4    22898

Scaled residuals:
    Min      1Q  Median      3Q     Max
-1.3632 -1.0270  0.7776  0.9341  1.3865

Random effects:
 Groups   Name        Variance Std.Dev.
 district (Intercept) 0.08965  0.2994
Number of obs: 22900, groups:  district, 229

Fixed effects:
            Estimate Std. Error z value Pr(>|z|)
(Intercept)  0.08311    0.02388    3.48 0.000501 ***
---
Signif. codes:  0 '***' 0.001 '**' 0.01 '*' 0.05 '.' 0.1 ' ' 1
```

라. 2단계: 1수준 변인 투입

가변수 생성하기: 범주형 변수 factor 처리

MULTI_LOGISTIC$gender <- as.factor(MULTI_LOGISTIC$gender)
MULTI_LOGISTIC$age10 <- as.factor(MULTI_LOGISTIC$age10)
MULTI_LOGISTIC$education <- as.factor(MULTI_LOGISTIC$education)

범주형 변수 reference 지정하기

factor 변수는 기준점을 첫 번째로 인식되기 때문에 변경이 필요하다면, factor를 통해 기준을 변경해주어야 함.

MULTI_LOGISTIC$gender = factor(MULTI_LOGISTIC$gender, levels=c('2','1'))
MULTI_LOGISTIC$age10 = factor(MULTI_LOGISTIC$age10,
levels=c('6', '1', '2', '3', '4', '5'))

분석하기

m2 <- glmer(drink_yn ~ gender + age10 + education +(1 | district), data = MULTI_LOGISTIC, family = binomial, control = glmerControl(optimizer = "bobyqa"), nAGQ = 10)
summary(m2)

```
Generalized linear mixed model fit by maximum likelihood (Adaptive
  Gauss-Hermite Quadrature, nAGQ = 10) [glmerMod]
 Family: binomial  ( logit )
Formula: drink_yn ~ gender + age10 + education + (1 | district)
   Data: MULTI_LOGISTIC
Control: glmerControl(optimizer = "bobyqa")

     AIC      BIC   logLik deviance df.resid
 27050.2  27122.6 -13516.1  27032.2    22891

Scaled residuals:
    Min      1Q  Median      3Q     Max
-2.4239 -0.8381  0.4402  0.8505  2.5951

Random effects:
 Groups   Name        Variance Std.Dev.
 district (Intercept) 0.0227   0.1507
Number of obs: 22900, groups:  district, 229

Fixed effects:
            Estimate Std. Error z value Pr(>|z|)
(Intercept) -1.66340    0.03975 -41.845  < 2e-16 ***
gender1      1.39622    0.03067  45.525  < 2e-16 ***
age101       1.58352    0.06753  23.450  < 2e-16 ***
age102       1.53884    0.06306  24.402  < 2e-16 ***
age103       1.48812    0.05896  25.237  < 2e-16 ***
age104       1.08274    0.05067  21.368  < 2e-16 ***
age105       0.64588    0.04923  13.119  < 2e-16 ***
education1   0.26786    0.04130   6.486 8.84e-11 ***
---
Signif. codes:  0 '***' 0.001 '**' 0.01 '*' 0.05 '.' 0.1 ' ' 1
```

마. 3단계: 1수준 변인과 2수준 변인을 모두 투입

```
Correlation of Fixed Effects:
           (Intr) gendr1 age101 age102 age103 age104 age105
gender1    -0.384
age101     -0.425  0.151
age102     -0.457  0.169  0.563
age103     -0.489  0.176  0.587  0.628
age104     -0.584  0.128  0.539  0.576  0.606
age105     -0.601  0.041  0.429  0.459  0.487  0.527
education1 -0.120 -0.147 -0.498 -0.531 -0.545 -0.357 -0.135
```

<u>가변수 생성하기: 범주형 변수 factor 처리</u>

```
MULTI_LOGISTIC$divorce_g <- as.factor(MULTI_LOGISTIC$divorce_g)
MULTI_LOGISTIC$financial_g <- as.factor(MULTI_LOGISTIC$financial_g)
MULTI_LOGISTIC$pub_g <- as.factor(MULTI_LOGISTIC$pub_g)
```

<u>분석하기</u>

```
m3 <- glmer(drink_yn ~ gender + age10 + education + divorce_g + financial_g +
pub_g + (1 | district), data = MULTI_LOGISTIC, family = binomial, control =
glmerControl(optimizer = "bobyqa"), nAGQ = 10)
summary(m3)
```

```
Correlation of Fixed Effects:
             (Intr) gendr1 age101 age102 age103 age104 age105 edctn1 dvrc_2 fnnc_2
gender1      -0.357
age101       -0.346  0.149
age102       -0.375  0.168  0.564
age103       -0.412  0.176  0.588  0.629
age104       -0.497  0.127  0.540  0.577  0.607
age105       -0.522  0.040  0.430  0.460  0.487  0.528
education1   -0.066 -0.150 -0.484 -0.520 -0.537 -0.352 -0.131
divorce_g2   -0.364 -0.009 -0.022 -0.039 -0.037 -0.032 -0.008  0.035
financil_g2  -0.134  0.014 -0.028 -0.035 -0.024 -0.017 -0.012 -0.069 -0.050
pub_g2       -0.179  0.042 -0.043 -0.017 -0.005 -0.014 -0.014 -0.095  0.021 -0.449


Generalized linear mixed model fit by maximum likelihood (Adaptive
  Gauss-Hermite Quadrature, nAGQ = 10) [glmerMod]
 Family: binomial  ( logit )
Formula: drink_yn ~ gender + age10 + education + divorce_g + financial_g +
    pub_g + (1 | district)
   Data: MULTI_LOGISTIC
Control: glmerControl(optimizer = "bobyqa")

     AIC      BIC   logLik deviance df.resid
 27032.0  27128.5 -13504.0  27008.0    22888

Scaled residuals:
    Min      1Q  Median      3Q     Max
-2.4364 -0.8335  0.4330  0.8527  2.5743

Random effects:
 Groups   Name        Variance Std.Dev.
 district (Intercept) 0.01605  0.1267
Number of obs: 22900, groups:  district, 229

Fixed effects:
             Estimate Std. Error z value Pr(>|z|)
(Intercept) -1.73718    0.04472 -38.842  < 2e-16 ***
gender1      1.40101    0.03068  45.667  < 2e-16 ***
age101       1.55954    0.06766  23.050  < 2e-16 ***
age102       1.52281    0.06316  24.110  < 2e-16 ***
age103       1.47850    0.05901  25.054  < 2e-16 ***
age104       1.07467    0.05069  21.201  < 2e-16 ***
age105       0.63997    0.04923  13.000  < 2e-16 ***
education1   0.24034    0.04165   5.770 7.91e-09 ***
divorce_g2   0.01927    0.03397   0.567    0.571
financial_g2 0.03244    0.03908   0.830    0.406
pub_g2       0.15753    0.03913   4.026 5.68e-05 ***
---
Signif. codes:  0 '***' 0.001 '**' 0.01 '*' 0.05 '.' 0.1 ' ' 1
```

참고문헌 및 더 읽을거리

1. 신상수, 우경숙, 신영전. 보건의료분야 다수준 분석 연구의 체계적 문헌 고찰: 국내 연구 동향과 비뚤림 위험 평가를 중심으로. 보건사회연구. 2015;35(4):157-189.
2. Scribner RA, Cohen DA, Fisher W. Evidence of a structural effect for alcohol outlet density: a multilevel analysis. Alcoholism: Clinical and experimental research. 2000;24(2):188-195.
3. Pessoa MC, Mendes LL, Gomes CS, Martins PA, Velasquez-Melendez G. Food environment and fruit and vegetable intake in a urban population: a multilevel analysis. BMC public health. 2015;15(1):1-8.
4. Ene M, Leighton EA, Blue GL, Bell BA. Multilevel models for categorical data using SAS® PROC GLIMMIX: the basics. In SAS Global Forum. 2015.
5. Snijders TAB, Bosker RJ. Multilevel analysis: An Introduction to basic and advanced multilevel modeling. Thousand Oaks, CA: Sage. 1999.
6. O'Connell AA, Goldstein J, Rogers HJ, Peng CYJ. Multilevel logistic models for dichotomous and ordinal data. In A.A. O'Connell & D.B. McCoach (Eds.). Multilevel modeling of educational data (199-242). Charlotte, NC: Information Age Publishing, Inc. 2008.
7. pollack BN. Hierarchical linear modeling and the "unit of analysis" problem: A solution for analyzing responses of intact group members. Group dynamics: Theory, research, and practice. 1998;2(4). 299.
8. Duncan GJ, Raudenbush SW. Assesingthe effects of context in studies of child and youth development. Educational Psychologist. 1999;34(1):29-41.
9. Heck R, Thomas S. An introduction to multilevel modeling techniques. 2nd ed. New York, NY: Routledge. 2009.

부록 참고문헌

박일수, 한준태. 다수준 로지스틱 회귀분석을 이용한 비만 여부에 미치는 영향. 한국데이터정보과학회지. 2019;30(1):205-217.

배민경, 박승훈. 개별 및 근린환경 특성이 보행자 교통사고 심각성에 미치는 영향: 대구광역시를 중심으로. 한국지역개발학회지. 2019;31(1):239-258.

김희언, 강민아. 대도시 미충족의료와 지역 맥락효과에 관한 다수준 분석: 서울시를 중심으로. 보건경제와 정책연구(구 보건경제연구). 2018;24(1):111-141.

신상수, 신영전. 자살생각에 영향을 미치는 요인에 관한 다수준 분석. 비판사회정책. 2014;45(0):230-266.

Jo KH, Ryu SY, Han MA, Choi SW, Shin MH, Park J. Cross-sectional Associations between Particulate Matter (PM 2.5) and Depression (PHQ-9) in the Elderly. Journal of Health Informatics and Statistics. 2021;46(2):163-170.

김창석, 윤성철, 김혜련, 강영호. 서울시 동별 상류계층(파워엘리트) 주거 분포와 흡연과의 관련성에 대한 다수준분석. 예방의학회지. 2006;39(1):30-38.

Stata. Multilevel mixed-effects logistic regression. https://www.stata.com/manuals/memelogit.pdf#memelogitRemarksandexamples

R. MIXED EFFECTS LOGISTIC REGRESSION | R DATA ANALYSIS EXAMPLES. https://stats.oarc.ucla.edu/r/dae/mixed-effects-logistic-regression/

PART

V

생존 분석
(Survival analysis)

PART V

생존 분석 (Survival analysis)

1 개요

생존시간 자료를 분석하는 통계적 방법, 관심사건의 발생까지의 시간을 결과변수로 정의하여 분석하는 통계적 과정 또는 어떤 사건의 발생시간을 분석하는 통계적 방법을 생존분석이라 한다. 여기서 '생존'은 관심사건이 발생하지 않은 상태를 의미하는 용어로, 사건 발생까지 걸린 시간을 통계적으로 분석하려 할 때 생존분석방법을 적용할 수 있다. 예를 들어, 새로운 보건정책의 목표가 달성되기까지 걸린 기간, 항암치료 후 재발까지의 시간, 또는 질환의 이환부터 사망까지의 시간을 분석하는 데 사용될 수 있다.

생존분석의 주 관심내용은 두 가지로, 1) 생존함수를 추정하여 해당 사건의 생존율을 파악하거나, 2) 생존함수에 영향을 주는 요인들과의 연관성을 규명하는 데 있다.

1) 생존자료

생존자료는 발생시간(time-to-event)과 사건(event, failure) 발생 여부를 나타내는 두 개 변수로 구성된다. 여기서 발생시간은 어떤 정의된 시점부터 특정한 사건이 발생할 때까지의 시간으로, 일, 월 또는 년 등 시간의 단위로 표현되며, 항상 양의 값을 갖게 된다.

여러 연구에서 생존자료는 관심 있는 시점의 날짜정보로 수집된다. 예를 들어, 항암치료 후 재발까지의 시간을 추정하기 위한 연구에서는 연구대상자 각각에 대해 항암치료가 시작된 날짜, 재발한 경우는 재발이라 진단된 날짜, 재발이 되지 않은 경우에는 마지막으로 상태가 확인된 날짜 등 추적의 시작부터 종료까지의 날짜를 수집하게 된다. 이러한 날짜 정보는 양적 시간 정보로 변환된 뒤 생존자료로 사용될 수 있다. 즉, 치료시작일을 원점(0)으로 설정하고 이후 재발까지 걸린 시간 또는 추적이 종료될 때까지 걸린 기간을 시간 단위로 변환해야 한다. [그림 5-1]은 항암치료 시작일부터 최대 5년을 추적하는 과정에서 재발날짜와 사망일자 정보가 수집된 예시이다. 치료시작일을 추적의 원점으로 설정하여 재발, 사망 또는 추적종료기간을 일 단위로 변환시키면, 날짜정보는 양적시간과 사건발생여부를 나타내는 생존자료가 된다.

ID	연령군	성별	치료시작일	재발날짜	사망일자
1	7	1	6/25/2003	.	.
2	13	1	5/10/2003	3/12/2004	.
3	7	1	3/21/2003	.	.
4	5	1	1/25/2003	.	.
5	12	1	4/29/2003	5/23/2007	.
6	10	1	12/10/2003	10/15/2004	.
7	10	1	12/12/2003	.	.
8	5	1	6/10/2003	.	.
9	15	1	2/18/2003	.	.
10	7	1	8/7/2003	.	.
11	14	2	7/15/2003	3/2/2004	.
12	5	1	8/15/2003	.	.
13	14	1	7/20/2003	.	5/1/2006
14	17	1	4/30/2003	.	9/1/2004
15	9	1	10/4/2003	.	12/1/2004
16	14	1	3/11/2003	10/10/2007	.
17	11	1	1/30/2003	10/1/2007	.
18	10	2	5/24/2003	.	.
19	6	1	1/8/2003	.	.
20	9	2	12/7/2003	.	3/1/2005
21	6	2	4/19/2003		

ID	연령군	성별	추적기간(일)	재발여부
1	7	1	1827	.
2	13	1	308	1
3	7	1	1827	.
4	5	1	1827	.
5	12	1	1486	1
6	10	1	311	1
7	10	1	1827	.
8	5	1	1827	.
9	15	1	1827	.
10	7	1	1827	.
11	14	2	232	1
12	5	1	1827	.
13	14	1	1017	.
14	17	1	491	.
15	9	1	425	.
16	14	1	1675	1
17	11	1	1706	1
18	10	2	1827	.
19	6	1	1827	.
20	9	2	451	.
21	6	2	1827	

[그림 5-1] 원시자료에서 생존자료로 변환한 사례

일반적으로 기간을 계산할 때(종료일 - 시작일 + 1)로 하는데, 이는 시작일 0시부터 종료일 24시까지 추적한다고 가정하기 때문이다. 이런 가정이 적절치 않은 경우에는 상황에 맞는 방법으로 기간을 계산한다. 분석할 자료가 장기 추적 자료인 경우, 시간의 단위를 월이나 년으로 변환할 필요가 있다. 일반적으로 일 단위로 기간을 계산한 뒤, 365.25로 나누어 년 단위로 변환하거나, 30.4375로 나누어 월 단위로 변환할 수 있다.

SAS를 이용하여 문자형으로 입력된 일자 정보를 날짜 형식으로 변환한 뒤, 수학연산자 또는 intck 함수를 이용하여 시간을 계산할 수 있다.

[그림 5-1]의 ID 5번, 20번의 치료시작일자과 재발일자가 문자형 변수 start_yyyymmdd, end_yyyymmdd로 저장된 데이터셋을 이용하여 날짜형 변수생성, 기간 계산, 단위 변환한 결과는 다음과 같다.

ID	start_yyyymmdd	end_yyyymmdd	start_date	end_date	time1	time2	time_yr	time_mon
5	2003-04-29	2007-05-23	2003-04-29	2007-05-23	1486	1486	4.06845	48.8214
20	2003-12-07	2005-03-01	2003-12-07	2005-03-01	451	451	1.23477	14.8172

• 날짜형 변수 start_date와 end_date 생성: input 함수 이용

```
start_date=input(start_yyyymmdd, yymmdd10.);
end_date=input(end_yyyymmdd, yymmdd10.);
format start_date yymmdd10. end_date yymmdd10.;
```

• 기간 계산: 수학연산자 이용한 값 time1, intck 함수 이용한 값 time2

```
time1=end_date-start_date+1;
time2=intck('day', start_date, end_date)+1;
```

• 단위 변환: 일 단위 값을 연 단위로 변환 time_yr, 월 단위로 변환 time_mon

```
time_yr=time1/365.25;
time_mon=time1/30.4375;
```

이러한 시간은 대부분 정규분포가 아니고, 일반적으로 왼쪽으로 매우 치우친 분포(오른쪽 꼬리가 긴, right-skewed)이다(그림 5-2). 예를 들어, 췌장암 환자를 대상으로 진단 시점부터 사망까지 기간을 살펴본다고 하면, 1년 이내에 사망하는 경우가 가장 많고 시간이 갈수록 사망률이 감소하여 오른쪽으로 꼬리가 긴 분포가 확인된다. 이때 시점별 사망 비율을 사건의 확률밀도함수 $f(t)$라 표현하면, 누적확률함수인 $F(t)$는 사건발생의 분포함수가 되고, $1-F(t)$는 생존함수 $S(t)$가 된다.

생존분석의 가장 큰 특징은 중도 절단된 자료(censored data)를 포함한다는 것이다. 사건발생시간을 측정할 때, 연구기간의 종료, 대상자의 철회 등의 사유로 모든 대상자에서 사건 발생이 측정되지 않는다. 이런 경우 관심 사건의 발생은 측정중단시점(중도절단시점) 이후라는 정보는 남게 된다. 이때 사건이 발생하지 않은 자료를 제외하고 정확하게

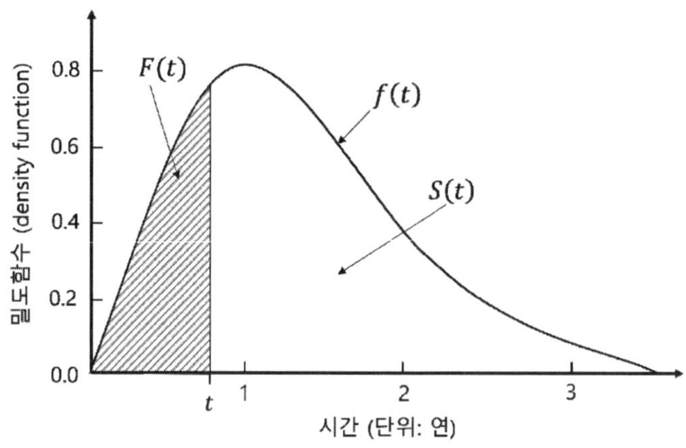

[그림 5-2] 확률밀도함수 f(x)와 생존함수 S(t)의 관계

사건이 발생하여 측정된 자료만을 가지고 일반적인 통계 방법을 적용하게 되면 과대추정의 결과를 얻게 된다.

2) 중도절단

중도절단이란 자료의 값이 부분적으로만 알려진 상태를 의미한다. 임상연구에서 주로 발생하는 유형은 우측 중도절단(right censored)으로 추적관찰 기간 내에 관심 사건이 발생하지 않거나, 추적관찰이 조기에 종료된 경우를 나타낸다.

[그림 5-3]은 중도절단 발생과 생존자료의 구조를 보여준다. 연구대상자 6명을 12개월 동안 관찰하였고, 그동안의 사건 발생 자료가 수집되었다. 연구기간인 12개월 동안 P4와 P6에서 관심 사건의 발생('X' 표기)이 확인되었고, 이때 관찰된 시간은 생존시간이 된다. 나머지 4명(P1, P2, P3, P5)에서는 연구기간 동안 사건발생이 확인되지 않았다('ㅇ' 표기). P2와 P5에서는 연구기간 내에 사건발생이 없었기 때문에 연구기간 종료시점에 중도절단 되었고, P1과 P3는 연구기간 내에 참여 철회 등의 추적중단 사유로 각각 9개월, 4개월 시점에 중도절단 되었다(1).

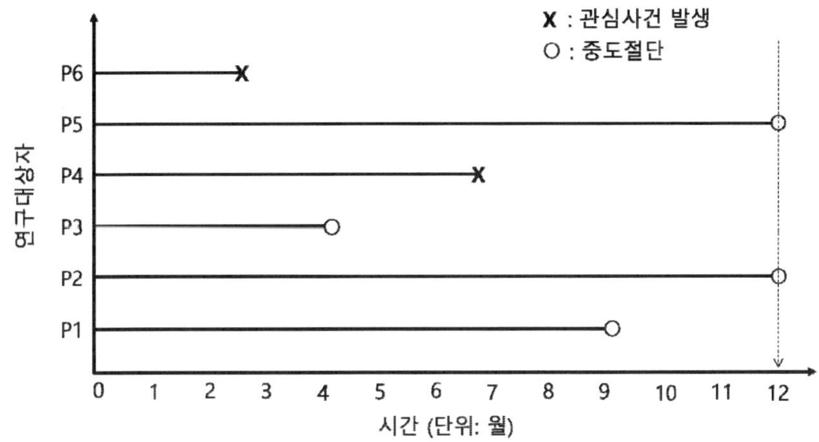

[그림 5-3] 중도절단 및 생존자료 예시

3) 생존함수와 위험함수

생존함수는 특정 시점 t보다 오래 생존할 확률의 함수로, 특정 시점 t까지 사망(사건이 발생)하지 않고 생존할 확률의 분포함수인 $S(t) = P(T > t)$로 정의한다. 생존함수는 시간의 경과에 따라 단조 감소하는 형태로, 연구시작시점 $t = 0$에는 모든 대상자에서 사건이 발생하지 않은 $S(0) = 1$이고, 시간이 지날수록 $S(\infty) = 0$이 된다.

위험함수는 t시점에 사건이 발생할 확률에 대한 함수로, 특정 시점인 t까지 생존하고 있다가, t시점 바로 직후 순간적으로 사망할 조건부 확률로 정의된다.

$$h(t) = \lim_{\Delta t \to 0} \frac{P(t \le T \le t + \Delta t \mid T \ge t)}{\Delta t}$$

구간 $[t, t + \Delta t]$에서 관심 사건이 발생할 비율로, 순간위험률(hazard rate) 또는 조건부 실패율(conditional failure rate)로 불리기도 한다.

생존함수와 누적위험함수의 관계는 다음과 같다.

$$H(t) = -\log S(t), \text{ 여기서 } H(t) = \int_0^t h(u)\,du$$

여기서 위험함수는 형태에 따라 특정 분포를 가정하기도 한다(그림 5-4)(2).

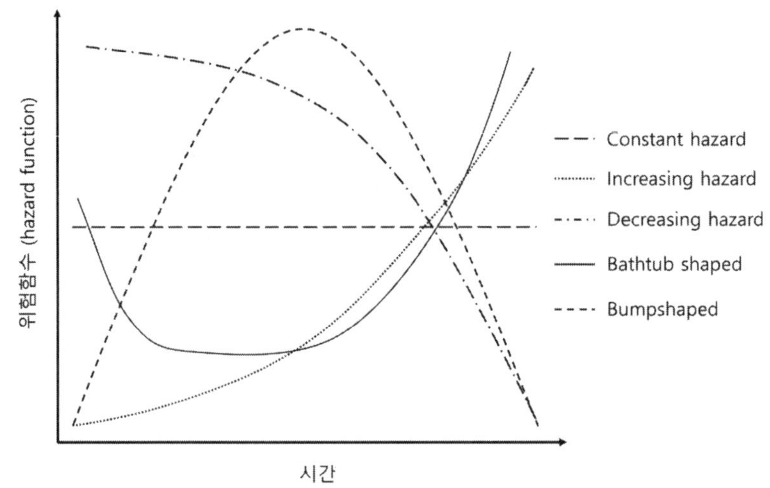

[그림 5-4] 위험함수의 형태

시간에 따라 위험확률이 일정하다고 가정하면 지수(exponetial) 분포, 단조감소 또는 단조증가 한다고 가정하면 와이블(weibull) 분포, 증가하다 감소한다고 가정하면 로그정규분포(log-normal)를 사용할 수 있다. 이렇게 위험함수의 분포를 가정하여 생존함수를 추정하는 방법을 모수적 방법이라고 한다. 반대로 생존함수의 추정을 위해 분포를 가정하지 않고 자료의 순서를 이용하는 비모수적 방법도 있다. 분포에 대한 가정이 적절치 않은 경우 추정치의 정확성에 대한 신뢰도가 낮기 때문에, 분포에 대한 아무런 정보가 없을 때는 비모수적인 방법을 사용하게 된다.

2 카플란 마이어 추정법

생존함수 추정에 가장 널리 사용되는 비모수적 방법으로, 누적한계추정법(product limit estimation)이라 표현하기도 한다. 사건이 발생한 시점마다 구간을 구분하여 생존함수를 추정하고, 작은 표본에도 적용 가능하다.

$$\widehat{S(t)} = P(T > t)$$
$$= P(T > t | T > t_{(j)}) \times P(T > t_{(j)} | T > t_{(j-1)}) \times P(T > t_{(j-1)}) \ldots$$
$$= \prod_{j=1}^{k} \left[1 - \frac{d_j}{n_j} \right]$$

여기서 d_j는 j시점에서 사건을 가진 개체 수, n_j는 j시점에서의 위험개체 수(number at risk)를 의미한다. 카플란 마이어 추정방법에서는 사건발생과 중도절단이 동시에 일어난 경우, 사건발생이 먼저 일어났다고 가정한다. 따라서 중도절단된 개체는 이 시점의 생존함수 추정 시 위험개체에 포함된다.

1) 추정방법

카플란 마이어 추정방법은 다음과 같다.

① 관찰기간의 순서대로 자료를 정리

② 구간별로 구간생존율 $P(t)$ 계산

$$P(t) - \frac{t\text{시점의생존자수}}{t\text{시점의관찰대상자수}}, \text{ 사건이 발생하지 않은 구간의 } P(t) = 1$$

③ 누적생존율 $S(t) = S(t-1) \times P(t)$ 계산

예를 들어, 치료법 1을 받은 암환자 13명의 생존시간을 측정하였고, 이를 이용하여 누적생존율을 추정하면 다음과 같다.

환자ID	치료법	생존시간 (년)	사망여부 (1=사망)	구간별 생존자수	구간별 관찰대상수	구간생존율 P(t)	누적생존율 S(t)
1	1	3	1	12	13	0.923	0.923
2	1	4	1	11	12	0.917	0.846
3	1	5	1	10	11	0.909	0.769
4	1	7	1	9	10	0.900	0.692
5	1	10	1	8	9	0.889	0.615

6	1	14	1	7	8	0.875	0.538
7	1	14	0	7	7	1.000	0.538
8	1	15	0	6	6	1.000	0.538
9	1	22	1	4	5	0.800	0.431
10	1	25	0	4	4	1.000	0.431
11	1	28	0	3	3	1.000	0.431
12	1	33	0	2	2	1.000	0.431
13	1	36	0	1	1	1.000	0.431

여기서, 환자ID 3의 구간생존율 P(t)는 10/11=0.909이고, 누적생존율 S(t)는 0.846×0.909=0.769로 계산된다. 환자ID 6의 경우, 구간생존율 P(t)는 7/8=0.875 이고, 누적생존율 S(t)는 0.615×0.875=0.538 가 된다.

2) 그래프

생존함수의 추정량은 일반적으로 세로축은 '생존확률', 가로축은 '시점'의 그래프로 표현한다.

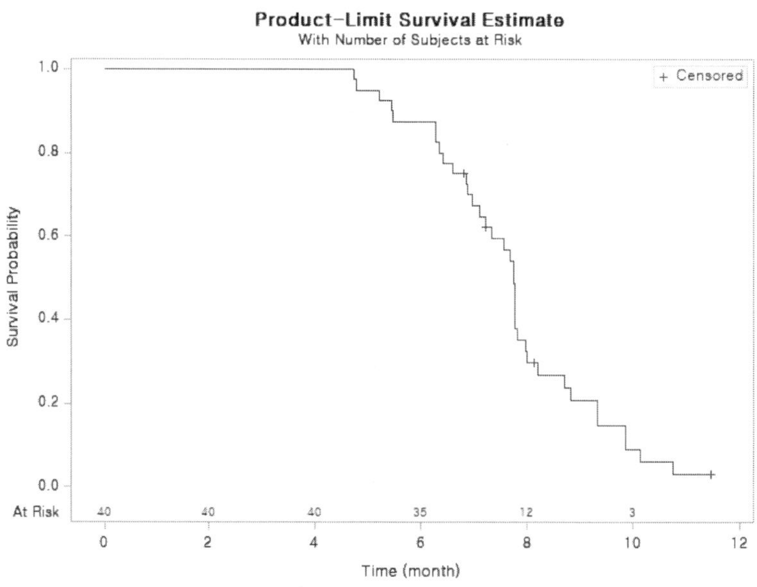

[그림 5-5] 생존확률 그래프

그러나 사건발생률이 낮은 경우, 즉, 대다수에서 사건이 발생하지 않은 경우에는 사건발생의 누적분포함수 그래프를 제시하는 것이 적절하다. 사건발생의 누적분포함수 그래프는 세로축이 '1-생존확률'이고, 가로축이 '시점'으로 표현된다.

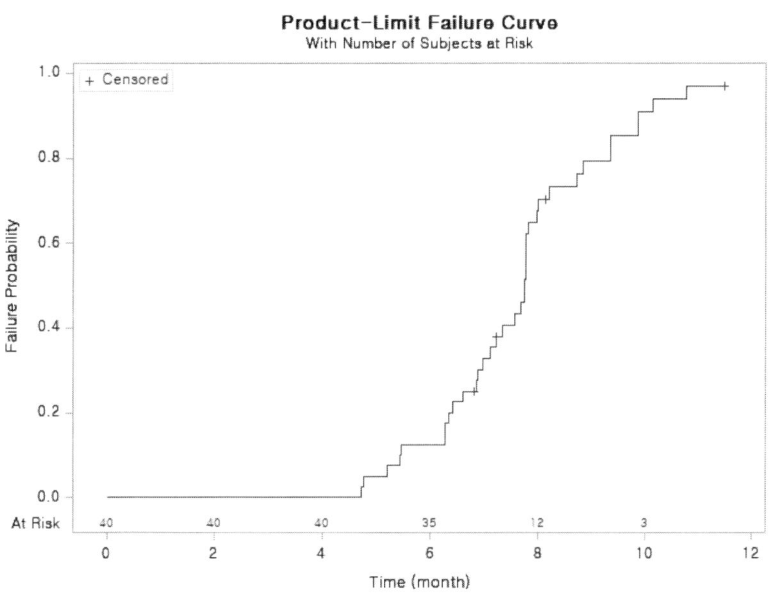

[그림 5-6] 사건발생의 누적분포함수 그래프

3) 생존함수의 비교

두 집단의 생존함수의 동질성 여부를 검정하기 위한 가설은 다음과 같다.

- 귀무가설: 생존함수가 동일하다 $H_0 : S_1(t) = S_2(t)$
- 대립가설: 생존함수가 동일하지 않다 $H_1 : S_1(t) \neq S_2(t)$

둘 이상의 집단에서 발생이 동등한지에 대해 검정하는 방법 중 일반적으로 사용되는 방법은 로그순위검정(log-rank test)이다. 로그순위검정법은 모든 시점의 가중치를 동일하게 하는 방법이다. 즉, 각 집단의 생존함수의 차가 모든 시간대에서 동일하다는 가정을 하는 것이다. 반대로 시점별로 다른 가중치를 적용하는 가중 로그순위검정법(weighted log-rank test)도 있다. 초기 위험률 차이를 중시하거나, 후기 생존함수의 차이에 더 많은 가중치를 부여해야 하는 상황에서 적용한다.

로그순위검정 통계량은 다음의 단계로 추정된다.

① 관심사건이 발생한 구간만 남김

② 관심사건의 구간별 기대빈도 산출: 귀무가설이 참이라면(=두 군의 생존곡선이 같다면), 모든 구간에서 사건발생 수는 관찰대상 수에 비례함

③ 전체 관찰빈도와 기대빈도 산출

$$\sum \frac{(\text{전체관찰빈도} - \text{전체기대빈도})^2}{\text{전체기대빈도}} \sim \chi^2(1)$$

예를 들어, 암환자 13명에게 치료법 1을 적용하고, 또 다른 13명의 암환자에게 치료법 2를 적용하고 생존시간을 다음과 같이 측정한 뒤, 생존율을 비교하려 한다. 여기서 생존시간에 '+' 표시는 중도 절단된 경우를 표시한 것이다.

치료법 1	3, 4, 5, 7, 10, 14, 14+, 15+, 22, 25+, 28+, 33+, 36+
치료법 2	5, 7, 7+, 12+, 15, 15, 21, 24+, 25+, 25+, 37+, 39+, 41+

이를 이용하여 로그순위검정을 위한 통계량을 추정하면 다음과 같다.

생존시간 (년)	구간별 관찰대상수			관찰빈도			기대빈도	
	계	치료법1	치료법2	계	치료법1	치료법2	치료법1	치료법2
3	26	13	13	1	1	–	0.500	0.500
4	25	12	13	1	1	–	0.480	0.520
5	24	11	13	2	1	1	0.917	1.083
7	22	10	12	2	1	1	0.909	1.091
10	19	9	10	1	1	–	0.474	0.526
14	17	8	9	1	1	–	0.471	0.529
15	15	6	9	2	–	2	0.800	1.200
21	12	5	7	1	–	1	0.417	0.583
22	11	5	6	1	1	–	0.455	0.545
계					7	5	5.421	6.579

여기서, 7년 시점에서 치료법 1의 기대빈도는 $2\times\frac{10}{22}=0.909$, 치료법 2의 기대빈도는 $2\times\frac{12}{22}=1.091$로 계산된다. 14년 시점에서 치료법 1의 기대빈도는 $1\times\frac{8}{17}=0.471$, 치료법 2의 기대빈도는 $1\times\frac{9}{17}=0.529$가 된다.

4) SAS 명령어

```
PROC LIFETEST DATA=데이터셋 〈옵션〉;
   TIME 시간변수*중도절단변수(중도절단값);
   STRATA 집단변수/옵션;
RUN;
```

• PROC LIFETEST 옵션
  - METHOD=PL 또는 KM: 카플란마이어 방법으로 생존함수 추정
  - PLOTS=S: 생존곡선 출력
  - PLOTS=LLS: $\log(-\log S(t))$ 와 $\log(t)$ 의 곡선 출력

• TIME 표현
  - time*event(0); 중도절단이 0 으로 표기된 변수명이 event 인 경우
  - time*event(1, 2); 중도절단이 1, 2 으로 표기된 변수명이 event 인 경우

• STRATA : 집단간 생존곡선 비교검정 결과 출력

3 비례위험모형

발생시간자료에 대한 회귀모형으로, 사건의 순간 발생률인 위험률을 반응변수로 하고, 사건발생과 관련된 여러 변수를 설명변수로 하여 모형화하는 방법이다.

1) 콕스 비례위험모형

Cox가 1972년 제안한 준모수적 방법으로 콕스 비례위험모형(Cox proportional hazard model)이라 부른다. 비례위험모형의 큰 특징은 생존시간과 설명변수의 관계가 위험함수를 통해서 표현된다는 것이다.

$$h(t,x) = h_0(t)\exp(\beta_1 x_1 + \beta_2 x_2 + \cdots + \beta_k x_k)$$

여기서, $h(t,x)$는 t시점에서 k개의 설명변수가 $x_1, x_2, \cdots, x_k$일 때 위험함수이고, $h_0(t)$는 기저위험함수(baseline hazard function)로 모든 설명변수의 값이 0일 때의 위험함수이다. 본 모형의 비모수적(nonparametric) 부분인 기저위험함수와 모수적(parametric) 부분인 설명변수 관계식의 곱으로 이루어져서 준모수적 방법이라 일컫는다.

예를 들어, 치료법 1, 2를 구분하는 설명변수 x가 있을 때, 두 치료법의 사건발생 위험비는 다음과 같다.

$$\frac{h(t;x=1)}{h(t;x=2)} = \frac{h_0(t)\exp(\beta(x=1))}{h_0(t)\exp(\beta(x=2))} = \exp\{\beta((x=1)-(x=2))\}$$

위 식을 보면, 위험비는 시간을 나타내는 t에 영향을 받지 않고, $\exp(\beta)$로 항상 일정하다는 것을 알 수 있다. 즉, 두 치료법별 사건발생 위험률의 비는 1달 시점이나 1년 시점이나 언제나 동일하다는 기본 가정이 존재함을 알 수 있다. 이러한 성질 때문에 비례위험모형이라 하는 것이다.

비례위험모형은 일반화선형모형의 한 형태로, 로그변환을 통해 기저함수와 설명변수들의 선형모형식으로 나타낼 수 있으며, 부분우도(Partial likelihood)방법으로 모수추정이 가능하다.

$$\log h(t,x) = \log h_0(t) + \beta_1 x_1 + \beta_2 x_2 + \cdots + \beta_k x_k$$

비례위험모형을 사용하면, 생존함수 추정법과 달리 설명변수의 형태로 여러 공변량을 동시에 고려할 수 있으며, 시간에 따라 바뀌는 공변량(time-dependent variable)을 포함시킬 수 있고, 여러 변수 중에서 자료에 가장 적합한 변수들을 선택하는 방법들(전진, 후진, 단계)의 적용도 가능하다. 전체적인 모형의 적합성 검정 및 개별 회귀계수에 대한 검정도 가능하다는 특징이 있다.

콕스비례위험모형의 설명변수 x개수는 반응변수 y의 사건발생건수(EPV, events per predictor variable)에 결정된다. 선행연구의 시뮬레이션 결과에 따르면, 콕스비례위험모형에서 EPV는 최소 10~16개가 적절하며, 예측을 위한 모형적합인 경우에는 20개 이상의 EPV가 있어야 한다(3).

2) 비례위험가정 검토

비례위험가정은 시간에 따라 공변량의 효과가 고정됨을 가정하는 것으로 (1) $\log(-\log S(t))$ 그래프 검사방법과 (2) 콜모고로프유형 상한 검정(Kolmogorov-type supremum test)을 통해 검토한다.

$\log(-\log S(t))$ 그래프는 세로축에 $\log(-\log S(t))$, 즉 $\log H(t)$이고 가로축이 $\log(t)$인 그래프이다. 공변량의 항목에 따라 그려진 그래프가 교차하지 않고 독립적으로 동일한 추세를 보이는 경우 비례위험가정을 만족하고 있다고 판단한다.

〈SAS에서 그래프 출력방법〉

```
ods graphics on;
PROC LIFETEST DATA=데이터셋 PLOTS=LLS;
   CLASS 설명변수;
   TIME time*event(0);
   STRATA 설명변수;
RUN;
```

연속형 또는 범주형 설명변수에 대해 콜모고로프유형 상한 검정의 p값이 0.05보다 작으면, 해당 설명변수에 대한 비례위험가정은 위배되었다고 판정한다.

```
<SAS에서 Kolmogorov-type supremum test 실행 방법>
ods graphics on;
PROC PHREG DATA=데이터셋;
   MODEL time*event(0)=설명변수들;
   ASSESS VAR=(설명변수들) PH / RESAMPLE SEED=초기값;
RUN;
```

비례위험모형의 가정이 위배된다면 이를 공변량의 효과가 시간에 따라 변하는 함수 형태임을 의미한다. 따라서 이러한 공변량은 시간의존변수(time dependent variable)로 포함하거나, 층화 비례위험모형 등 다른 형태의 모형을 고려해야 한다. 이와 관련한 내용은 교과서 Survival Analysis: A Self-Learning Text, 3rd edition을 참고할 수 있다.

3) SAS 명령어

```
PROC PHREG DATA=데이터셋;
   CLASS 변수명<옵션>/<전체적인 옵션> ;
   TIME 시간변수*중도절단변수(중도절단값)=설명변수들/옵션들;
RUN;

• MODEL 표현
  - time*death(0)=x1 x2 x3; 관측시간 변수명이 time 이고, 중도절단이 0 으로 표기된 변
    수명이 death 이고, 설명변수가 x1, x2, x3 인 경우

• MODEL/옵션들
  - SELECTION=FORWARD/BACKWARD/STEPWISE: 변수선택
  - RISKLIMITS: 위험비(hazard ratio)의 신뢰구간 출력
```

4 통계 분석 실습

1) 카플란 마이어 생존함수 추정 및 로그순위 비교

췌장암 환자에게 적용하는 두 가지 대표적인 항암치료법의 효과를 파악하고 비교하기

위해, 총 26명을 선출하였고, 임의로 13명씩 나누어 치료법 1과 2를 시행하였다. 관심 있는 반응변수는 '치료종료 후 사망까지 걸린 시간'으로 최대 40개월을 추적하였다. 추적기간 동안 연구대상자의 일부는 연락이 되지 않거나 연구 참여를 중단하는 등 중도탈락 하였다. 또한 추적기간 동안 사망하지 않은 경우에는 연구종료에 의해 중도절단 되었다.

분석 자료는 4개의 변수로 수집되었다. ID는 대상자 26명의 식별자이고, Group은 임의로 할당된 치료법의 구분자로 1이면 치료법 1이 적용되었고, 2이면 치료법 2가 적용되었음을 나타낸다. Time To Event는 치료법 적용 후 사망 또는 중도절단까지 관찰된 시간으로 단위는 개월이다. Death는 관심 사건인 사망여부를 나타내는 변수로 1이면 사망, 0이면 생존을 의미한다. 예를 들어, ID가 1인 환자는 치료법 1을 적용받은 환자로 치료 후 2개월 시점에 사망하였고, ID가 4인 환자는 치료법 2를 받고 14개월까지는 생존하고 있음이 확인되었지만, 그 이후에는 확인이 불가능한 상태로 중도절단된 경우이다.

ID	Group	TimeToEvent	Death
1	1	2	1
2	1	3	1
3	1	5	1
4	2	14	0
5	1	14	1
6	1	14	0
7	2	15	1

[그림 5-7] 췌장암 치료법 자료(KMdata)

두 치료법의 카플란 마이어 추정량은 SAS의 LIFETEST 프로시저를 이용하여 다음과 같이 구할 수 있다.

```
PROC LIFETEST DATA=KMdata METHOD=km PLOT=s(atrisk cl test);
TIME TimeToEvent*Death(0);
STRATA Group/TEST=logrank;
RUN;
```

누적한계추정법을 통해 추정된 생존율은 다음과 같이 표현된다. 생존율 추정치 테이블은 왼쪽부터 시점(Time To Event), 생존분포의 추정치(Survival), 사망률(Failure), 생존함수에 대한 표준오차(Survival Standard Error), 누적사망자수(Number Failed), 생존자수(Number Left)를 나타내는 열로, 자료값이 존재하는 시점별로 추정값을 제시한다. 그 다음에는 환자의 75%, 50%, 25%가 사망하는 시점에 대한 추정값과 그의 95% 신뢰구간에 대한 결과로, 본 분석 자료에서 치료법 1을 받은 췌장암 환자의 50%가 생존하는 시간(median survival time)은 21개월임을 알 수 있다. 그 다음의 mean과 standard error는 평균생존시간의 추정치와 표준오차이다. 그러나 이 값은 중도절단이 많거나 최종 생존자가 중도 절단된 경우에는 편차가 커서 좋지 않은 추정값이라 알려져 있다(4). 따라서 중도절단이 있을 때는 중심의 척도로서 중앙생존시간을 사용하는 것이 좋다. 그 다음은 치료법 1, 2가 적용된 집단별로 환자 수와 중도절단된 수 및 그 비중을 요약표로 제시하고 있다.

The LIFETEST Procedure

Stratum 1: Group = 1

Product-Limit Survival Estimates							
TimeToEvent		Survival	Failure	Survival Standard Error	Number Failed	Number Left
0.0000		1.0000	0	0	0	13
2.0000		0.9231	0.0769	0.0739	1	12
3.0000		0.8462	0.1538	0.1001	2	11
5.0000		0.7692	0.2308	0.1169	3	10
8.0000		0.6923	0.3077	0.1280	4	9
11.0000		0.6154	0.3846	0.1349	5	8
14.0000		0.5385	0.4615	0.1383	6	7
14.0000	*	.	.	.	6	6
15.0000	*	.	.	.	6	5
21.0000		0.4308	0.5692	0.1467	7	4
26.0000	*	.	.	.	7	3
28.0000	*	.	.	.	7	2
34.0000	*	.	.	.	7	1
36.0000	*	.	.	.	7	0

Note: The marked survival times are censored observations.

Summary Statistics for Time Variable TimeToEvent

Quartile Estimates				
		95% Confidence Interval		
Percent	Point Estimate	Transform	[Lower	Upper)
75	.	LOGLOG	14.0000	.
50	21.0000	LOGLOG	5.0000	.
25	8.0000	LOGLOG	2.0000	21.0000

Mean	Standard Error
14.6154	2.2435

The LIFETEST Procedure

Summary of the Number of Censored and Uncensored Values					
Stratum	Group	Total	Failed	Censored	Percent Censored
1	1	13	7	6	46.15
2	2	13	5	8	61.54
Total		26	12	14	53.85

두 집단의 동질성 가설에 대한 로그-순위 검정통계량은 1.1172이고 이에 대한 유의확률은 0.2905로 귀무가설은 기각되지 않는다. 따라서 두 치료법의 생존함수는 유의한 차이를 보이지 않는다.

Testing Homogeneity of Survival Curves for TimeToEvent over Strata

Rank Statistics	
Group	Log-Rank
1	1.7930
2	-1.7930

Covariance Matrix for the Log-Rank Statistics		
Group	1	2
1	2.87768	-2.87768
2	-2.87768	2.87768

Test of Equality over Strata			
Test	Chi-Square	DF	Pr > Chi-Square
Log-Rank	1.1172	1	0.2905

[그림 5-8]은 치료법별로 누적한계추정치를 나타내는 것으로, 두 그래프는 교차하지 않고 있지만 95% 신뢰구간이 겹쳐서 두 집단의 생존율에 차이가 없다고 해석되며, 이는 로그-순위 검정결과와 동일한 결과라 할 수 있다.

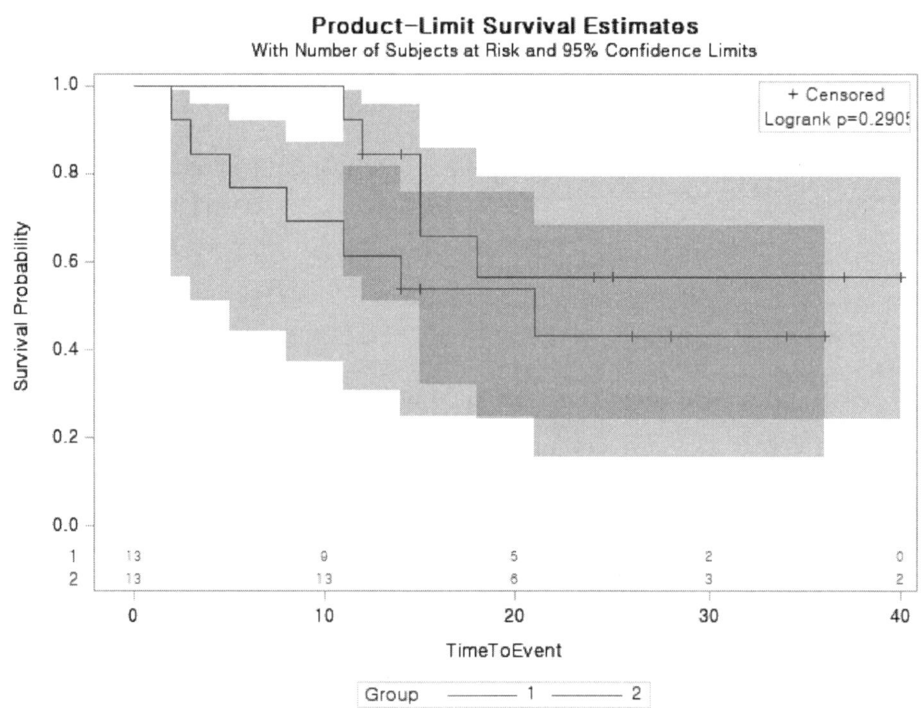

[그림 5-8] 카플란 마이어 생존함수 그래프

최종적으로 췌장암 환자에게 적용하는 두 가지 대표적인 항암치료의 효과를 26명의 환자에게 적용하여 추정한 결과에는 유의한 차이가 없다고 결론지을 수 있다.

2) 콕스비례위험모형

우리나라 성인에서 고혈압질환 여부가 심혈관질환 발생시간에 영향을 주는지 알고자 한다. 이를 위해 특정 기간에 국가일반건강검진을 받은 사람 중 심혈관질환 발생경험이 없는 1,055명의 연령군, 성별, 체중, 흡연상태, 고혈압질환 여부에 대한 자료를 검진결과 지료에서 추출하였다. 건강검진 이후 심혈관질환이 발생하는지를 8년 동안 후향적으로 추적관찰 하였다.

ID	CV_EVENT	CV_TIME	HYPERTENSION	AGEGR	SEX	WEIGHT	SMOKE
1	0	7.97	1	3	1	87	3
2	1	1.19	1	9	1	52	1
3	0	7.93	0	3	1	79	2
4	0	7.81	1	1	1	69	3
5	1	4.39	1	8	1	73	3
6	1	1.79	0	6	1	75	3
7	0	7.84	0	6	1	84	3
8	0	7.83	0	1	1	78	3
9	0	6.99	0	3	1	60	1
10	1	1.17	0	10	2	57	1
11	0	7.97	0	1	1	53	3

[그림 5-9] 심혈관질환 발생자료(CPHdata)

여기서, ID는 대상자식별자이고, CV_EVENT는 건강검진 이후 심혈관질환이 발생하였는지를 나타내는 변수로 '1'이면 심혈관질환이 발생하였음을 의미하고 '0'이면 심혈관질환이 발생하지 않았음을 의미한다. 즉, 추적기간동안 심혈관질환이 발생하지 않은 경우는 중도절단된 것이다. CV_TIME은 추적기간으로 심혈관질환이 발생한 경우에는 국가일반건강검진 이후 첫 번째 심혈관질환 발생까지 걸린 시간(년)을 나타낸다. HYPERTENSION은 고혈압질환 여부를 나타내는 변수로 고혈압상태이면 '1', 아니면 '0'으로 코딩되었다. AGEGR는 연령군(1=20−24세, 2=25−29세, …, 14=85세 이상), SEX는 성별(1=남, 2=여), WEIGHT는 체중(kg), SMOKE는 현재흡연상태(1=피우지 않는다, 2=과거에 피웠으나 지금은 끊었나, 3=현재도 피운다)를 나타내는 변수이다. 예를 들어, ID가 2인 분석대상자는 60−64세, 몸무게 52kg 남성으로 건강검진을 받은 이후 1.19년 시점에서 심혈관질환 발생을 경험한 경우이다.

고혈압질환 여부와 다른 공변량이 심혈관질환 발생시간에 영향을 주는지 콕스비례위험모형을 이용하여 검증하기 위해 SAS의 PHREG 프로시저를 이용하여 다음과 같이 구할 수 있다.

```
PROC PHREG DATA=d.CPHdata;
CLASS AGEGR(param=ref ref='1') SEX(param=ref ref='1')
      SMOKE(param=ref ref='1');
MODEL CV_TIME*CV_EVENT(0)=HYPERTENSION AGEGR SEX WEIGHT
SMOKE/risklimits;
RUN;
```

공변량 중 명목형 변수인 AGEGR, SEX, SMOKE의 경우에는 CLASS 명령을 통해 참조범주를 지정해야 주어야 한다. 본 분석에서는 연령군 20-24세, 남성, 흡연경험이 없는 경우를 참조 값으로 지정하였다. 중도절단 여부를 확인할 수 있는 변수는 CV_EVENT로 0의 값을 갖는 경우 관심사건이 발생하지 않고 추적이 중단된 중도절단을 나타낸다.

다음은 분석결과로, 1,055명 대상자의 자료에서 심혈관질환 발생은 406명에서 조사되었고, 나머지 649명은 중도절단 되었고 그 비율은 61.52%라고 요약테이블을 제시한다. 그 다음은 모형적합 통계량으로 −2 LOG L, AIC, SBC 이고, 그 아래에는 모든 회귀계수가 0이라는 가설에 대한 검정통계량인 우도비검정, 스코어검정, 왈드 검정통계량과 유의확률이다. 유의확률이 0.05보다 작으므로 적어도 하나의 설병변수는 의미가 있다는 것을 알 수 있다. 설명변수들의 회귀계수에 대한 검정결과를 보면 HYPERTENSION, AGEGR, SEX, WEIGHT의 추정치가 유의한 것을 알 수 있다.

Summary of the Number of Event and Censored Values			
Total	Event	Censored	Percent Censored
1055	406	649	61.52

Convergence Status
Convergence criterion (GCONV=1E-8) satisfied.

Model Fit Statistics		
Criterion	Without Covariates	With Covariates
-2 LOG L	5423.308	5107.010
AIC	5423.308	5143.010
SBC	5423.308	5215.124

Testing Global Null Hypothesis: BETA=0			
Test	Chi-Square	DF	Pr > ChiSq
Likelihood Ratio	316.2982	18	<.0001
Score	390.1193	18	<.0001
Wald	317.1910	18	<.0001

Type 3 Tests			
Effect	DF	Wald Chi-Square	Pr > ChiSq
HYPERTENSION	1	66.0327	<.0001
AGEGR	13	167.4367	<.0001
SEX	1	6.7135	0.0096
WEIGHT	1	28.9152	<.0001
SMOKE	2	2.4083	0.3000

각 설명변수의 회귀계수 추정치와 지수변환을 통한 위험비 추정치는 다음 결과에서 확인할 수 있다. 주요 설명변수인 HYPERTENSION의 회귀계수는 0.8883으로 유의수준 5%에서 유의하다(P값=<0.0001). 즉, 고혈압이 있는 경우 심혈관질환 발생 위험에 유의한 영향을 미친다고 해석된다. 영향력의 크기는 다른 공변량(연령, 성별, 체중, 흡연상태)의 조건이 동일한 경우, 고혈압이 없는 사람에 비해 있는 사람에서 심혈관질환 발생 위험이 추적기간 동안 2.43배(95% 신뢰구간 1.96 - 3.01) 높다고 해석된다. 다른 조건이 동일할 때, 건강검진시의 연령이 20-24세인 경우에 비해 45세 이상인 군에서 심혈관질환 발생 위험에 유의한 차이가 있으며, 남성에 비해 여성에서 위험비가 유의하게 높음을 알 수 있다(위험비 1.41, 95% 신뢰구간 1.09 - 1.82). 건강검진 시 체중이 1kg 높은 경우 다른 조건이 동일한 사람에 비해 심혈관질환 발생위험이 1.03배 높음을 알 수 있다. 다른 조건이 동일한 상태에서 흡연에 대한 상태는 심혈관질환 발생위험에 유의한 영향을 미치지 않는다고 분석되었다(P값=0.3000).

Analysis of Maximum Likelihood Estimates										
Parameter		DF	Parameter Estimate	Standard Error	Chi-Square	Pr > ChiSq	Hazard Ratio	95% Hazard Ratio Confidence Limits		Label
HYPERTENSION		1	0.88831	0.10932	66.0327	<.0001	2.431	1.962	3.012	
AGEGR	2	1	-0.07518	0.41039	0.0336	0.8546	0.928	0.415	2.073	AGEGR 2
AGEGR	3	1	0.02751	0.39352	0.0049	0.9443	1.028	0.475	2.223	AGEGR 3
AGEGR	4	1	0.45997	0.38851	1.4017	0.2364	1.584	0.740	3.392	AGEGR 4
AGEGR	5	1	0.69122	0.36278	3.6304	0.0567	1.996	0.980	4.064	AGEGR 5
AGEGR	6	1	1.16619	0.35990	10.4996	0.0012	3.210	1.585	6.499	AGEGR 6
AGEGR	7	1	1.21947	0.36210	11.3418	0.0008	3.385	1.665	6.884	AGEGR 7
AGEGR	8	1	1.92906	0.36793	27.4898	<.0001	6.883	3.347	14.157	AGEGR 8
AGEGR	9	1	1.84637	0.36443	25.6696	<.0001	6.337	3.102	12.944	AGEGR 9
AGEGR	10	1	1.75788	0.38452	20.8994	<.0001	5.800	2.730	12.324	AGEGR 10
AGEGR	11	1	2.32707	0.38891	35.8041	<.0001	10.248	4.782	21.962	AGEGR 11
AGEGR	12	1	2.31131	0.78683	8.6290	0.0033	10.088	2.158	47.156	AGEGR 12
AGEGR	13	1	1.60236	1.05676	2.2991	0.1294	4.965	0.626	39.393	AGEGR 13
AGEGR	14	1	2.70341	0.78972	11.7185	0.0006	14.931	3.176	70.193	AGEGR 14
SEX	2	1	0.34040	0.13137	6.7135	0.0096	1.406	1.086	1.818	SEX 2
WEIGHT		1	0.02742	0.00510	28.9152	<.0001	1.028	1.018	1.038	
SMOKE	2	1	-0.33502	0.27699	1.4629	0.2265	0.715	0.416	1.231	SMOKE 2
SMOKE	3	1	-0.16645	0.13460	1.5292	0.2162	0.847	0.650	1.102	SMOKE 3

위의 콕스비례위험모형 적용 결과의 적절성을 확인하기 위해 주요 설명변수인 HYPERTENSION 변수의 비례성 가정을 $\log(-\log S(t))$ 그래프를 통해 검토하였다.

```
PROC LIFETEST DATA=d.CPHdata PLOTS=(LLS);
   TIME CV_TIME*CV_EVENT(0);
   STRATA HYPERTENSION;
RUN;
```

고혈압여부에 따라 집단을 나누고 시간에 따른 $\log(-\log S(t))$의 그래프를 그렸을 때 평행하게 위치하는 것을 볼 수 있다. 따라서 콕스비례위험모형을 적용하여 고혈압질환 여부가 심혈관질환 발생시간에 미치는 영향력에 대한 추정이 적절하다 판단할 수 있다.

1,055명의 건강검진 자료에 콕스비례위험모형을 적용하여 분석한 결과, 건강검진시 고혈압 질환이 있는 경우의 심혈관질환 발생위험은 다른 공변량의 상태는 동일하고 고혈압 질환이 없는 경우에 비해 2.43배 높은 것으로 해석할 수 있다.

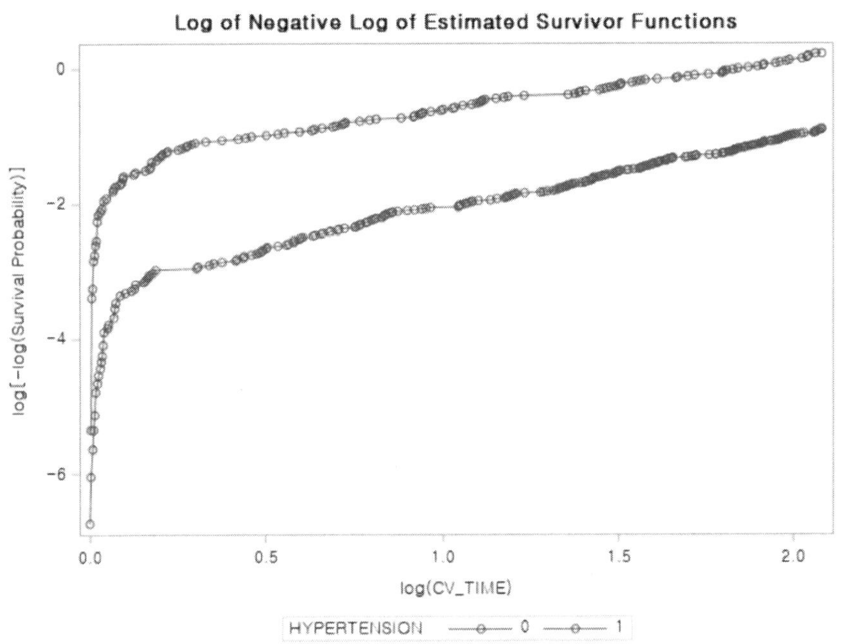

[그림 5-10] 비례위험가정 검토를 위한 그래프

참고문헌 및 더 읽을거리

1. Wang P, Li Y, Reddy CK. Machine Learning for Survival Analysis: A Survey. ACM Comput Surv. 2019;51(6):Article 110.
2. David GK, Mitchel K. Survival analysis: a Self-Learning text (Vol. 3): Spinger; 2012.
3. Vittinghoff E, McCulloch CE. Relaxing the rule of ten events per variable in logistic and Cox regression. American journal of epidemiology. 2007 Mar 15;165(6):710-8.
4. 이재원, 박미라, 유한나. 생명과학연구를 위한 통계적방법: 자유아카데미; 2006.
5. 김양진. 생존분석. 자유아카데미; 2013.

PART

Ⅵ

보건의료 분야 네트워크 분석 (Network analysis)

PART Ⅵ

보건의료 분야 네트워크 분석 (Network analysis)

1 개요

1) 네트워크 분석

(1) 기본 개념

① 네트워크

네트워크(network)의 사전적 정의는 그물처럼 얽혀있는 망이다. 과학 분야에서 네트워크란, 상호 연결되어 있거나 상호 관련된 체인, 그룹, 또는 시스템을 의미한다. 또한 네트워크는 현실에 존재하는 다양한 현상을 노드(node)와 링크(link)로 모델링하여 특성을 분석할 수 있도록 구조적으로 표현하는 방법을 뜻하기도 한다(23). 현재 네트워크는 이전보다 그 의미가 확장되어 교통시설 및 도로망과 같은 교통 네트워크, 생물학적 구성 요소로서 신경계 네트워크와 유전자 네트워크, 정치 및 사람 간의 관계 네트워크, 소셜네트워크, 위키백과와 같은 정보네트워크, 컴퓨터 통신망 네트워크 등 여러 분야에 걸쳐 다양하게 사용되고 있으며 현실 세계와 현재 우리의 삶에 존재하는 복잡한 형태와 패턴에 대한 이해를 제공한다.

이처럼 다양한 네트워크를 탐구하여 네트워크를 구성하는 개체들의 구성 및 유형의 정보를 구조적으로 분석하고 과학적으로 표현하는 방법론적 학문이 '네트워크 과학(network science)'이다. 오늘날 네트워크 과학은 다양한 영역과 주제에서 활용되고 있으며 학문별로 네트워크를 이루고 있는 구조적 속성에 따라 지식네트워크, 인적 네트워크, 복잡계 네트워크 등으로 구분할 수 있으며 응용 분야별로 각 네트워크에 대한 접근과 인식의 차이가 존재한다(24).

'네트워크 과학'에서 네트워크는 연결들의 집합으로 볼 수 있으며 구성 요소는 개체인 노드(node)와 노드 간 연결 관계를 나타내는 링크(link)이다. 즉, 네트워크는 노드와 링크 사이의 연결들의 집합이라 말할 수 있다. 네트워크의 또 다른 정의는 노드라는 상호 연결된 개체의 집합과 링크라는 연결에 대한 간단한 설명(16) 또는 현실 세계의 각종 시스템을 노드(node)와 링크(link)로 표현하는 모델링 방법이라 할 수 있다(21).

보건의료 분야에서 네트워크 분석은 건강에 대한 생태학적 모델(ecological-model)의 제시와 함께 이를 규명하고 분석하고자 하는 시도에서 시작되었다. 생태학적 모델은 2001년 미국 국립보건원 (National Institutes of Health)이 건강의 생태학적, 다차원적 관점을 고려한 국가연구 의제를 제시하면서 건강에 대한 그룹, 네트워크, 지역 수준의 구조적 측면에 대한 이해와 접근에 대한 필요성이 대두되었다. 네트워크 분석은 공공보건(public health)에서 건강의 구조적 및 관계적 측면을 설명, 탐색 및 이해하는 데 고유하게 적합한 접근 방식이었으며, 이후 이를 활용하여 후천성면역결핍증후군(HIV/AIDS), 매독, 중증급성호흡기증후군(Severe Acute Respiratory Syndrome, SARS)과 같은 질병의 전파와 확산, 흡연 등 건강 위험행동과 주변 사람의 영향, 관계 등의 네트워크를 모델링하였다(4). 네트워크 분석을 공공보건에서 생태학적 질문에 답

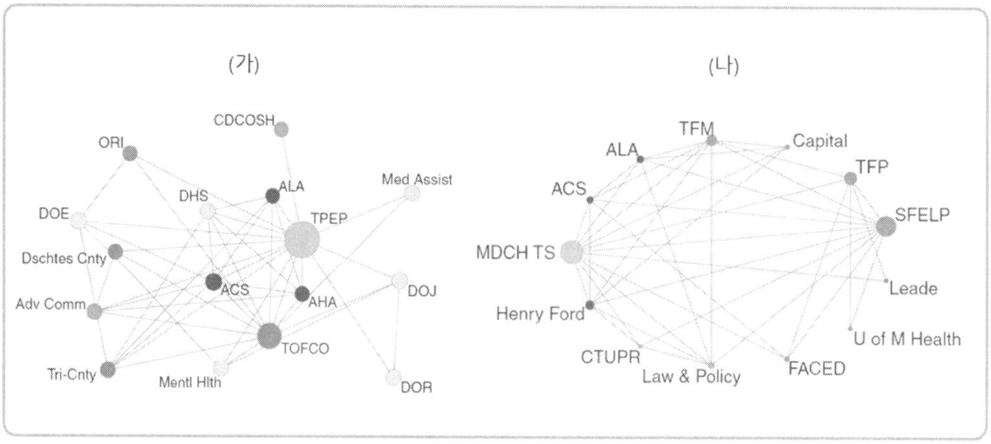

[그림 6-1] 오레곤주 담배 규제 프로그램의 주요 참여자 네트워크(가)와 담배 통제기관 네트워크(나)

자료: Douglas A et al, 2007

할 수 있는 방법론적 도구이자 이론적 패러다임으로 보게 된 것이다(4). 공공보건에서 주로 연구하는 네트워크 분석 분야는 질병의 전파와 관련된 전파네트워크(transmission networks), 사회자본과 건강과의 관계를 살펴보는 사회네트워크(social networks), 공공보건시스템과 관련된 조직네트워크(organizational networks) 등이다.

② 네트워크의 구성 요소

노드(node)는 네트워크의 구성 요소로서 상호 고유한 속성을 갖는 행위자를 나타낸다(24). 예를 들어 사람, 도시, 세포, 컴퓨터, 웹사이트 등 모든 종류의 개체를 나타낼 수 있다. 분야에 따라 노드를 vertex, 꼭지점, 정점이라고 하기도 한다(16).

링크(link)는 노드들 간의 연결 관계를 나타내며 사회적, 물리적, 지리적 개념, 화학, 생물학적 관계 등 다양한 상호작용에 해당할 수 있다. 예를 들어, 사람들 사이의 상호작용, 인터넷과 컴퓨터 간 패킷, 뉴런 사이 시냅스 등 개체들 사이의 관계 또는 상호작용을 나타낸다. 링크(link)는 간선, 변이, tie라고 하기도 하며 그래프 이론에서 링크를 엣지(edge)라고 한다(16). 이 장에서 네트워크 분석은 그래프 이론에 기초를 두고 있으므로 분석과 실습에서 엣지(edge)로 용어를 사용하고자 한다.

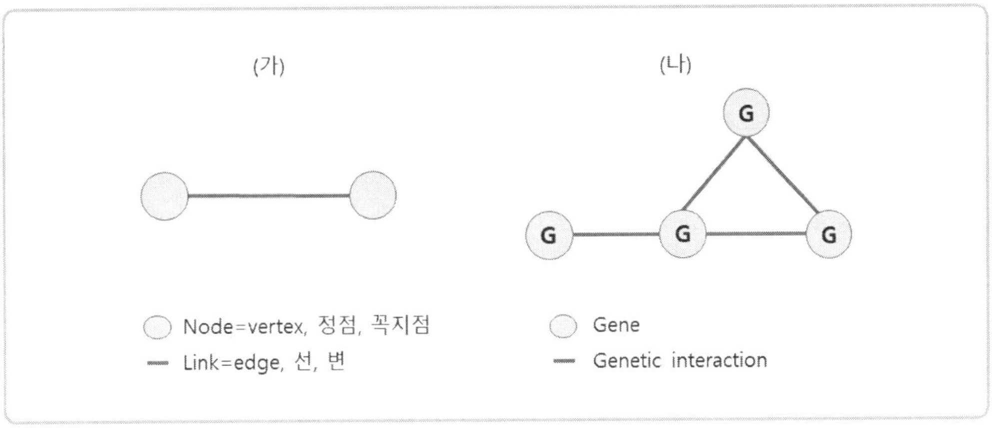

[그림 6-2] 노드와 링크

노드와 링크 집합을 통해 현실에 존재하는 다양한 현상을 모델링하여 분석과 이해가 가능한 구조로 나타낼 수 있다. 예를 들면, 뉴런을 노드로 설정하여 시냅스라는 연결 관계인 링크를 통해 신경 네트워크를 구조화할 수 있으며, 단백질을 노드로 설정하고 단백질 상호작용을 링크로 나타내 단백질 네트워크를 보여줄 수 있다. 이 외에도 노드인 분자화합물과 링크인 대사를 통해 대사반응(metabolic reaction)을 구조화할 수 있다. 이 외에도 노드인 전기부품과 링크인 전선을 통해 전기회로를 구현할 수 있다.

③ 네트워크 분석의 기원

다양한 네트워크 현상을 노드와 링크로 구조화하여 관계를 분석하고 종합적인 이해를 구성하는 과정을 네트워크 분석이라 한다. 네트워크 분석은 개체의 속성이 아닌 관계에 초점을 둔다. 따라서 네트워크를 이루는 각 개체의 개별적인 속성이 아닌 개체 간의 관계가 분석 대상이 된다.

네트워크 분석의 기원은 1736년 스위스 수학자인 레온하르드 오일러(Leonhard Euler, 1707-1783)가 "쾨니히스베르크의 다리 건너기 문제"를 그래프 이론으로 해결하려고 했던 시도에서 시작하였다(그림 6-3).

이 문제는 임의의 7개 지점 중 하나의 지점에서 출발해 일곱 개의 다리를 한 번씩만 건너서 원래 위치로 돌아오는 방법을 찾는 것이었다. 결론적으로 이 문제의 답은 '없다'로 끝났는데, 오일러는 이 문제에 대해 다리의 각 꼭짓점에 연결된 변의 개수가 모두 짝수가 아니었기 때문이라고 증명했다. 변의 개수가 짝수여야 하는 이유는 '들어감-나감-들어감-나감'의 구조가 반복되어 나감으로 끝나야 다른 점으로 이동할 수 있고 마지막 도착점이기도 한 출발점은 들어감으로 끝나야 그 점에서 멈출 수 있기 때문이다. 변의 개수가 홀수인 경우 아무리 가짓수가 많아도 출발점이 '나감'이라면 '들어감'으로 끝나기 때문에 출발점으로 되돌아올 수 없게 되는 것이다.

이를 오일러 경로(Euler path)라고 하며, 주로 위상기하학이나 전산학 분야에서 주로 사용하는 문제 표현방식이기도 하다. 이후 오일러 경로는 1873년 독일의 수학자 칼 히어홀저(Carl Hierholzer)가 수학적으로 증명했다. 이 문제의 해답을 찾기 위한 연구들을 통해 그래프 이론이라는 수학의 한 분야가 탄생하게 되고 이후 그래프 이론은 20세기 들어서 헝가리 수학자인 폴 에르되시(Paul Erdos, 1913-1966)에 의해 무작위 그래프(random graph) 이론이 제시되면서 새롭게 조명되었다.

그래프 이론의 등장은 그래프 혹은 네트워크라는 것이 구조 안에 속성들을 가지고 있으며, 그 속성들이 우리의 능력을 제약하거나 향상시킬 수 있다는 메시지를 주었다. 즉, 노드와 링크 몇 개를 바꿈으로써 그것의 위상구조(topology)를 변화시키고 이제까지 해결할 수 없었던 문제들을 해결할 수 있다는 가능성을 던진 것이다. 문제나 현상을

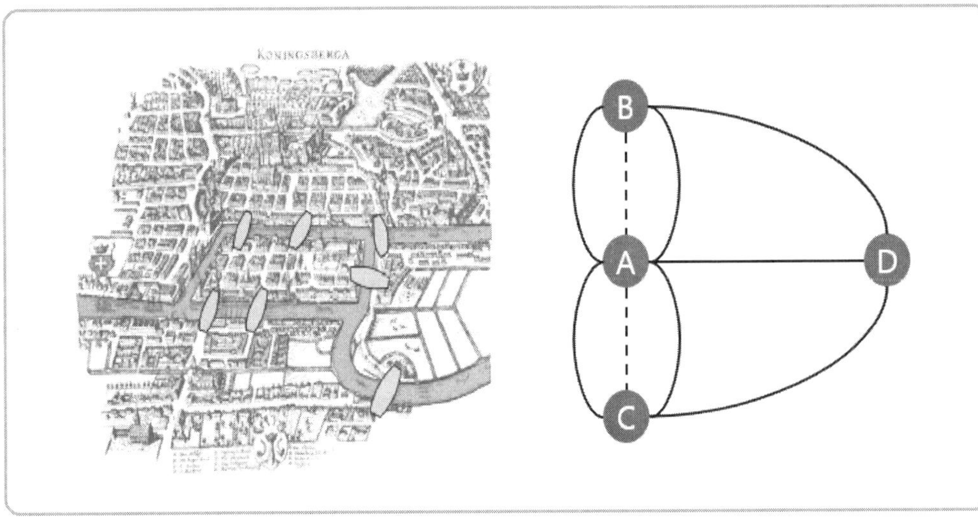

[그림 6-3] 쾨니히스베르크의 다리 건너기 문제

자료: http://upload.wikimedia.org/wikipedia/commons/5/5d/Konigsberg_bridges.png

노드와 링크의 집합으로 그래프로 나타내게 되면 보다 많은 정보를 시각과 단순화시킬 수 있고 기존과 다른 새로운 관점으로 현상을 살펴볼 수 있다. 따라서 그래프 이론은 복잡하게 연결되어 있는 구조와 시스템을 시각적으로 표현하여 분석함으로써 다양한 연결구주와 관계, 상호작용에 대한 과학적 접근을 가능하게 하였다. 초기 네트워크 연구가 고속도로망 네트워크, 기업교류 네트워크 등 기존에 존재하는 비교적 간단한 네트워크를 구조화하여 많은 시각적 정보를 얻을 수 있었다면, 현재의 네트워크 연구는 기술발전과 맞물려 더 많고 복잡한 데이터를 가진 인터넷, 수십만에서 수십억에 이르는 노드를 가지는 유전자 조절 네트워크까지 갈수록 그 연구 규모가 복잡하고 거대해지고 있다.

(2) 분석 이론

그래프 이론의 개념을 그대로 적용한 것이 네트워크 이론이므로 네트워크는 그래프이며 선 또는 화살표로 결합한 노드 집합으로 볼 수 있다. 네트워크에서 사용하는 용어를 그래프 용어로 사용하는 경우도 이 때문이다. 그래프에서 점(vertex)은 네트워크에서 노드(node), 행위자(actor)이며 그래프에서 선(edge)은 네트워크에서 링크(link), 관계(relation)이다. 명칭은 다르나 의미는 같으므로 용어를 혼용할 수 있고 엄격히 구별하지 않는다.

그래프의 정의는 다음과 같다. 그래프는 일련의 점(vertex, node, 정점, 꼭짓점)들의 집합 V와 선(edge, 간선, 변, tie)들의 집합 E로 구성된 구조이다. 이를 표현하면 아래와 같다. [그림 6-4]의 점(vertex)들의 집합 V는 점 A, B, C, D, E, F로 이루어져 있으며 점을 연결하는 선(edge)들의 집합 E는 e1, e2, e3, e4, e5, e6, e7 선으로 구성되어 있다.

- G=(V, E)
- V={A, B, C, D, E, F}
- E={(A, B), (A, E), (B, C), (B, E), (C, D), (D, E), (D, F)}
  ={e1, e2, e3, e4, e5, e6, e7}

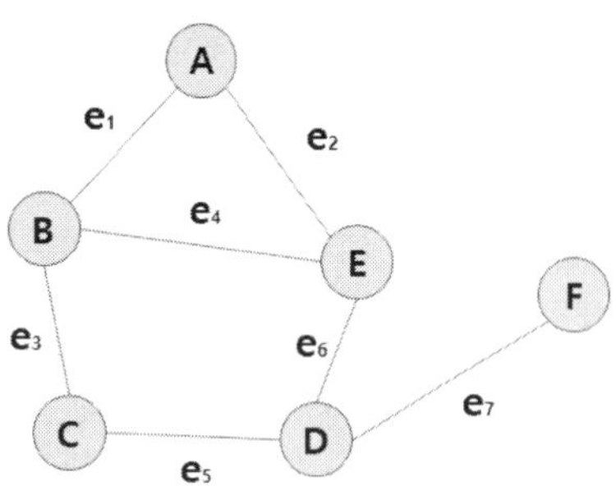

e1= (A,B)
e2= (A,E)
e3= (B,C)
e4= (B,E)
e5= (C,D)
e6= (D,E)
e7= (D,F)

	A	B	C	D	E	F
A	0	1	0	0	1	0
B	1	0	1	0	1	0
C	0	1	0	1	0	0
D	0	0	1	0	1	1
E	1	1	0	1	0	0
F	0	0	0	1	1	0

[그림 6-4] 그래프의 정의

그래프는 [그림 6-4]의 오른쪽처럼 행렬로 표현할 수 있다. 점(vertex)들 사이의 인접 연결 관계를 n×n형태인 인접행렬(adjacency)로 표현하며 점i와 점j 사이에 인접한 선이 있는 경우 행렬의 요소는 a(i, j)=1이다. 따라서 점과 점 사이에 인접한 선이 있는 경우 1, 인접한 선이 없는 경우 0으로 하여 다음과 같이 나타낼 수 있다. 이 외에도 그래프를 표현하는 방법에는 인접한 선이 존재하는 노드들만 표시한 노드 리스트(node list)와 전체 선의 리스트로 표현하는 엣지 리스트(edge list)가 있다(24). [그림 6-4]의 그래프를 노드 리스트와 엣지 리스트로 표현하면 다음과 같다(그림 6-5).

A	B	E	
B	A	C	E
C	B	D	
D	C	E	F
E	A	B	D
F	D	E	

Node list

A	B
A	E
B	C
B	E
C	D
D	E
D	F

Edge list

[그림 6-5] 노드 리스트와 엣지 리스트

그래프를 이해하는 기본 개념은 연결성(connectivity)과 인접성(adjacency)이다. 연결성(connectivity)은 모든 정점(노드) 사이에 경로가 존재하면 그래프가 '연결'되었다(connected)고 보며 이를 연결된 그래프(connected graph)라 한다. 또한 모든 정점(노드) 쌍이 연결되어 있다면 이는 완전연결 그래프(full connected graph)라 한다. 일부만 연결되어 있는 경우 부분연결 그래프(partially connected graph)라 한다. 만약, 모든 정점(노드) 사이에 경로가 존재하지 않는다면 이는 분리된 그래프라 한다(그림 6-6). 인접성(adjacency)은 두 정점(노드) 사이가 연결된 상태를 말한다. 예를 들어 [그림 6-6] 왼쪽 그래프에서 점 A와 B는 인접해있다고 볼 수 있으나, A와 F는 인접해있지 않다.

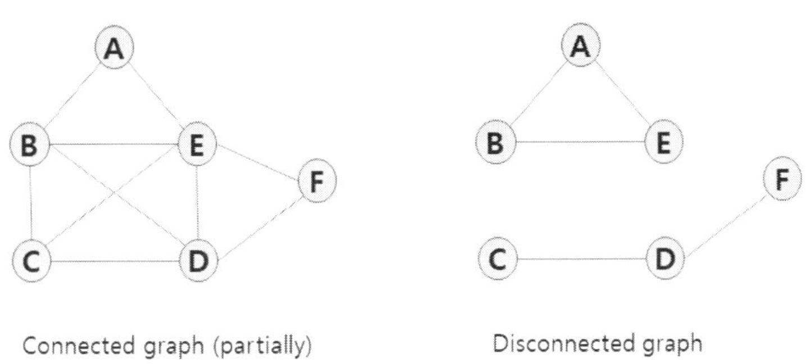

[그림 6-6] 그래프의 연결성

그래프는 연결 유형에 따라 구분할 수 있다(그림 6-7). 먼저 방향성 유무에 따라 그래프는 방향 그래프(directed graph), 무방향 그래프(undirected graph)로 구분할 수 있다. 예를 들어, [그림 6-7]의 방향그래프인 (나)의 경우, 그래프는 V={A, B, C, D, E, F}, E={(A, B), (A, E), (B, A), (C, B), (C, D), (E, B), (E, D), (D, F), (F, D)}로 표현한다. 또한 정도의 차이를 나타내기 위하여 가중치로 표현하는 경우가 있으며 가중치 여부에 따라 가중 그래프(valued graph), 이진 그래프(binary graph)로 구분할 수 있다.

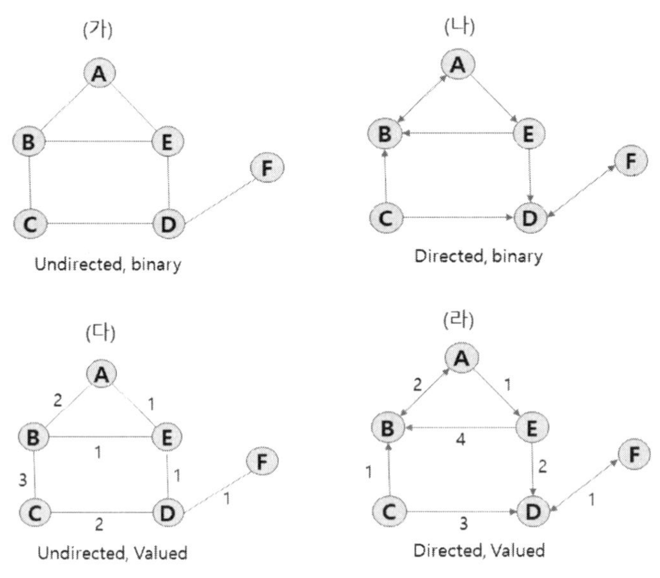

[그림 6-7] 그래프의 연결 유형

따라서 네트워크는 링크의 방향성 유무에 따라 방향 네트워크(directed network), 무방향 네트워크(undirected network)로 구분할 수 있으며 링크 가중치(weight)에 따라 가중 네트워크(valued network), 이진 네트워크(binary network)로 구분한다. 관계의 측면에서 볼 때, 무방향은 동일한 관계를 의미하며 방향은 동일하지 않은 관계이다. 예를 들어, 사회네트워크 분석에서 학생들의 호감도를 네트워크로 나타낸다면, 학생은 행위자로서 노드로 표현하며 학생들 간의 호감도는 엣지로 나타낸다. [그림 6-7]에서 방향-이진 그래프(directed, binary)의 경우, 학생A와 학생B는 서로에게 호감도를 가지고 있다.

그러나 학생A와 E의 경우, 학생A는 E에게 호감을 가지고 있지만 학생E는 A에게 호감을 가지고 있지 않다고 볼 수 있다. 호감도의 정도가 다름까지 고려하는 경우에는 호감도마다 가중치를 달리 주어 방향-가중 그래프(directed, valued) 형태로 표시할 수 있다.

네트워크는 분석대상에 따라 전체 네트워크(complete network)와 하위 네트워크(sub-network) 등이 있다. 하위 네트워크는 부분 네트워크라고도 하며 이와 관련된 개념으로 에고 네트워그, 컴포넌트(component), 파당(Clique) 등이 있다(그림 6-8). 에고 네트워크(ego network)는 하위 네트워크의 하나로 에고(ego)와 직접 연결되어 있는 주변 행위자들인 알터(alter)로 이루어져 있다. 사회네트워크는 이러한 에고 네트워크들의 집합으로 이루어져 있다. 따라서 사회네트워크 분석에서 에고 네트워크는 에고와 직접적인 연결 관계를 갖는 알터와의 관계를 분석함으로써, 개별 행위자(에고) 즉, 개인 수준에 대한 분석이 가능하다.

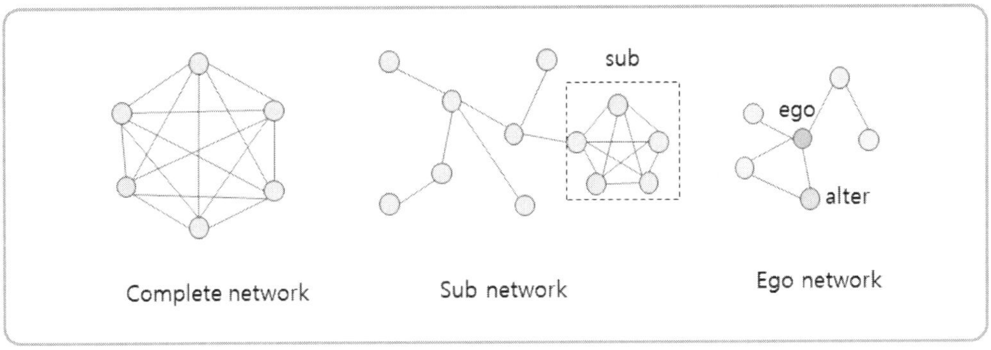

[그림 6-8] 대상에 따른 네트워크 유형

컴포넌트(component)는 연속된 연결고리를 통해 서로 연결된 노드들의 집합이다. 컴포넌트는 네트워크의 하위 네트워크 중 하나로 컴포넌트 안에서 모든 노드가 서로 최소 하나의 경로로 연결된다. 또한 컴포넌트 외부에 존재하는 노드에는 연결될 수 없다. 따라서 컴포넌트의 규모와 수를 파악하면, 전체 네트워크에서 정보 및 자원의 흐름과 제약에 대하여 알 수 있다(18). 컴포넌트는 무방향 그래프에서 연결컴포넌트 또는 연결요소(connected component)라 한다. [그림 6-9]에서 왼쪽과 같은 형태의 그래프가 있다고 한다면, 해당 그래프는 A 연결요소와 B 연결요소를 가지고 있어 총 2개의 연결요소로 구성된다. 방향 네트워크에서는 방향의 유무에 따라 강한 컴포넌트(strong component), 약한 컴포넌트(weak component)로 구분할 수 있다. 강한 컴포넌트는 일정한 방향으로 정보, 자원이 자유롭게 흐를 수 있는 집합이다. 반면, 약한 컴포넌트는 방향을 무시하며 연결 관계만 존재하는 집합이다(18).

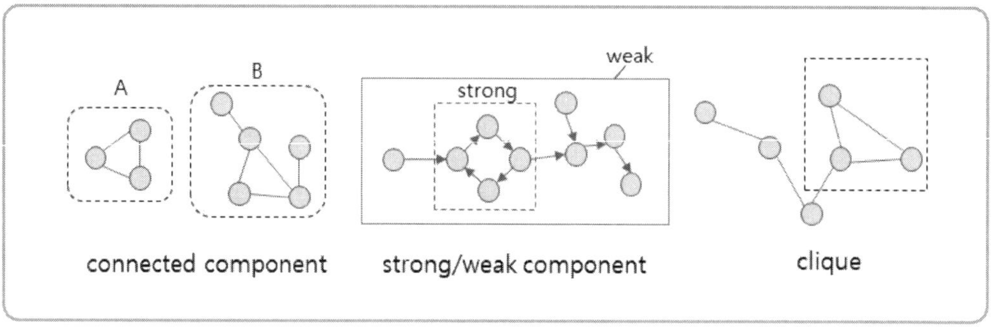

[그림 6-9] 하위 네트워크 유형

파당(Clique)은 파벌이라고도 하며 네트워크의 하위집단 중 가장 많은 노드들이 연결된 최대 완전 부분 그래프(maximal complete subgraph)를 말한다. 파당은 세 개 이상의 노드로 구성되어야 하며 모든 노드 쌍은 서로 직접 연결되어 있어야 한다. 파당 분석(Clique Analysis)은 높은 연결 정도를 가지고 있는 노드들을 같은 하위집단으로 분류하는 분석방법이다(23).

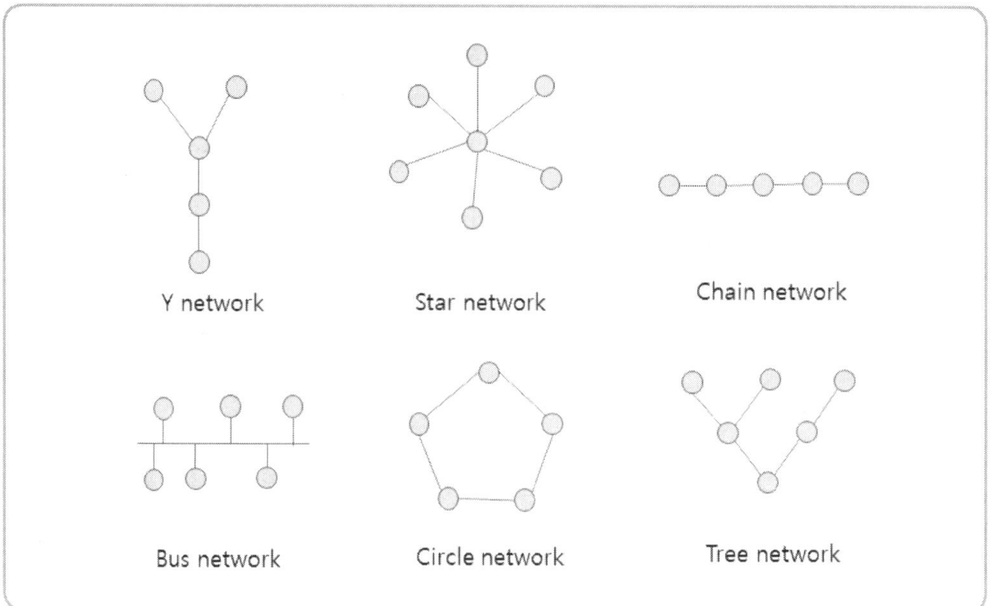

[그림 6-10] 관계에 따른 네트워크 유형

관계에 따른 네트워크 유형도 있다(그림 6-10). 관계에 따라 Y형, 스타형 등 다양한 모양을 보여준다. 주로 커뮤니케이션 네트워크에서 의사소통의 흐름 등을 파악할 때 사용한다.

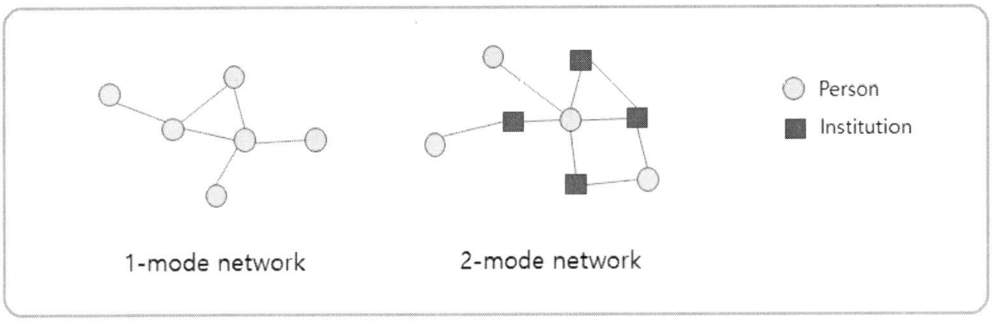

[그림 6-11] 속성에 따른 네트워크 유형

속성에 따라 네트워크 유형을 구분할 수 있다(그림 6-11). 일원모드(1-mode) 네트워크는 동일한 노드의 연결로 구성된 네트워크이다. 예를 들어 사람과 사람 간의 관계, 기관과 기관의 연결이 해당한다. 이원모드(2-mode)는 각기 다른 노드 간 연결이 나타나는 네트워크이다. 예를 들어 사람과 기관, 사람과 사건(event) 등의 연결로 볼 수 있다. 이 외 다양한 구분기준과 유형에 따른 네트워크 유형이 존재한다(표 6-1, 6-2).

[표 6-1] 다양한 기준에 따른 네트워크 유형 분류

분류 기준	네트워크 유형
방향성	방향 네트워크(directed network) / 무방향 네트워크(undirected network)
가중치 유무	가중 네트워크(valued network) / 이진 네트워크(binary network)
분석 초점	완전 네트워크(complete network) / 하위 네트워크(sub-network)
모양	스타형, Y형, 체인형, 원형 네트워크 등
변화 유무	정적 네트워크(static network) / 동적 네트워크(dunamic network)
규모	소규모 / 중규모 / 대규모 네트워크(small / medium / large network)
행/열 속성	일원 모드 행렬(1-mode matrix) / 이원 모드 행렬(2-mode matrix)
응용분야	공학, 지식, 사회, 생태, 복잡계 등

[표 6-2] 응용 분야별 네트워크 분석 예

분야	특징
커뮤니케이션 네트워크 (communication network)	발화자가 정보, 메시지를 트위터 등 매개형태로 전달하고 이를 수화자가 교환, 공유하며 확산하는 과정을 관계로 설정하여 구조화
교통 네트워크 (traffic network)	공항, 기차역, 도시 등을 노드로 하고 이를 연결하는 복잡한 도로망, 항공운항로 등 다양한 운송형태를 분석
생물학적 네트워크 (biological network)	신진대사(metabolic), 유전자 전사, 먹이사슬 등 생물에서 일어나는 상호작용을 분석
컴퓨터 네트워크 (internet network)	컴퓨터 간에 이루어지는 데이터 교환을 살펴보기 위한 트래픽 분석
언어 네트워크 (language network)	언어에서 나타나는 특정한 의미, 개념 간의 연결 관계를 네트워크로 구조화하여 분석

2) 네트워크 분석의 유형

(1) 사회네트워크 분석(Social network analysis)

사회네트워크는 그래프 이론의 네트워크 활용 사례 중 하나로써 사회의 복잡한 연결관계와 행동, 구조, 시스템을 분석하여 보다 깊이 있는 이해를 제공한다. 사회네트워크는 사회현상과 공통관계나 이익을 통해 직·간접적으로 연관된 사람들의 관계로 이루어진 사회구조에 대하여 구조적으로 접근한다. 사회네트워크에서 '사회'는 구성원인 다수의 행위자가 상호작용하는 곳이며 해당 사회구조를 사회네트워크라 한다. 따라서 사회네트워크는 사회의 행위자들이 상호작용을 해서 만들어낸 '관계'로 연결되어 있는 구성원의 집합 구조라 할 수 있다(20)(24). 사회네트워크는 하나 이상의 관계(relation) 형태에 의해 연결된 네트워크 구성원의 집합, 즉 노드(node)의 집합으로 정의될 수 있다(28). Hannemann & Riddle은 사회네트워크에 대하여 다음과 같이 정의하였다. 사회네트워크(social network)란, 서로 간에 관계(relationship)를 가질 수 있는 행위자(actor)들의 집합이다. 네트워크는 소수 혹은 다수의 '노드(node)' 행위자(actor)와 하나 이상의 짝을 이룬 행위자 간의 '엣지(edge)'관계(relationship)를 가진다(6). 사회네트워크는 사회망, 사회연결망, 사회적 관계망, 소셜네트워크 등의 용어로도 사용되고 있으며, 현대사회가 정보화의 영향으로 네트워크화가 가속되고 있는 상황에서 사회현상을 모델링하는데 유용한 개념으로 사용되고 있다(25). 따라서 사회네트워크 분석은 행위자(actor)인 개체의 속성보다는 개체와의 '관계'가 분석 대상이다. 개체들 간에 나타나는 관계를 분석하여 개별적인 행위자

(actor)가 속한 사회네트워크 구조를 분석하고 행위자 수준에서 나타나지 않은 사회적 현상을 파악한다(24).

그렇다면 사회네트워크에서 말하는 사회적 관계란 무엇인가? 사회적 관계란 두 행위자를 연결하는 모든 것이다. 예를 들면 신뢰, 우정, 사랑, 싫어하는 감정, 대화, 공저, 친족 등 모든 것이 될 수 있다. 사회네트워크 분석은 이러한 행위자 간의 관계를 분석하고 관계 패턴이 개인의 행동이나 시스템 특성에 어떠한 영향을 미치는지 연구한다.

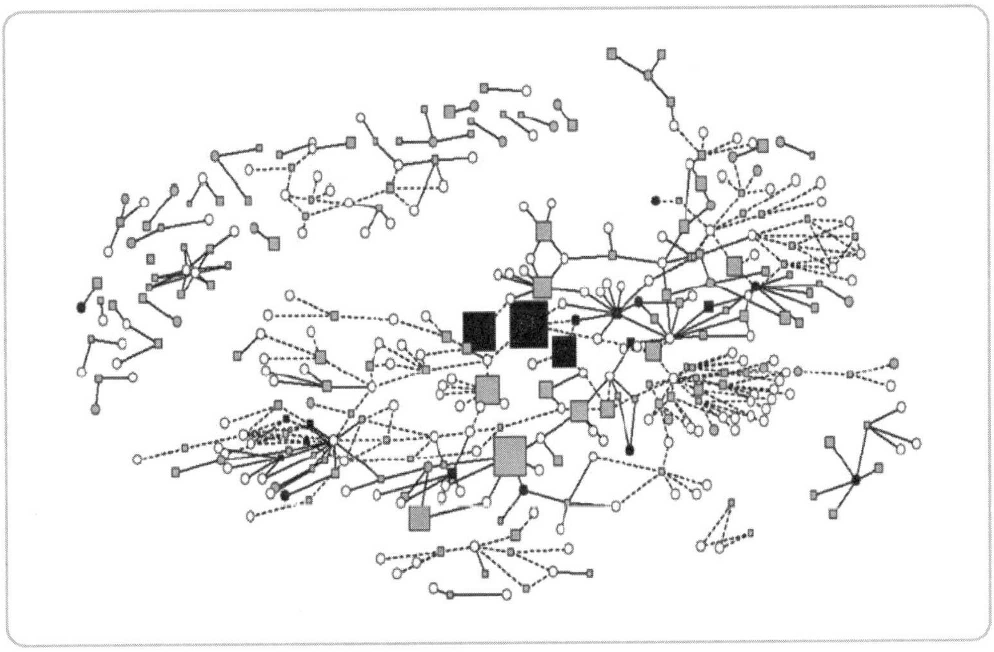

[그림 6-12] 살바도르 가문(Salvadori family)의 신용 네트워크

자료: Giuseppe Giordano et al, 2021

[그림 6-12]는 네트워크 분석방법을 적용하여 역사 이론을 테스트한 예다. 신용 네트워크 구조와 진화를 살펴보기 위하여 역사 속 신용 명부기록을 통해 전체 신용 네트워크를 구성하였다. 이원모드(2-mode) 네트워크이며 정사각형은 대출을 나타내고 원은 행위자(actor), 점선은 공증인 관계 등을 나타낸다.

우리나라에서도 다양한 분야와 주제에서 사회네트워크 분석이 이루어지고 있다. 오주연 등의 연구에서 코로나19 대응과 관련하여 조직간 대응 협력을 알아보기 위하여 사회네트워크 분석을 실시하여 질병관리청이 중심 역할을 수행하고 있음을 알아냈다(27).

(2) 지식네트워크 분석(Knowledge network analysis)

지식네트워크(knowledge network)는 지식 또는 정보자원의 분포, 유형, 패턴 위치 등을 보여주는 네트워크이다. 지식네트워크는 계량서지학, 과학계량학, 계량정보학, 웹계량학 등의 영역과 관련이 있으며 지식네트워크에는 키워드네트워크, 인용네트워크(citation network), 공저네트워크(co-authorship network), 웹사이트 네트워크 등이 있다. 지식네트워크 분석은 지식을 다루는 문헌(문서)의 내용분석이자 문헌 그 자체 또는 행위자(저자 등)나 키워드(주제 등) 등과 같은 지식 개체에 나타나는 다양한 관계를 분석하는 것이다(24)(25). 키워드네트워크(keyword network)는 특정 영역, 주제 등 연구자가 선정한 범위에 해당하는 문헌들에서 키워드를 추출하여 해당 키워드 간의 관계를 보여주는 네트워크이다. 인용네트워크(citation network)는 학술지 등 문헌에서 나타나는 인용-피인용의 관계를 파악하여 이를 구조화한 것이다. 공저네트워크(co-authorship network)는 학술지 문헌에서 나타나는 공동연구자들의 관계를 구조화한 것으로 저자들 간에 존재하는 공동 저술 관계를 보여준다.

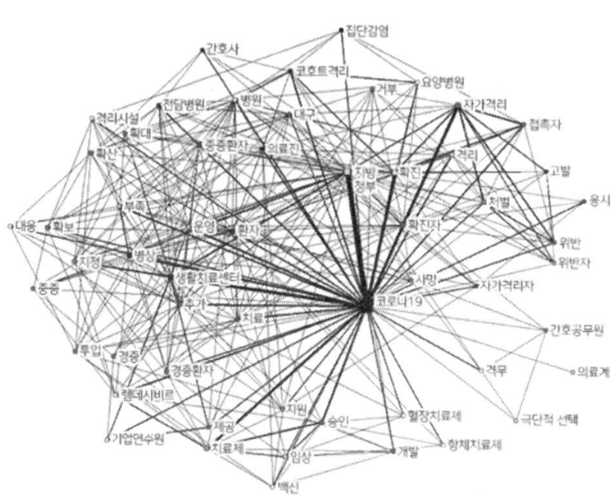

[그림 6-13] 감염병 이슈 관련 키워드네트워크 분석

자료 : https://stepi.re.kr/site/nwpko/02/10212080000002021012509.jsp

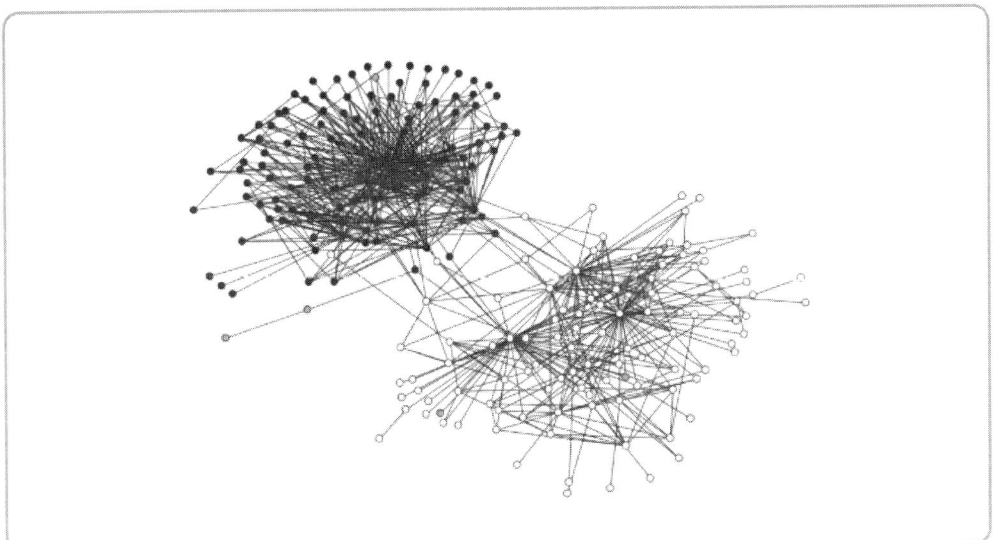

[그림 6-14] 문헌 인용문의 패턴 분석

자료: Linton C. Freeman, 2004

[그림 6-13]은 감염병 이슈와 관련하여 키워드 네트워크 분석을 실시한 예이며, [그림 6-14]는 문헌에서 인용문의 패턴을 분석한 예이다. 검정색은 물리학자, 회색은 경제학자, 생물학자 등의 외부인, 흰색은 소셜 네트워커(social networkers)이다. 인용 관계에 대한 검토를 통해 해당 주제는 서로 다른 커뮤니티를 대표하는 각 개인에 의해 연구되는 것으로 나타났다(9).

(3) 복잡계 네트워크 분석(Complex network analysis)

사회네트워크, 지식네트워크 외에도 다양한 네트워크가 존재한다. 그 중 하나가 복잡계 네트워크(Complex network)이다. 복잡계(Complex system)는 수많은 행위자가 상호작용(interaction)하는 개별이 아닌 종합적 이해가 필요한 시스템 혹은 수많은 구성 요소가 상호작용을 함으로써 개별 구성 요소가 가지고 있는 특징이 아닌 새로운 현상이 나타나는 시스템을 말한다(31). 복잡계는 복잡성으로 인하여 혼란 및 무질서 상태로 보이지만, 공통된 행동과 구조를 가짐으로써 일정한 구조와 질서를 유지하고 현상을 나타내는 시스템이다(24)(31). 자율신경계 등의 인체의 신경계, 면역체계, 세포 상호작용, 인터넷 웹페이지 연결, 복잡한 도로 교통망, 경제구조와 시스템, 기후 등 현실에 존재하는 많은 현상이 이러한 복잡계에 해당한다.

복잡계 이론은 1990년대 말 응용역학과 물리학에서 시작되었다. Duncan Watts와 Steven Strogatz이 좁은 세상 네트워크(small-world networks)를 발표하였고 Reka Albert 연구팀이 무작위 네트워크(random networks)라는 연구를 발표하면서 복잡계라는 새로운 이론의 시작을 알렸다. 이후 연결선 수의 척도가 없는 다양한 복잡계가 존재함을 밝혀냈다(17). 복잡계 이론은 전일주의(holism)의 시각을 가지며 이러한 수많은 구성요소들이 끊임없는 상호작용과 되먹임(feedback)에 의해 전체를 주목한다고 본다. 따라서 복잡계 이론은 관계를 통해 집합적 행동을 발생시키는 메커니즘과 시스템을 살펴보며 상호작용과 관계 형성 방법을 연구하는 과학이다(31).

복잡계 네트워크 분석은 자연, 사회 등 현실에 존재하는 다양한 복잡계 현상을 구조화하는 방법이며 사회현상이나 자연현상 이면에 작동하는 복잡계 현상을 네트워크로 표현한다(24). 복잡계 네트워크 분석은 네트워크에 내재된 복잡성을 분석하는 것으로 앞서 설명한 사회네트워크, 지식네트워크와 같은 영역별 네트워크 분석의 문제가 아니라 네트워크 자체의 구조적 특성을 분석에 초점을 맞춘 것이다.

네트워크는 위상구조에 따라 3가지 유형으로 나뉜다. 무작위 네트워크(random network), 좁은 세상 네트워크(small-world network), 무척도 네트워크(scale-free network)이며 이 중 좁은 세상 네트워크와 무척도 네트워크가 복잡계 네트워크에 해당한다(24).

좁은 세상 네트워크(small-world network)는 원형구조의 규칙적인 격자를 가지며 이러한 격자에 약간의 무작위 지름길(random shotcut)이 존재한다. 약간의 지름길만으로도 좁은 세상(small-world)으로 전이가 가능한 네트워크를 보여준다.

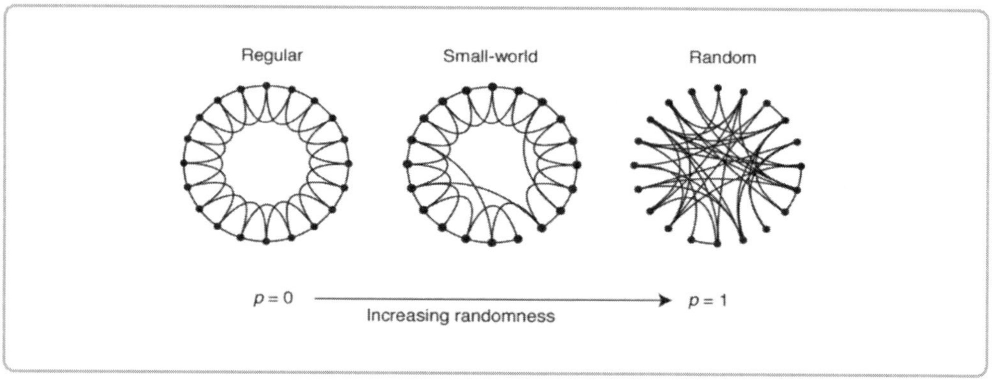

[그림 6-15] 좁은 세상 네트워크

자료: Watts, D. J. & Strogatz, S. H, 1998

무척도 네트워크(scale-free network)는 연결선 수가 멱함수 분포(power law distribution)를 가지고 있는 불균질한 네트워크로 1~2개의 연결선을 가진 다수의 노드와 많은 연결선을 가지는 소수의 허브(Hub) 노드가 동시에 존재한다. 이를 좀 더 분석하면 멱함수(power function)로 나타난다. 멱함수 분포를 가지게 되면 해당 계는 비균질해(inhomogeneous)진다. 단백질 상호작용 등 현실에서 관찰되는 대다수의 복잡한 현상들이 이러한 무척도 네트워크이다.

2 네트워크 분석 검증 방법

1) 분석 프로그램 선택 및 네트워크 분석 과정

(1) 사회네트워크 분석 프로그램 종류

방대한 데이터의 네트워크 분석과 그 결과를 시각화하는 데에는 Cytoscape, XdeXL, python 등 다양한 프로그램이 있으며 이 중 사회네트워크 분석에 사용되는 프로그램을 몇 가지를 소개하면 UCINET, PAJEK, Netminer, NodeXL, R, Gephi 등이 있다. [표 6-3]을 통해 각 프로그램의 장단점을 정리하였다.

[표 6-3] 사회네트워크 분석 프로그램 종류

프로그램명	프로그램 장점	한계점
UCINET	• 다른 프로그램과 연동 가능 • 가장 보편적으로 사용되는 통계분석 기능 제공 • Netdraw를 통해 시각화	• 3개월만 무료 • 정식프로그램 유료
PAJEK	• 무료이며 대규모 네트워크 분석 대상의 시각화에 유용	• 그래프데이터 표현에 한계 • 도구에 대한 사전지식 요구
Netminer	• 한국어에 특화된 지원 • 이용자에 대하여 교육프로그램 제공	• 구입비용이 매우 높음
NodeXL	• SNS에 특화된 분석프로그램 • 엑셀의 조합으로 초보자도 쉽게 이용 가능	• 기본적인 프로그램에 한하여 일부 무료
R	• 무료 분석 프로그램으로서 다양한 목적에 따라 분석이 가능하며 윈도우 외에도 맥, 리눅스 등 다양한 플랫폼에서 실행 가능	• 기본 분석프로그램 외에 사회네트워크 분석을 위한 별도의 패키지 다운로드 필요

	• 통계 분석 외에도 그래프 시각화 및 사회네트워크 분석 가능 • ggraph, igraph, tidygraph 등 패키지를 추가 다운로드 한 후 분석	
Gephi	• 복잡계 네트워크, 사회네트워크 분석 및 시각화에 특화된 도구 • 추가 분석이 필요한 경우 프로그램 내 다양한 추가도구를 통해 분석 가능	• 추가분석을 위해서는 별도 설치 필요 • 제공하는 도구 내에서 디자인 등 제한적 수정이 가능하며 다목적 시각화에 제한적임

(2) 네트워크 분석 과정

① 분석문제 제기

연구의 분석문제는 사회네트워크로 구현할 수 있는 사회적 현상이라면 무엇이든 가능하다. 이 단계에서는 연구자가 제기한 분석문제가 특정한 사회적 현상을 해석하는 것인지, 특정한 사회적 개체의 영향을 분석하는 것인지, 특정한 사회적 문제의 해결이나 예측을 하는 것인지 결정하는 것이 이루어진다.

② 네트워크 데이터 설정과 생성

분석문제를 설정한 다음에는 분석대상을 설정하는 과정이 이뤄지는데, 바로 노드 데이터와 관계 데이터를 설정하는 것이다. 사회네트워크 분석 초심자가 분석을 실시할 때 가장 어렵다고 느끼는 부분 중 하나는 노드와 엣지를 설정하고 데이터를 수집하는 과정이다. 대부분의 네트워크 분석은 노드 자체의 '속성'데이터를 분석하기보다는 노드 간의 '관계'에 초점을 맞추고 있다. 관계는 기본적으로 추상적인 개념으로 측정이 쉽지 않고, 연구자의 조작적 정의에 의해 관계의 명칭, 내용, 강도, 방향 등을 설정하고 측정해야 한다. 따라서 연구에서 노드와 엣지 설정은 곧 연구질문과 목적 등을 내포하고 노드와 엣지를 통해 연구에서 무엇을 보려고 하는지, 설정이 적절한지에 관한 충분한 고찰이 이뤄져야 한다. 노드와 엣지가 정해지면, 설정한 데이터를 자료로 구할 수 있는지 확인하게 되는데, 공공기관에서 발행하는 대규모 2차 자료(건강보험심사평가원, 한국의료패널, 지역사회건강조사 등)를 주로 활용하는 보건의료분야에서 분석 목적에 적합한 노드와 엣지 변수를 선정하기란 쉽지 않다. 보건의료분야에서 이뤄진 네트워크 분석은 주로 설문지를 통한 데이터 수집이나 언론 매체, 웹사이트, 법률, 연구 학술지 등에서 추출한 정보를 이용하여 분석이 이뤄지고 있다. 이 파트에서는 네트워크 분석 초심자의 이해를 돕기 위해 보건의료분야에서 주로 사용하는 네트워크 분석 방법의 주요 연구사례를 통해 연구목적에 따른 노드와 엣지의 설정, 데이터 수집방법을 구체적으로 설명하고자 한다.

[표 6-4] 감염병 네트워크 연구사례

A 연구	연구목적	MERS와 관련된 정부기관, 지방기관, 사기업 간의 대응관계 분석
	노드(node)	각 기관
	엣지(edge)	한 기관에서 다른 기관과의 대응 관계(방향성 O)
	데이터 수집방법	4개 일간지에서 MERS와 관련된 기관 간의 대응에 관한 문장 추출
	노드・엣지 모형 예시	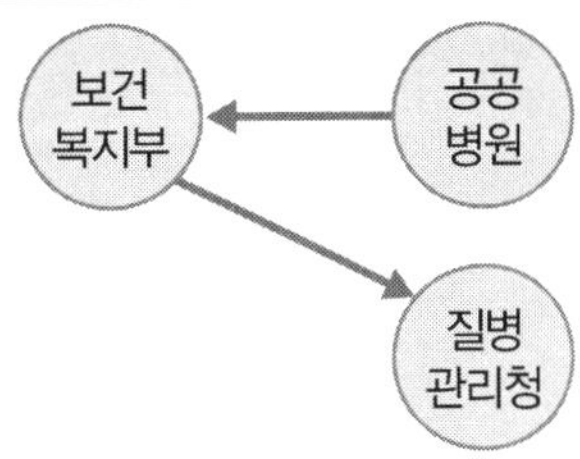
B 연구	연구목적	재난안전 대응체계를 진단하고 정책적 시사점 제시
	노드(node)	중앙정부기관, 지방자치단체, 유관기관 등 재난안전관련 기관
	엣지(edge)	기관 간 연결 관계 유무(방향성 X)
	데이터 수집방법	「감염병의 예방 및 관리에 관한 법률」, 감염병 재난 위기관리 표준매뉴얼(2021년)
	노드・엣지 모형 예시	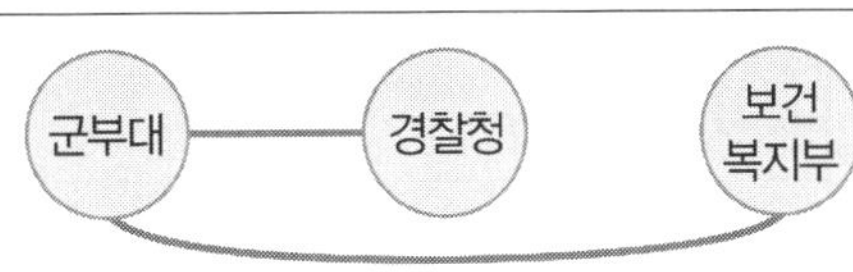
C 연구	연구목적	COVID-19 대응 과정에 참여한 다양한 사회조직 간 협력적 네트워크의 구조와 특징을 분석
	노드(node)	COVID-19 활동에서의 사회조직
	엣지(edge)	두 노드 간 자원이 유동하거나 정보전달 등을 주고받는 경우(방향성 O)
	데이터 수집방법	정부기관 홈페이지에 게시된 COVID-19 관련 정보
	노드・엣지 모형 예시	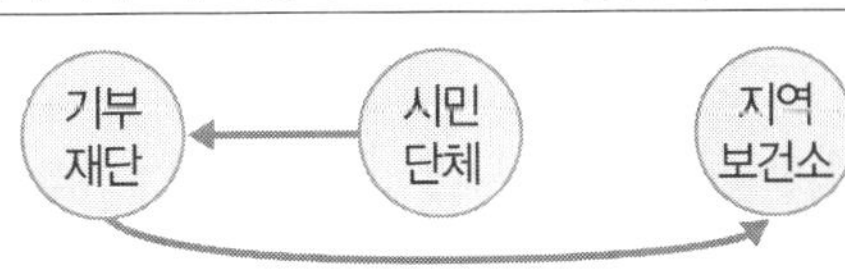

D 연구	연구목적	B형 간염 유발 의심 의료기관 추정
	노드(node)	B형 간염 확진 수진자가 이전에 진료 받은 의료기관
	엣지(edge)	환자의 이동경로(방향성 O)
	데이터 수집방법	건강보험심사평가원(HIRA)의 건강보험청구데이터
	노드 · 엣지 모형 예시	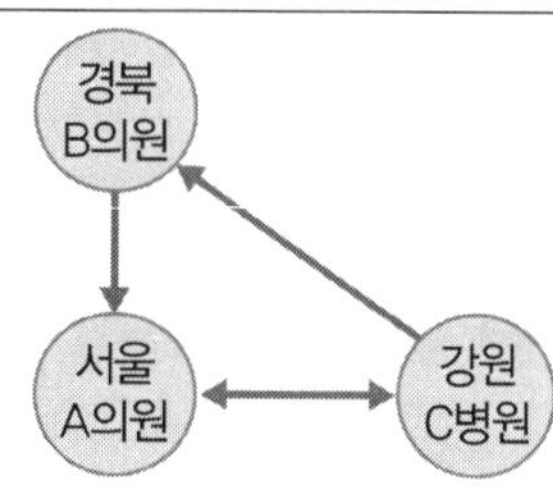
E 연구	연구목적	COVID-19의 시공간적 확산 패턴 분석
	노드(node)	시 · 군 · 구
	엣지(edge)	확진자의 거주지와 발생지의 관계(방향성 O)
	데이터 수집방법	각 지방자치단체에서 인터넷으로 제공하는 확진자 현황 자료
	노드 · 엣지 모형 예시	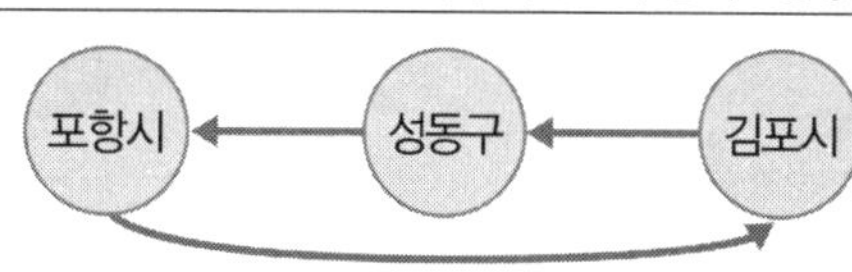

주: 관련 연구들은 저작권 문제로 인해 일부 정보들을 수정 · 요약하여 제시하였음

[표 6-5] 보건의료 분야 연구동향/협력 네트워크 연구사례

A 연구	연구목적	국내 암유전자 연구동향을 파악하고 향후 암유전자 분야에서 활발하게 연구될 영역을 확인
	노드(node)	논문에 출현한 키워드
	엣지(edge)	서로 다른 논문에 동일한 키워드 출현 유무(방향성 X)
	데이터 수집방법	PubMed DB에 특정 검색어를 통해 추출된 국내 교신저자 논문
	노드 · 엣지 모형 예시	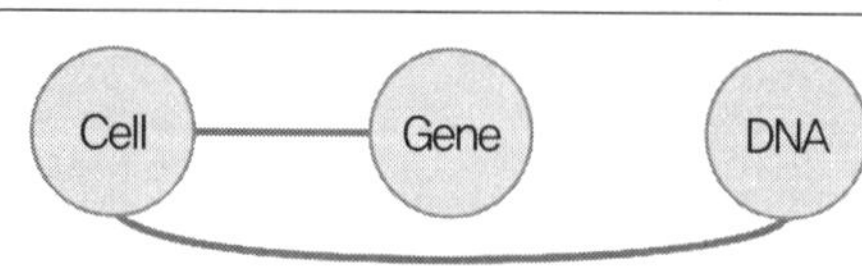
B 연구	연구목적	의료자동화 산업의 연구동향을 확인하고 향후 연구방향을 제시
	노드(node)	논문에 출현한 키워드
	엣지(edge)	두 노드 간 상관관계(방향성 X)
	데이터 수집방법	최근 10년간 SCI/SCI(E)/SSCI 저널에 등재된 특정 검색어로 추출된 논문
	노드 · 엣지 모형 예시	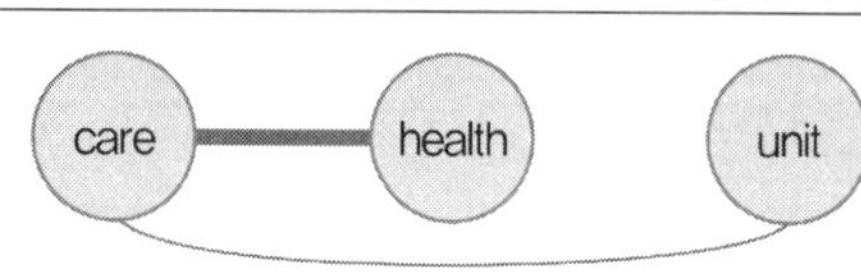

구분	항목	내용
C 연구	연구목적	전문암센터 연구자들의 역할을 분석하고 협동연구 형태를 확인
	노드(node)	연구자, 연구주제
	엣지(edge)	연구자와 연구자, 연구자와 연구주제, 연구주제와 연구주제(방향성 X)
	데이터 수집방법	최근 10년 간 SCI(E)에 발표한 연구논문의 논문 저자
	노드・엣지 모형 예시	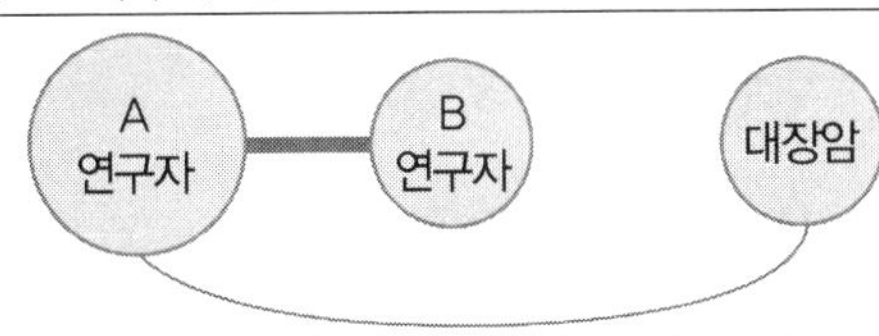
D 연구	연구목적	보건소의 학교 보건사업을 위한 지역사회 기관과의 협력정도 파악
	노드(node)	사업주체 기관
	엣지(edge)	기관 간 연계 여부(방향성 O)
	데이터 수집방법	사전 교육을 받은 조사요원들의 전화통화를 통한 설문조사
	노드・엣지 모형 예시	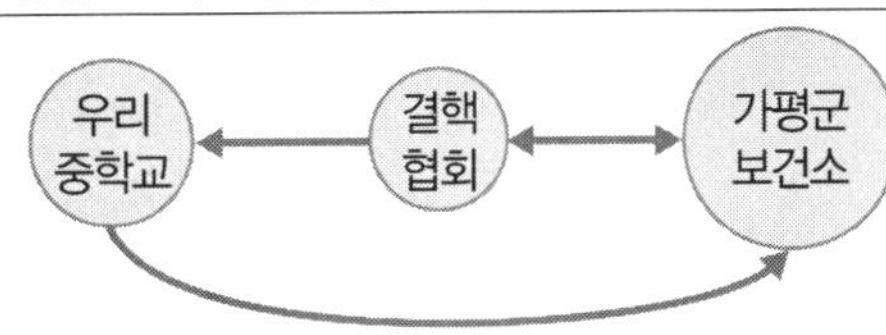
E 연구	연구목적	의료민영화의 핵심 키워드를 찾아 논란의 핵심이 무엇인지 탐색
	노드(node)	KrKwic과 KrTitle 프로그램을 사용하여 도출한 핵심 키워드
	엣지(edge)	핵심 키워드 간 동시 출현관계(방향성 X)
	데이터 수집방법	최근 3년간 주요 일간지에 게재된 의료민영화 및 영리병원에 관한 신문 사설
	노드・엣지 모형 예시	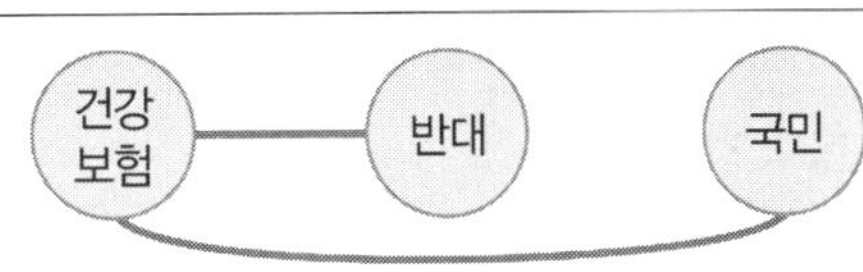

주: 관련 연구들은 저작권 문제로 인해 일부 정보들을 수정・요약하여 제시하였음

③ 네트워크 분석 실행

분석프로그램에 적합하게 데이터를 코딩하고, 변환, 시각화하는 과정을 거친 후에는 분석 작업을 수행하고 그에 따른 결과를 해석한다.

2) 분석 결과 해석

(1) 기본속성 분석

네트워크의 분석은 네트워크의 규모 혹은 크기, 범위, 밀도, 중심성(centrality) 등에

따라 그 구조적 특징을 파악할 수 있다. 이 중에서 네트워크 기본속성에 대한 분석은 네트워크 수준, 노드수준, 네트워크의 내재한 속성 등 3가지 측면에서 할 수 있다(24).

① 네트워크 수준

네트워크 수준에서의 분석은 네트워크 크기, 밀도(density)에 따른 분석이다. 네트워크의 크기는 네트워크를 구성하는 노드 수 혹은 링크 수를 통해 나타낸다. 네트워크의 노드 수가 100개 미만인 경우 소규모 네트워크라고 하며 노드 수 100-1,000개 사이 값을 가지는 경우 중규모 네트워크, 1,000개 이상인 경우 대규모 네트워크라 할 수 있다. 밀도(density)는 전체 노드들이 연결된 개수로 표현한다. 그래프에서 밀도는 네트워크가 가지는 노드 간 연결 정도의 수준을 나타내며 실제 엣지 수와 연결 가능한 최대 엣지 수의 비율로 구한다. 따라서 0에서 1 사이의 값을 가지며 이는 네트워크 노드들 사이에 연결된 정도를 말한다. 1은 완전연결된 상태며 0은 연결이 없는 상태이다. 밀도 값에 따라 네트워크의 응집성, 복잡성, 결속도 등을 살펴볼 수 있으며 1에 가까울수록 이는 증가한다고 볼 수 있다(24).

② 노드 수준

노드수준의 분석은 연결정도(degree), 연결분포(degree distribution), 연결강도(strength), 연결거리(distance), 직경(diameter), 평균연결거리(average distance), 경로(path) 등에 따른 분석이 해당한다.

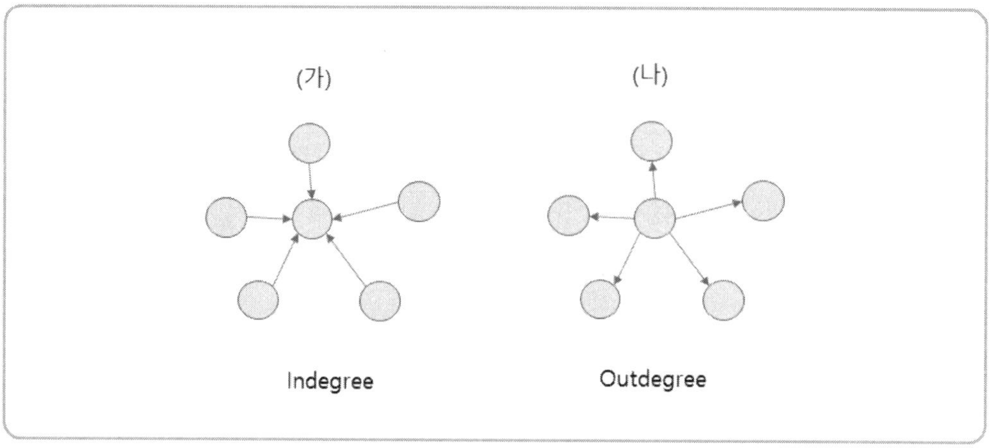

[그림 6-16] 내향연결정도(indegree)와 외향연결정도(outdegree)

그래프에서 차수(degree)란, 하나의 점에 인접하여 있는 점의 수를 말하며 이는 인접하여 있는 점과 해당 점을 연결하는 선의 수와 같다. 네트워크에서 연결정도(degree)란 노드(node)에 연결된 엣지(edge) 수이다. 즉 직접적으로 연결되어 있는 노드의 개수를 말하며 연결정도가 높을수록 전체 네트워크에 대한 영향력이 큼을 의미한다(24). 연결정도는 내향연결정도(indegree)와 외향연결정도(outdegree)로 나뉜다. 사회네트워크에서 행위자의 내향연결정도(indegree)는 다른 행위자로부터 연결의 합이며 외향연결정도(outdegree)는 행위자에서부터 다른 행위자와의 연결 합이다.

네트워크에서 연결분포(degree distribution)를 통해 네트워크의 구조적인 특징을 알아볼 수 있다. 연결분포(degree distribution)는 노드에 연결된 엣지 수의 분포이며 네트워크의 연결분포가 정규분포의 경우 무작위 네트워크(random network)라 하며 종형곡선(bell curve)을 나타낸다. 반면, 멱함수(power function) 분포를 나타내는 경우 무척도 네트워크(scale-free network)라 한다. 멱함수 분포를 나타내게 되면 대부분 노드에는 소수의 인접한 노드만 있어 낮은 연결정도(degree)를 보여주지만 매우 높은 수준의 연결정도(degree)를 가지는 일부 노드도 존재한다. 이렇게 매우 높은 연결을 가진 노드를 허브(Hub)라고 한다. 네트워크의 연결분포가 척도 불변(scale invariance)의 성질을 지니는 경우, 멱함수 법칙의 분포(power-law degree distribution)의 형태를 띠면서 정도(degree)가 아무리 변해도 전체에 영향을 주지 않는다. 이를 무척도 네트워크(scale-free network)라고 한다. 무척도 네트워크는 매우 높은 수준의 정도

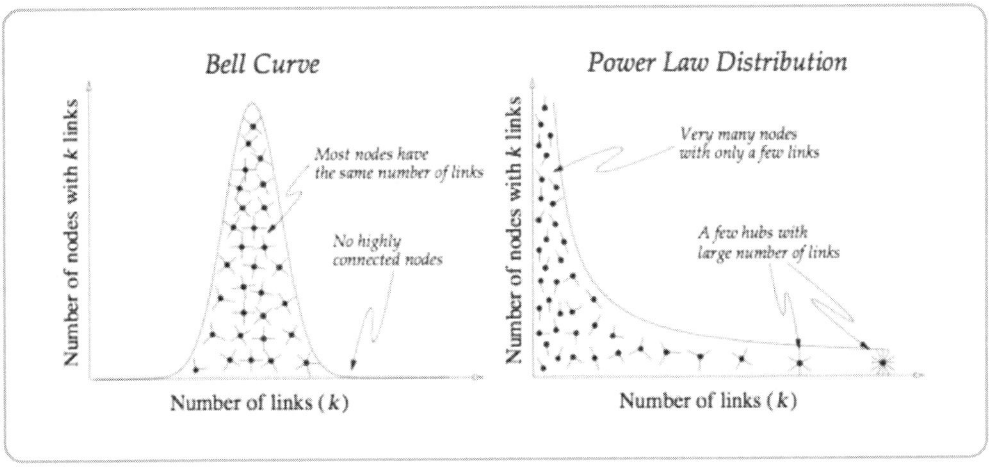

[그림 6-17] 무작위 네트워크와 무척도 네트워크

자료: A.-L.Barabási, 2002

(degree)를 가지는 노드가 다른 노드보다 훨씬 많은 수의 엣지(edge)를 가짐으로써 허브(Hub)가 되는 구조를 보여주는 네트워크이다.

연결강도(strength)란, 노드의 강도(strength)로 노드에 연결된 모든 엣지(edge)와 연관된 가중치의 합을 말한다. 연결강도를 통해 두 노드 간 연결의 크기를 강도로 표현함으로써 네트워크 내 노드 간 연결들을 비교할 수 있다. 따라서 가중네트워크에서 사용하며 강도는 그 값에 따라 강한 연결(strong ties), 약한 연결(weak ties)로 구분한다.

경로(path)란 거리경로(geodesic path)라고 한다. 두 노드 A, B 사이의 경로(path)란 반복하지 않는 노드 시퀀스(sequence of node)로, 각 노드쌍은 엣지로 연결된다. 즉 두 노드의 연결 순서가 경로(path)가 된다. 경로는 뒤로 이동하거나 동일한 노드로 반복되지 않는다. 예를 들어 노드 A→B→C→D의 경우 경로라 할 수 있다. 두 노드 사이에 경로는 많이 존재할 수도 아예 없을 수도 있다. 최단경로(shortest path)는 두 노드를 가장 짧은 에지 수로 연결하는 경로다. 경로는 주로 의사소통이나 바이러스 전파경로 등을 분석할 때 사용한다.

사이클(cycle)은 경로에서 시작 노드와 마지막 노드가 같은 노드로 일치하는 경로를 말한다. 예를 들면 A→B→C→D→A인 경우다.

만약 노드와 에지 사이에 존재하는 어떠한 시퀀스이자, 뒤로 이동하는 경우 이를 보행(walk)이라 한다. 보행은 다음이 가능하다. A→B→A→B→C→D

연결거리(distance)는 두 노드 간 연결된 거리를 말한다. 두 노드 사이에 가장 짧은 거리는 최단연결거리라 한다. 연결거리는 경로길이라고도 하며 노드 간 연결된 거리를 의미한다. 연결거리와 관련한 개념에는 직경(diameter), 평균연결거리(average distance)가 있다. 연결거리는 그 길이가 길어질수록 여러 단계를 거쳐야 함을 의미하므로 연결성이 떨어진다고 볼 수 있다. 연결거리가 가장 긴 경우, 네트워크의 직경 또는 지름(diameter)이라 하며 이는 두 노드 간 연결거리 중 가장 긴 연결거리를 뜻한다. 노드 간 거리가 길다는 것은 두 노드 사이가 그만큼 떨어져 있음을 의미한다. 평균 연결거리(average distance)는 네트워크 내 모든 노드 쌍의 연결거리 평균을 의미한다(24).

③ 네트워크 속성

셋째, 네트워크의 내재된 속성에는 상호성(reciprocity), 이행성(transitivity), 군집화계수(clustering coefficient), E-I 지수(external-internal)에 따른 분석이 해당한다.

상호성(reciprocity)이란, 두 노드 간 양방향으로 연결되어 있는 경우를 말한다. 밀도와 유사하지만 방향을 고려한다는 점에서 차이가 존재한다. [그림 6-18]의 (가)에서 노드 A, 노드 B는 상호적 연결이며 노드 A, C와 B, C는 비상호적 연결이다.

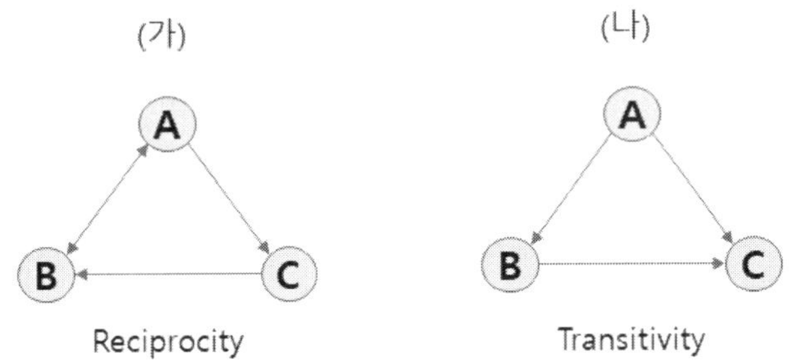

[그림 6-18] 상호성(reciprocity)과 이행성(transitivity)

이행성(transitivity)은 방향성(direct) 네트워크에서 나타나는 3개의 노드 간 관계에서 나타나는 것으로, 3개의 노드의 관계는 상호적으로 서로 연결된 경우가 있는 반면, 2개만 상호적으로 연결된 경우가 있을 수 있다. 이행성은 위의 [그림 6-18]의 (나)에서 만약 노드 A에서 노드 B로 연결 관계가 존재하고 노드 B에서 노드 C로 관계가 존재하는 경우, A에서 C로 관계가 있다는 것이다. 이행성은 상호성을 가지는 노드보다 더 다양한 관계와 그 특징을 살펴볼 수 있다.

군집화계수(clustering coefficient)는 그래프 이론에 따르면 이웃한 노드들이 군집화(clustering)되는 경향을 나타내는 정도이다. 사회네트워크에서 행위자는 높은 유대 밀도를 특징으로 긴밀하게 연결된 그룹을 만드는 경향이 있으며 이를 측정하기 위한 것이 군집화계수이다(9)(13). 노드 A가 노드 B와 노드 C에 연결되면 노드 B와 노드 C가 연결될 가능성이 높다. 이런 경우 높은 군집화계수를 보여준다. 군집화계수는 실제 존재하는 링크 수를 예측 가능한 링크 수로 나누어 구한다. I라는 노드의 군집화계수 C는 다음과 같이 구할 수 있다. k는 노드 I의 이웃 노드 수이며 nI는 실제 노드 I와 이웃노드 사이에 존재하는 엣지 수이다.

$$C_1 = \frac{n_1}{\binom{k}{2}} = \frac{2n_1}{k \cdot (k-1)}$$

[수식 1] 군집화계수(clustering coefficient)

E-I 지수(external-internal index)는 네트워크 내 집단들의 분석지표이다. E-I 지수는 속성을 기반으로 한 집단 내부 노드의 링크 수와 외부집단과 연결된 링크 수의 비로 나타낸다. E-I 지수는 다음의 식으로 나타낼 수 있으며 여기서 EL은 외부 관계 링크 수, IL은 내부 관계 링크 수이다. 이를 통해 네트워크 내에 존재하는 집단들을 분석하여 집단 내 노드의 유사성을 알아볼 수 있다(24).

$$E-I\ Index = \frac{EL-IL}{EL+IL}$$

[수식 2] E-I 지수(external-internal index)

(2) 중심성 분석(measures/ analysis of network centrality)

① 중심성(centrality)

중심성 분석은 사회네트워크 분석(SNA)을 측정하고 모델링하는 도구로써 가장 많이 사용된다. 중심성(centrality)은 네트워크를 구성하는 한 행위자가 전체 네트워크의 중심에서 위치하는 정도로 정의한다(23). 따라서 중심성은 네트워크 내에서 특정 노드가 가지는 중심적인 지배력(dominance), 영향력(influence) 독립성(independence), 자율성(autonomy) 등을 의미하며 사회네트워크에서 중심성이란, 개인이 가지는 권력과 영향력 등으로 볼 수 있다(21)(24).

중심성(centrality)은 다양한 방법으로 측정 가능하며 이를 통해 노드나 링크의 중요도를 알 수 있다(24). 이를 측정하는 것을 중심성 분석이라 한다. 중심성 분석은 노드들 간의 관계를 파악하고 그 상호작용을 통해 노드가 가지는 네트워크 내 영향력을 파악할 수 있으며, 가장 영향력 있는 중요한 노드를 식별할 수 있어 사회네트워크 분석에서 많이 활용하고 있다. 중심성은 다양한 방식으로 알아볼 수 있고 정의한 방식이 달라지면 중요한 노드는 달라질 수 있다.

② Freeman의 중심성 분석 척도

중심성 분석 척도는 1978년 프리만(Freeman)의 척도를 많은 연구에서 사용하고 있으며 프리만(Freeman)에 따르면 사회네트워크에서 중심성은 3가지 유형으로 구분할 수 있다.

첫째, 연결중심성(degree centrality), 둘째, 매개중심성(betweenness centrality), 셋째, 근접중심성(closeness centrality)이다. [그림 6-19]에서 A는 높은 연결중심성을 나타내며 B는 높은 근접중심성, C는 높은 매개중심성을 간단히 나타낸 것이다.

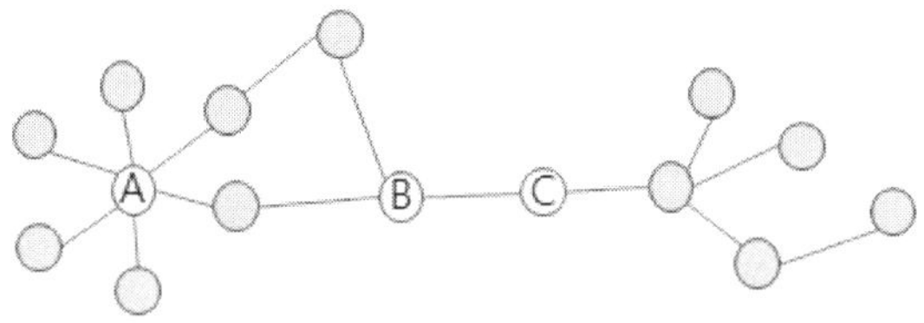

[그림 6-19] 중심성(centrality) 유형

첫째, 연결중심성(degree centrality)은 연결정도 중심성이라고도 하며, 네트워크의 전체 구조를 파악하는데 중요한 지표이다. 연결중심성(degree centrality)은 0에서 1 사이의 간격으로 정규화된 노드의 정도(degree)로 네트워크 안에서 노드 간 직접 연결된 정도이다. 즉, 연결중심성은 하나의 노드에 얼마나 많은 엣지가 연결되어 있는지 알아보는 것이며 이를 통해 네트워크에서 해당 노드가 가지는 중심성을 파악할 수 있다. 네트워크 내에서 한 노드에 다른 노드가 연결되어 있는 엣지 수가 많을수록 해당 노드는 중심성이 높다고 할 수 있으며, 이러한 특정 노드에서의 높은 연결중심성은 해당 노드가 다른 노드들과 많이 연결되어 있음을 의미하므로 네트워크의 중심에 있다고 볼 수 있다(18)(20)(26)(29). 사회 네트워크에서는 높은 연결성은 권력으로 보기도 한다. 높은 연결중심성을 나타내는 개인(행위자)은 다른 개인보다 많은 연결을 가지고 있으므로 선택할 수 있는 기회가 많고 자율성이 높으므로 더욱 많은 권력을 가진다고 볼 수 있기 때문이다(24).

연결중심성은 네트워크 내 노드의 연결이 어느 정도인지 측정하며, 노드들과 연결된 방향에 따라 '내향 연결정도 중심성(Indegree Centrality, 내향연결중심성)과 '외향 연결정도 중심성(Outdegree Centrality, 외향연결중심성)으로 구분할 수 있다. 내향의 경우 다른 노드들에서 특정 노드로 들어오는 연결 방향을 의미하고, 외향의 경우 특정 노드에서 다른 노드들로 나가는 연결 방향을 의미한다(18). 예를 들어, 인용문의 경우 내향연결중심성은 특정 문헌이 다른 문헌들에게 인용된 횟수이며 외향연결중심성은 특정 문헌이 다른 문헌을 인용한 횟수이다(30).

연결중심성 값은 절대적 연결 정도 중심성과 이를 정규화한 상대적 연결중심성으로 계산한다. 연결중심성은 노드 i에 대해 수학적으로 다음과 같이 정의할 수 있다. 노드의 연결중심성은 노드가 연결된 노드 수에 따라 결정되며, 최대 가능한 정도(degree)를 전체 노드 수 N-1로 나누어 정규화하면 다음과 같은 중심성에 대한 방정식을 얻을 수 있다.

$$C_D(p_i) = \sum_{k=1}^{N} a(p_i, p_k)$$

[수식 3] 연결중심성의 수학적 정의

자료: Albert-László Barabási, 2016

$$C_d(\nu) = \frac{d(\nu)}{N-1}$$

[수식 4] 네트워크의 상대적 연결중심성

자료: Neven Matas et al, 2017

둘째, 매개중심성(betweenness centrality)은 네트워크 내에서 한 노드가 다른 노드 간의 연결을 매개하는 정도이다(20). 매개중심성은 특정 노드가 다른 노드로 중재 혹은 다리 역할을 수행하는 것을 중심(centrality)으로 보고자 할 때 분석하며, 해당 노드가 다른 노드와의 네트워크를 구축하는데 매개 역할을 얼마나 수행하는지 살펴본다(24).

따라서 매개중심성은 해당 노드가 다른 노드들 사이에 위치하는 정도를 측정하게 되며 계산 방식은 두 노드 간의 최단경로의 수를 측정하게 된다(24)(28). 사회네트워크에서 매개중심성은 최단경로에서 노드가 몇 번 발생하는지 측정함으로써 사회적 중개력(social brokerage power)을 측정할 수 있어 널리 사용되는 중심성이다. 수학적으로 노드i의 매개중심성은 다음과 같이 정의된다. gjk는 노드 j에서 노드 k까지의 최단경로 수이며 gjk(ni)는 노드 I를 통과하는 최단경로의 수이다. 정규화한 상대적 매개중심성은 아래와 같다.

$$C_B(n_i) = \sum_{j<k} \delta_{jk}(n_i) / \delta_{jk}$$

[수식 5] 매개중심성의 수학적 정의

자료: Albert-László Barabási, 2016

$$C_b(\nu) = \frac{\sum_{\nu \neq u \neq t} \frac{\sigma_{ut}(\nu)}{\sigma_{ut}}}{(N-1)(N-2)}$$

[수식 6] 네트워크의 상대적 매개중심성

자료: Neven Matas et al, 2017

매개중심성은 중간에서 매개 또는 중재함으로서 네트워크상의 중심성을 가지며 네트워크 내에서 정보의 교환 또는 자원 흐름에 대하여 억제, 촉진 등의 역할을 수행한다(20)(29).

셋째, 근접중심성(closeness centrality)은 전체 네트워크 내에서 한 노드가 다른 노드와 얼마나 가까이 있는지를 보여주는 척도이다. 전체수준의 중심성을 반영하였으므로 전역 중심성 지표로 볼 수 있으며, 인접 중심성이라고도 한다. 근접도(closeness)란, 네트워크 내 존재하는 특정 노드가 모든 다른 노드들과 얼마나 근접하게 연결되어 있는가이다. 따라서 근접중심성은 특정 노드가 네트워크에 얼마나 중앙에 위치하는지 측정하게 되며, 다른 모든 노드에서 특정 노드까지의 총 그래프 이론에 따른 거리(total graph-theoretic distance)로 측정한다.

특정 노드의 근접중심성이 높을수록 해당 노드는 다른 노드들과 가장 짧은 연결거리를 가지며 전체 노드 상에서 중심성이 된다고 할 수 있다(27-28). 즉, 중요한 노드일

수록 다른 노드까지의 거리가 짧다. 높은 근접중심성을 가지는 특정 노드는 전체 네트워크 내에 속한 다른 노드에 정보를 가장 빠르게 확산시킬 수 있으므로 가장 영향력이 크다고 볼 수 있다. 따라서 근접중심성을 분석하게 되면 전체 네트워크에서 영향력이 가장 큰 노드가 무엇인지 알 수 있다(24).

근접중심성은 한 노드와 네트워크 내 다른 모든 노드들의 거리를 계산하여 최단 거리를 가지는 노드를 파악하며, 노드에서 다른 모든 도달 가능한 노드까지의 평균 거리로 정의된다(12).

근접중심성은 절대적 근접중심성과 이를 정규화한 상대적 근접중심성으로 나뉜다. 한 노드의 절대적 근접중심성은 네트워크 내에서 존재하는 모든 다른 노드들과의 경로 거리를 합한 후, 이를 역수로 측정하여 구한다(24). 상대적 근접성을 수학적으로 나타내면 다음과 같다. d는 두 노드 사이에 측지거리(geodesic distance)이며 노드 I의 근접중심성은 다음과 같이 정의한다.

$$C_c(p_i) = \frac{N-1}{\sum_{k-1}^{N} d(p_i, p_k)}$$

[수식 7] 근접중심성의 수학적 정의

자료: Albert-László Barabási, 2016

$$C_c(\nu) = \frac{(N-1)}{\sum_{\nu \neq u} d_{\nu u}}$$

[수식 8] 네트워크의 근접중심성

자료: Neven Matas et al, 2017

③ Bonacich의 중심성 분석 척도

앞서 프리만(Freeman)이 제시한 연결중심성(Degree Centrality), 매개중심성(Betweenness centrality), 근접중심성(Closeness centrality) 외 경우에 따라 이를 보완한 형태의 중심성을 분석할 수 있다.

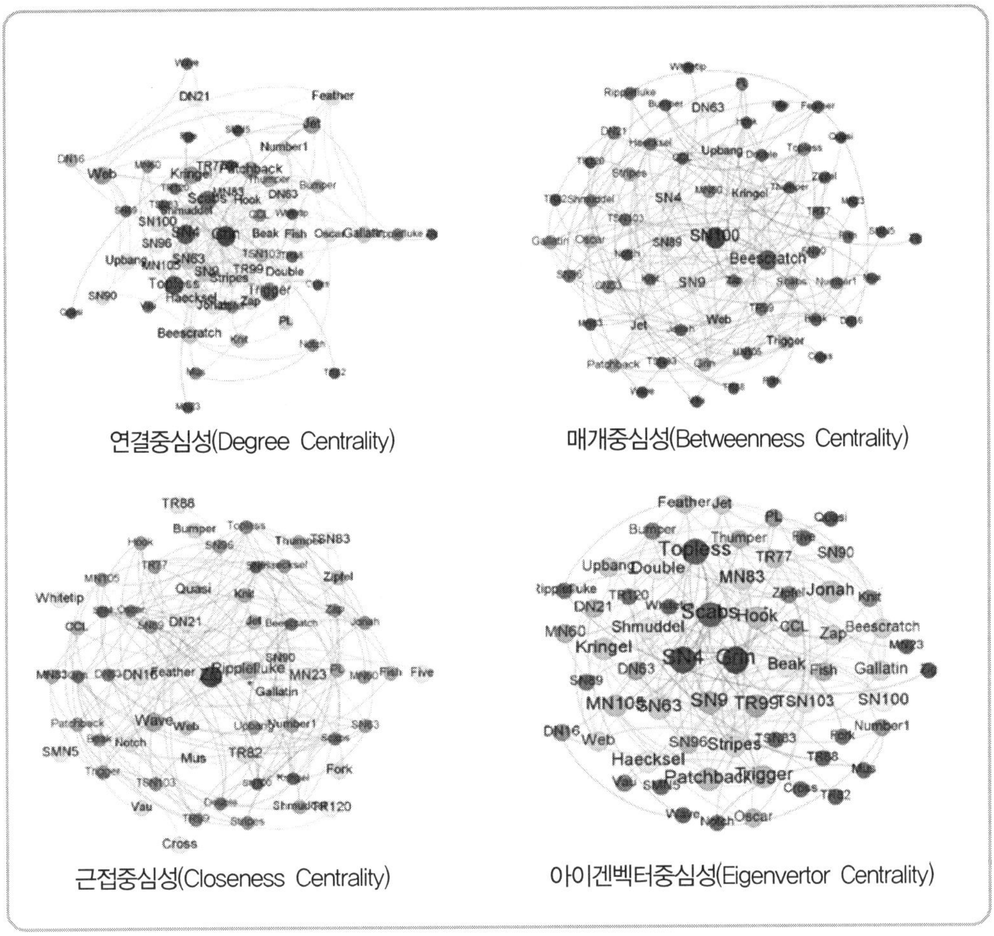

연결중심성(Degree Centrality) 매개중심성(Betweenness Centrality)

근접중심성(Closeness Centrality) 아이겐벡터중심성(Eigenvertor Centrality)

[그림 6-20] 중심성(Centrality)의 종류에 따른 분석 예

자료: https://www.math.fsu.edu/~bertram/lectures/Centrality.pdf

바로 보나시치(Bonacich)의 아이겐벡터중심성(Eigenvector Centrality), 파워중심성(Power centrality)이다. 아이겐벡터중심성과 파워중심성은 위세중심성 개념에서 비롯되었다. 위세중심성은 노드마다 가지고 있는 '영향력' 즉, '위세'가 각기 다르다는 것을 반영한다. 예를 들어, 노드 A는 중심성이 높은 노드 x와 연결되어 있고, 노드 B는 중심성이 낮은 노드 y1, y2, y3와 연결되어 있다. 이런 경우 노드 B보다 노드 A의 영향력이 크다고 볼 수 있다. 즉, 노드 B의 위세보다 노드 A의 위세가 높다. 이러한 관점을 반영하여 연결된 노드들의 중심성에 가중치를 부여해 노드가 가지는 '영향력'을 고려한 척도가 아이겐벡터중심성, 파워중심성이다.

아이겐벡터중심성(Eigenvector Centrality)은 고유벡터 중심성이라고도 하며, 이는 근접중심성을 보완한 것이다. 근접중심성이 네트워크 내에서 한 노드가 다른 노드와 얼마나 가까이 있는지 최단거리의 합으로 보여줌으로써 네트워크 전체 수준의 중심성을 반영하였다면, 아이겐벡터중심성은 아이겐벡터 값에 따라 네트워크 내에 존재하는 각기 다른 영향력을 가지는 노드 중에서 가장 영향력이 큰 노드를 파악할 수 있다. 아이겐벡터중심성은 중심성이 높은 노드 즉, 중요한 이웃과의 연결에 더 높은 중심성 점수를 부여하는 방식으로 측정한다. 아이겐벡터중심성은 노드 v와 상수 λ에 대하여 다음과 같이 정의한다.

$$C_{EV}(\nu) = \frac{1}{\lambda}\sum_{u \epsilon N(\nu)} C_{EV}(u)$$

[수식 9] 네트워크의 아이겐벡터중심성

자료: Neven Matas et al, 2017

파워중심성(Power centrality)은 연결중심성을 보완한 것으로 기존 연결중심성에서 더 나아가 동일한 연결정도를 가진 노드라도 각기 영향력이 다를 수 있음을 고려한 것이다.

$$c_i(\alpha, \beta) = \sum_j (\alpha + \beta_{cj}) R_{ij}$$

[수식 10] 네트워크의 파워중심성

자료: P.Bonacich, 1987

파워중심성은 파워(power)를 무엇으로 보는가에 따라 측정방식이 달라진다. 예를 들어, 노드 A는 노드 x1, x2, x3와 연결되어 있고 노드 B는 y1, y2, y3와 연결되어 있다. 따라서 두 노드 A, B는 3의 동일한 연결정도를 가진다. 그러나 연결된 노드들이 가지고 있는 연결의 수에 따라, 혹은 노드의 의존성(dependency) 따라 각각의 파워 즉 영향력이 달라질 수 있다. [그림 6-21]은 이러한 파워중심성의 특징을 잘 보여주는 예이다. 두 개의 네트워크 A와 B는 가상 도시 네트워크를 나타내며 노드는 도시, 연결된 엣지는 자원의 흐름을 나타낸다. 각 네트워크 별로 검정색으로 표시된 도시를 주목하면, 검정색의 두 도시는 모두 동일한 연결정도를 보여주고 있다. 또한 모두 자신이 속한 네트워크에서 가장 중심적인 도시이다. 그러나 두 도시가 가지는 영향력은 다르다. 첫째, 연결된 노드 수에 따른 관점이다. 도시와 연결된 수가 많을수록 영향력을 미치며 이를 파워라고 본다면, A 네트워크에 속한 검정색 도시의 노드가 더 많은 연결 수를 가지고 있어 자원의 집중과 흐름과 관련하여 더 많은 역할을 수행할 수 있음을 보여준다(15). 둘째, 노드의 의존성에 따른 관점이다. 만약 의존성을 파워로 본다면, B 네트워크에 속한 검정색 도시가 더 영향력 즉 파워가 있다고 볼 수 있다. A 네트워크에 속한 검정색 도시의 경우 다른 도시들은 검정색 도시가 아니어도 자원교류 등이 가능한 대안 도시가 있으므로 A 네트워크는 다른 도시와의 교류, 통제 등에 있어 영향력이 부족하다. 그러나 B 네트워크는 다르다. 유일한 대안이 B 네트워크의 검정색 도시이므로 다른 도시들은 이곳에 의존할 수밖에 없다. 따라서 이러한 경우 B 네트워크 검정색 도시가 미치는 영향력이 더 크다고 볼 수 있다(15).

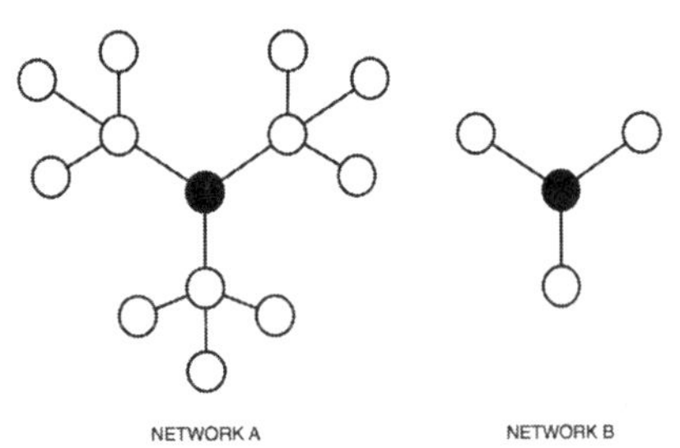

[그림 6-21] 파워중심성의 예

자료: Z.P. Neal,2011

3 통계 분석 실습

1) 연구질문 및 연구목적

(1) 연구질문

- 행복 연구에서 행복을 구성하는 요인들 간 관계가 어떻게 형성되어 있을까?

(2) 연구목적

- 목적 1: 기존의 행복 연구동향 분석을 통해 행복을 구성하는 주요한 요소를 감정적 요인(긍정정서, 부정정서)으로 하였는지 확인하고자 한다.
- 목적 2: 기존의 행복 연구동향 분석을 통해 행복을 구성하는 요소들의 구조적 특징을 확인하고자 한다.

2) 가상 자료를 활용한 주요 변수

(1) 노드(node) 리스트 일부

ID	Attribute
성취감	주관적 만족
경제력	경제적 안정
사회적 네트워크	관계
일자리	일
건강	건강
가정환경	환경
몰입	주관적 만족

- 노드(node) 설정: 최근 국내 행복연구의 초록에 등장한 주요 키워드로 선정하였다.
- 속성(Attribute) 설정: 연구자가 연구에서 설정한 행복을 구성하는 요인들의 범주로 부여하였다.
- Attribute는 노드의 속성정보로 분석 목적에 따라 다양하게 구성할 수 있다.
- ID와 Attribute는 첫 글자를 꼭 대문자로 입력한다.
- 데이터 파일 저장은 .CSV 형태로 한다.

(2) 엣지(edge) 리스트 일부

Source	Target
가정환경	사회적 네트워크
가족관계	건강
건강	주거
경제력	건강
긍정	삶의 만족
몰입	자아실현
부정	자존감
성취감	건강

- 엣지(edge) 설정: 초록에 함께 등장한 경우 관계가 있는 것으로 설정하였다.
- Source와 Target은 첫 글자를 꼭 대문자로 입력한다.
- Source와 Target은 ID로 구성되며, 둘의 관계는 방향성이 있을 수도 있고, 없을 수도 있다.
- 방향성이 있는 경우 예) 수출입관계, 감염관계
- 방향성이 없는 경우 예) 관계유무
- 데이터 파일 저장은 .CSV 형태로 한다.

3) Gephi software를 활용한 분석 과정

(1) 분석 프로그램 설치하기

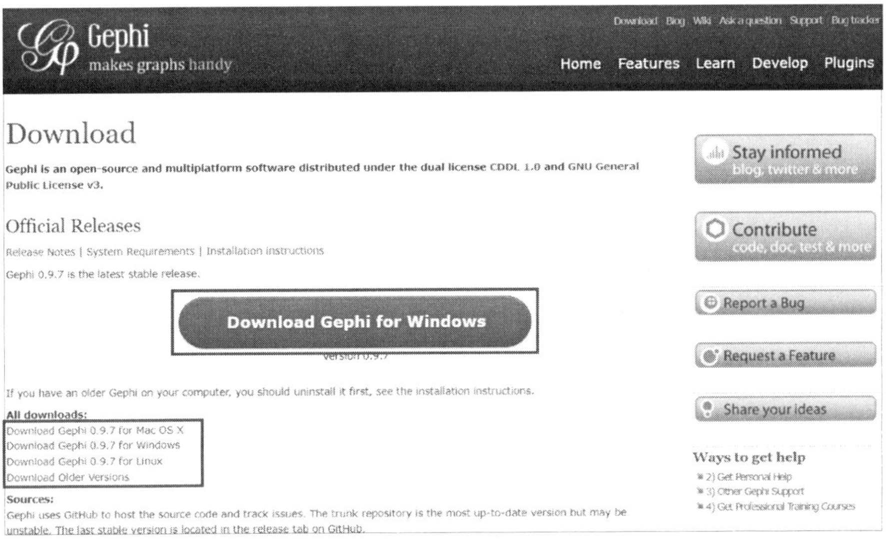
Gephi
makes graphs handy
Download Blog Wiki Ask a question Support Bug tracker
Home Features Learn Develop Plugins
Download
Gephi is an open-source and multiplatform software distributed under the dual license CDDL 1.0 and GNU General Public License v3.
Official Releases
Release Notes | System Requirements | Installation instructions
Gephi 0.9.7 is the latest stable release.
Download Gephi for Windows
If you have an older Gephi on your computer, you should uninstall it first, see the installation instructions.
All downloads:
Download Gephi 0.9.7 for Mac OS X
Download Gephi 0.9.7 for Windows
Download Gephi 0.9.7 for Linux
Download Older Versions
Sources:
Gephi uses GitHub to host the source code and track issues. The trunk repository is the most up-to-date version but may be unstable. The last stable version is located in the release tab on GitHub.
Stay informed
blog, twitter & more
Contribute
code, doc, test & more
Report a Bug
Request a Feature
Share your ideas
Ways to get help
2) Get Personal Help
3) Other Gephi Support
4) Get Professional Training Courses

* 홈페이지를 접속(https://gephi.org/users/download/)하여 버전에 맞게 프로그램 다운로드 가능

* Gephi 프로그램은 초보자도 쉽게 이용할 수 있다는 점에서 접근성, 용이성이 높고, 무료로 이용할 수 있다는 장점이 있다.

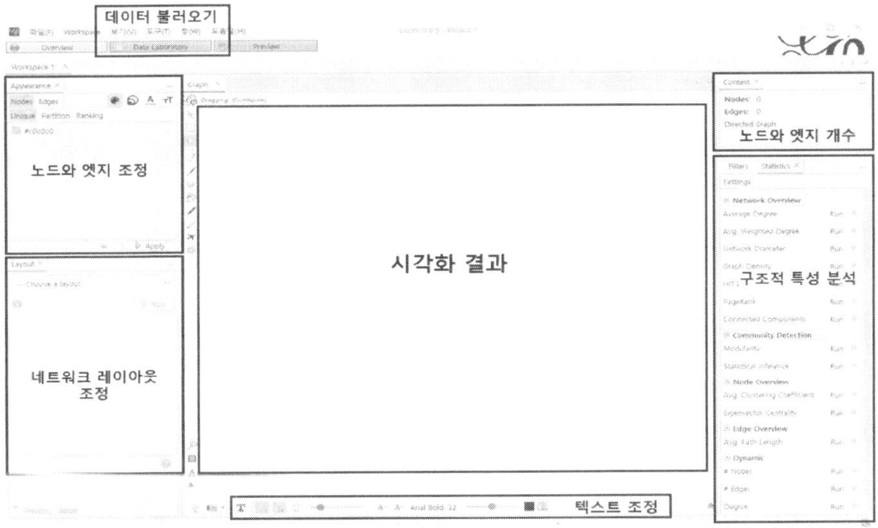

[그림 6-22] Gephi software 초기화면

(2) 데이터 파일 불러오기

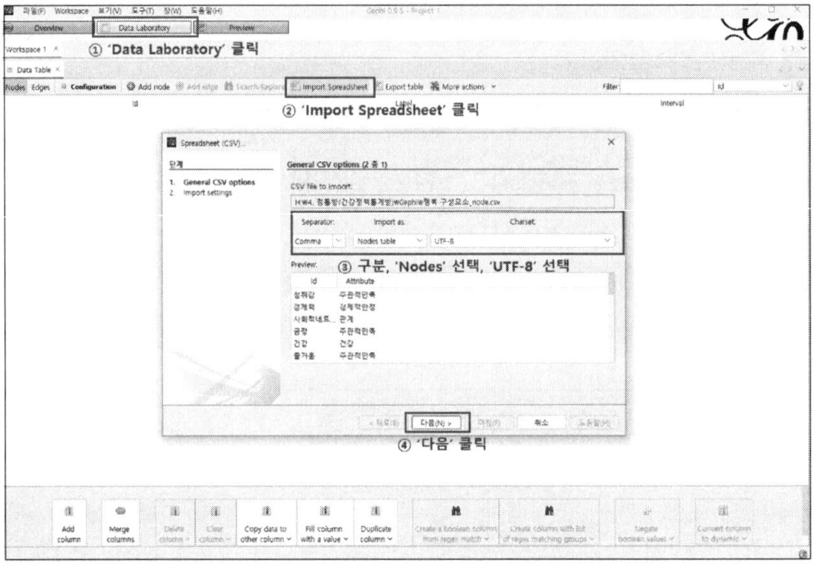

③: 엑셀파일의 구분자(콤마, 세미콜론, 탭, 스페이스)에 따라 선택한다.

③: 엑셀파일의 언어 설정에 따라 문자인코딩(한글은 UTF-8)을 선택한다.

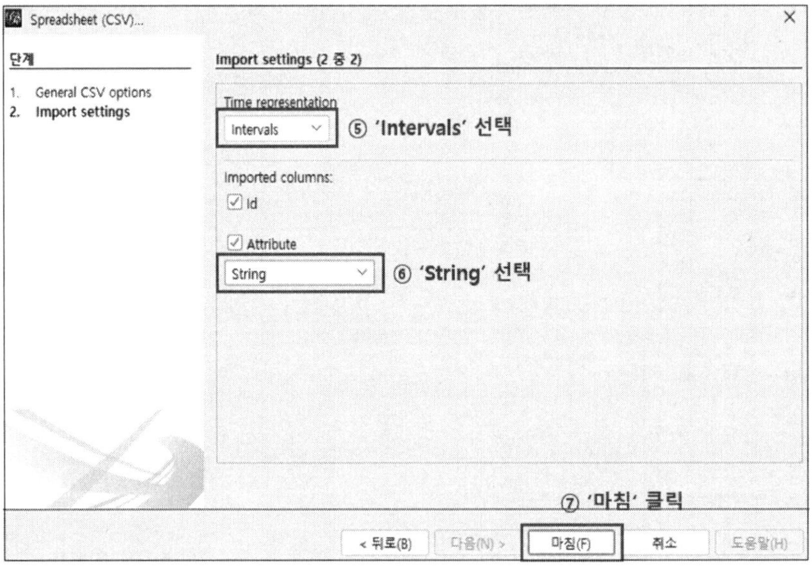

⑤: 엑셀파일 형태가 시간 순서에 따라 나열된 경우 'Timestamps' 선택, 그렇지 않은 경우 'Intervals' 선택한다.

⑥: 속성이 문자 형태인 경우 'String', 숫자 형태인 경우 'Integer' 선택한다.

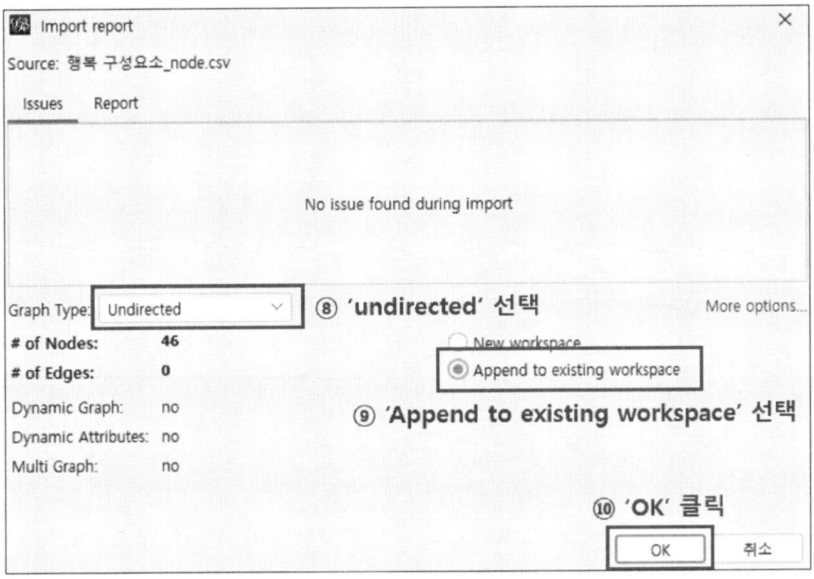

⑧: 그래프 형태가 방향성이 있는 경우 'Directed', 없는 경우 'Undirected' 선택한다.
⑨: 만들고 있는 네트워크 파일에 덮어쓰기 하는 경우 'Append to existing workspace' 선택한다.
* 엣지(edge) 데이터도 동일한 순서로 불러오기를 진행한다.

(3) 시각화 표현하기

[표 6-6] Gephi 프로그램 네트워크 레이아웃

종류	특징[1]
Contraction	노드 간 멀리 떨어져 배치되어 그래프가 잘 보이지 않는 경우 전제 네트워크를 시각화하는데 어려움이 있을 수 있다. 그 때 이 알고리즘을 사용하면 네트워크를 축소하고 밀도를 높일 수 있다. • Scale factor: 축소한 그래프 크기와 원본 그래프의 비율로 축척 비율이 0.7이면 원래 그래프 크기는 30%만큼 축소되는 것을 의미한다.
Expansion	노드 간 매우 가깝게 배치되어 조밀한 경우에도 네트워크를 시각화하는데 어려움이 있다. 이 알고리즘은 네트워크를 확장하고 더 세밀하게 표시할 수 있다. 작동방식은 Contraction알고리즘과 유사하며 Scale factor를 2로 선택한 경우 네트워크는 원리 크기의 두 배로 확장한다. 즉, 노드 크기는 동일하지만 기장지리의 길이가 두 배로 증가하게 된다.

종류	특징[1]
Force Atlas, Force Atlas2	Force Atlas 알고리즘은 웹 네트워크와 같은 실제 네트워크를 위한 공간 레이아웃 알고리즘으로 작은 세상 네트워크(small-world network)로 알려진 특수한 종류의 네트워크에 속하며, 무척도 네트워크(scale-free network)라고도 한다. • Inertia: 알고리즘을 반복할 때마다 노드가 그래픽 공간에서 위치를 변경하는 빈도를 결정하는 정도로 0.1은 노드가 공간에서 정적인 반면 50.0은 노드가 공간위치를 근본적으로 변경할 수 있음을 의미한다. • Repulsion Strength: 노드가 다른 노드를 밀어내는 힘 • Attraction Strength: 연결된 노드의 각 쌍이 서로를 끌어당기는 정도로 Repulsion Strength가 모든 노드에 적용되는 반면, 이 알고리즘은 인접한 노드 쌍에만 적용된다는 차이가 있다. • Maximum Displacement: 각 노드가 초기 위치로부터 최종 레이아웃에 변위될 수 있는 양에 제한을 두는 경우 • Auto Stabilize Function: 불안정한 노드의 동결을 활성화시켜 네트워크를 안정화하고 알고리즘의 수렴을 더 빠르게 달성하게 한다. • Autostab Strength: Auto Stabilize Function이 선택될 때의 강도선택 • Autostab Sensibility: Inertia값이 스스로 적응하는 범위와 속도 정의 • Gravity: 모든 노드가 그래프의 중심으로 끌어당기는 힘 • Attraction Distribution: 권위 있는 노드들을 중앙 집중화하고 허브를 레이아웃의 경계로 밀어 넣으려고 하는 경우 • Adjust by Sizes: 겹치는 노드의 수를 최소화 • Speed: 알고리즘 수렴 속도를 높이려는 경우(정밀도는 떨어지게 함) Force Atlas2 알고리즘은 최종 레이아웃의 질과 알고리즘 계산속도 사이의 균형을 유지함으로써 Force Atlas의 단점을 보완하기 위해 등장했다. 이 알고리즘은 대규모 네트워크에 대한 성능이 뛰어나다. • Dissuade Hubs: 네트워크 주변에 허브를 배치하는 경우 • LinLog mode: 더욱 밀접하게 결합된 클러스터를 생성 • Prevent Overlap: 노드 겹침을 방지 • Edge weight influence: 엣지 가중치에 얼마나 많은 가중치를 부여해야 하는지 정의하는 것으로 0은 가장자리 가중치를 부여하지 않고, 1은 가장자리에 완전한 가중치를 부여한다. • Scaling: 노드의 근접성을 정의하며, 값이 작으면 조밀한 그래프이고 값이 크면 엉성한 그래프가 형성된다. • Stronger Gravity: 대부분의 노드를 중앙으로 끌어들이려는 경우 • Gravity: 그래프에 적용될 강도 • Tolerance: Force Atlas의 Inertia와 유사한 명령어 • Approximate Repulsion: 계산 복잡도를 줄여 실행을 빨리하는 경우

종류	특징[1]
Fruchterman Reingold	Gephi 표준 알고리즘 중 하나로 자주 사용되는 레이아웃이다. 이 알고리즘은 가장자리 가중치를 고려하지 않음으로써 전체 시스템의 에너지는 최소화하고 최적화된 네트워크 레이아웃을 찾으려는 것이 특징이다. • Area: 최종 그래프가 배치될 영역을 정의 • Gravity: Force Atlas, Force Atlas2 알고리즘에서의 개념과 유사 • Speed: 알고리즘의 수렴 속도를 정의
Label Adjust	그래프 레이블 레이아웃을 조정하는데 사용되는 알고리즘으로 그래프 내 레이블을 구별하고 명확하게 읽을 수 있도록 한다.
Noverlap	노드 간 겹침을 없애고 시각화하는 경우 기본 레이아웃에 추가하여 적용하는 옵션
Random Layout	정의된 목적이 없으며, 그래프에서 가상의 직사각형 공간에 노드를 배치하려는 경우에 유용한 알고리즘으로 일반적으로 사용되지는 않는다.
Rotate	시계 방향 회전 레이아웃 알고리즘을 사용하여 시계방향으로 90도 회전된 네트워크를 시각화할 수 있다. 이 알고리즘은 기본 레이아웃이 만족스럽지 않은 경우 유용하게 사용될 수 있다.
Yifan Hu, Yifan Hu Proportional	모든 노드 쌍을 고려하는 Force Atlas알고리즘과 달리 인접 노드쌍만 고려함으로써 노드 간 반발을 최적화하는 방식을 통해 알고리즘 수렴 속도가 빠르다. • Optimal Distance: 노드 간 거리를 조정할 수 있는 값으로 멀리 떨어지게 하려면 큰 값을 사용하고, 조밀한 그래프를 그리려면 작은 값을 사용한다. • Relative Strength: 그래프에서 밀어내는 힘과 끌어당기는 힘 사이의 비율 • Initial Step Size: 초기 단계 크기 • Step ratio: 레이아웃 실행동안 크기를 다시 계산하고 업데이트 • Convergence threshold: 알고리즘 실행을 중지하기 위한 임계값 설정으로 값이 크면 정확도가 낮아지고, 작으면 정확도가 높아진다. • Quadtree Max Level: 값이 클수록 정확도가 높아진다. • Theta: 값이 작을수록 정확도가 높아진다. Yifan Hu Proportional 알고리즘은 그래픽 공간에서 노드 배치를 위해 비례 이동 전략을 사용하는 것으로 Yifan Hu 알고리즘과 매우 유사하다. 정확도와 속도도 거의 비슷하다.

1) Khokhar, D. (2015). Gephi cookbook. Packt Publishing Ltd.을 수정하여 요약하였음

(4) 구조분석 결과 추출

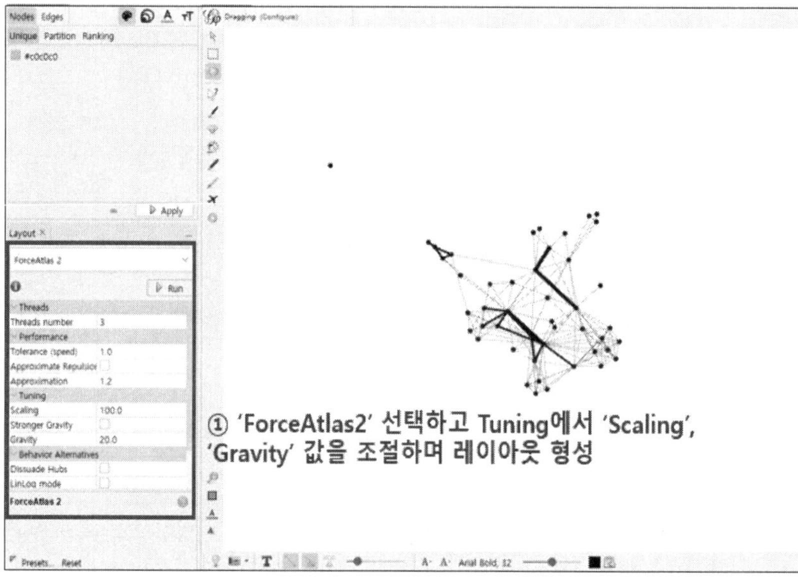

①: 레이아웃 설정을 통해 그래프 시각화를 어떻게 보여줄 것인지 선택한다. 레이아웃 상세 값 설정에서 그래프를 좀 더 잘 보여줄 수 있으므로 다양한 값 들을 넣어서 확인해본다.

* 레이아웃의 구분은 [표 6-6] Gephi 프로그램 네트워크 레이아웃을 참고

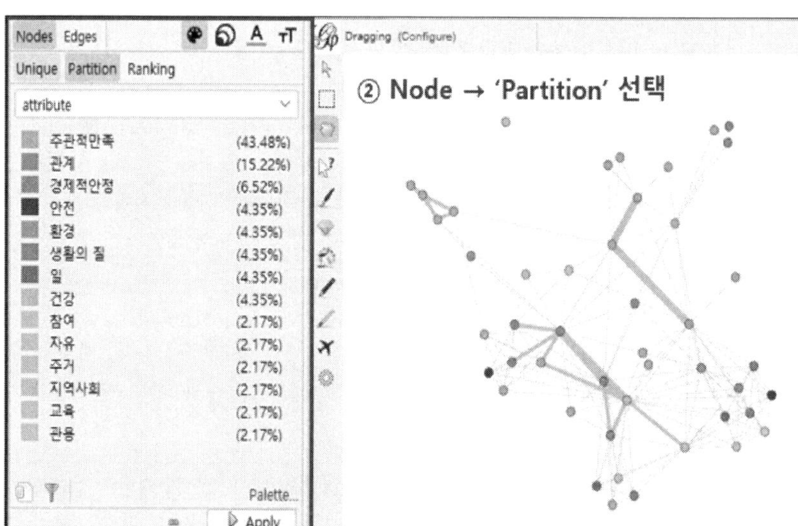

②: 노드의 색깔을 속성으로 지정해 주요 키워드들이 주로 어떤 성격을 나타내고 있는지 시각화한다. Palette에서 노드의 색깔 범주들을 변경할 수 있다.

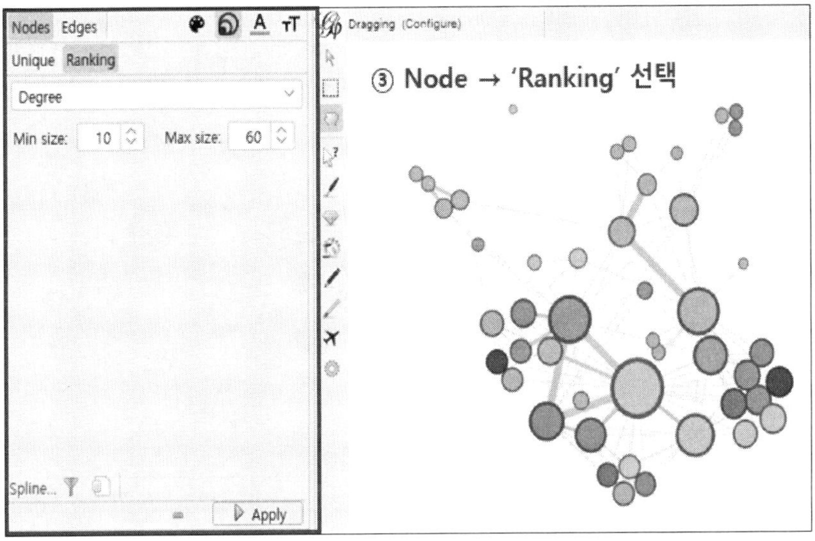

③: 노드의 크기를 연결이 많은 순서에 따라 시각화하기 위해 Degree 순수에 따라 보여준다. 노드의 크기는 가장 작은 크기와 가장 큰 크기를 자유롭게 설정할 수 있다.

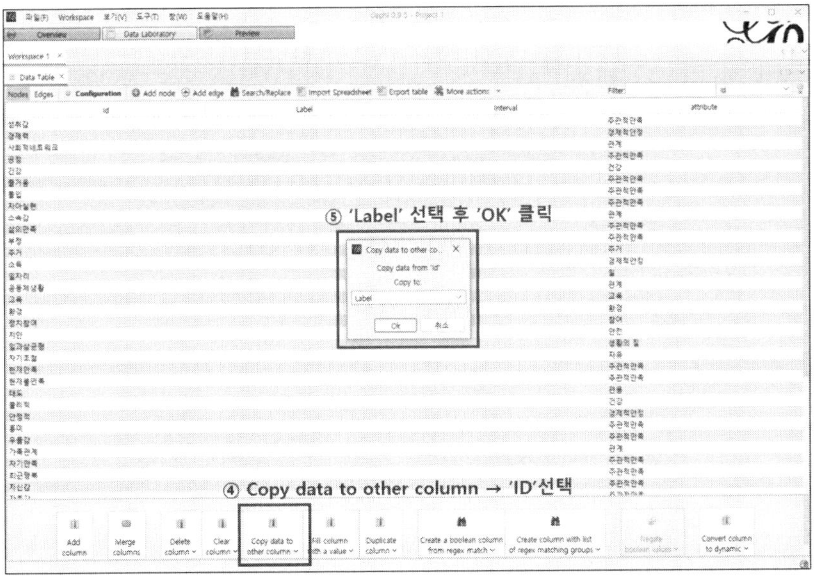

④-⑤: 노드에 라벨을 붙이기 위해 데이터파일에서 ID명을 Label명으로 붙이는 작업을 한다. 연구자가 보이고 싶은 라벨명은 자유롭게 선택이 가능하다.

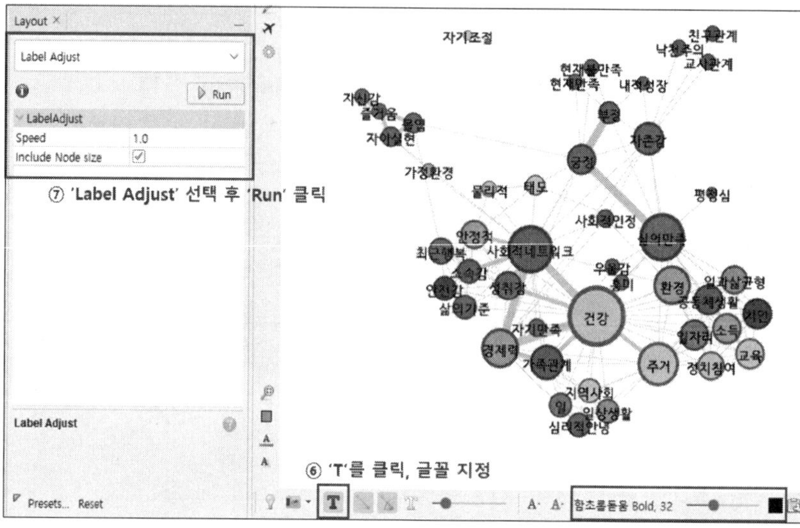

⑥: T를 클릭하면 노드에 라벨명이 붙는다. 이때 한글의 경우 깨지는 경우가 발생하는데, 글꼴을 한글 글꼴로 설정해주면 잘 보인다. 추가로 글씨 굵기와 크기 등을 설정가능하다.

⑦: 라벨이 겹쳐 보이지 않게 하기 위해 레이아웃 설정에서 Label Adjust를 추가로 시행한다.

4) 결과 요약 및 해석

(1) 시각화 및 구조적 특징

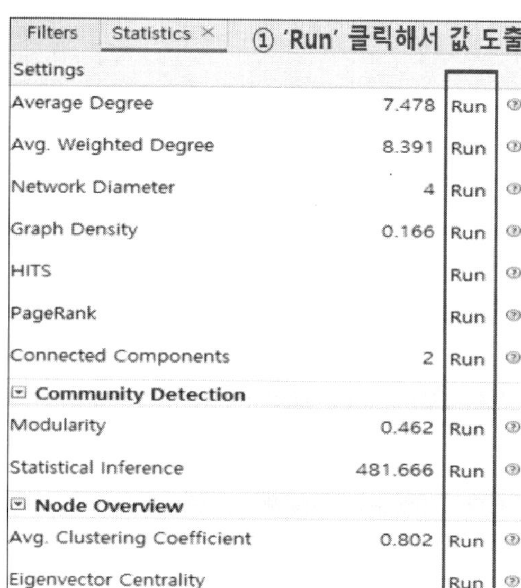

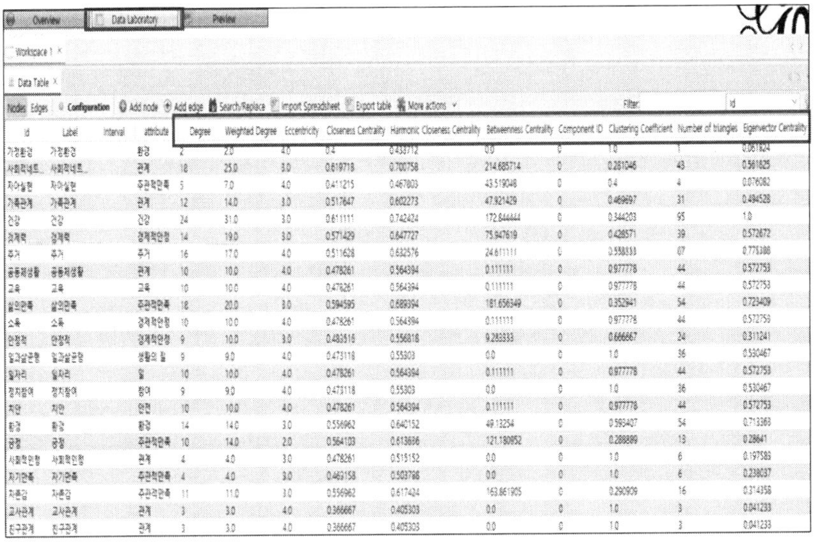

Id	Label	Interval	attribute	Degree	Weighted Degree	Eccentricity	Closeness Centrality	Harmonic Closeness Centrality	Betweenness Centrality	Component ID	Clustering Coefficient	Number of triangles	Eigenvector Centrality
가정환경	가정환경		환경	2	2.0	4.0	0.4	0.433712	0.0	0	1.0	1	0.061824
사회적네트...	사회적네트...		관계	18	25.0	3.0	0.619718	0.700758	214.685714	0	0.281046	43	0.561825
자아실현	자아실현		주관적만족	5	7.0	4.0	0.411215	0.467803	43.519048	0	0.4	4	0.076082
가족관계	가족관계		관계	12	14.0	3.0	0.517647	0.602273	47.921429	0	0.469697	31	0.494528
건강	건강		건강	24	31.0	3.0	0.611111	0.742424	172.844444	0	0.344203	95	1.0
경제력	경제력		경제적안정	14	19.0	3.0	0.571429	0.647727	75.947619	0	0.428571	39	0.572672
주거	주거		주거	16	17.0	4.0	0.511628	0.632576	24.611111	0	0.558333	07	0.775388
공동체생활	공동체생활		관계	10	10.0	4.0	0.478261	0.564394	0.111111	0	0.977778	44	0.572753
교육	교육		교육	10	10.0	4.0	0.478261	0.564394	0.111111	0	0.977778	44	0.572753
삶의만족	삶의만족		주관적만족	18	20.0	3.0	0.594595	0.689394	181.656349	0	0.352941	54	0.723409
소득	소득		경제적안정	10	10.0	4.0	0.478261	0.564394	0.111111	0	0.977778	44	0.572759
안정적	안정적		경제적안정	9	10.0	3.0	0.483516	0.556818	9.283333	0	0.666667	24	0.311241
일과삶균형	일과삶균형		생활의 질	9	9.0	4.0	0.473118	0.55303	0.0	0	1.0	36	0.530467
일자리	일자리		일	10	10.0	4.0	0.478261	0.564394	0.111111	0	0.977778	44	0.572753
정치참여	정치참여		참여	9	9.0	4.0	0.473118	0.55303	0.0	0	1.0	36	0.530467
치안	치안		안전	10	10.0	4.0	0.478261	0.564394	0.111111	0	0.977778	44	0.572753
환경	환경		환경	14	14.0	3.0	0.556962	0.640152	49.13254	0	0.593407	54	0.713363
긍정	긍정		주관적만족	10	14.0	2.0	0.564103	0.613636	121.180952	0	0.288889	13	0.28641
사회적인정	사회적인정		관계	4	4.0	3.0	0.478261	0.515152	0.0	0	1.0	6	0.197583
자기만족	자기만족		주관적만족	4	4.0	3.0	0.463158	0.503788	0.0	0	1.0	6	0.238037
자존감	자존감		주관적만족	11	11.0	3.0	0.556962	0.617424	163.861905	0	0.290909	16	0.314358
교사관계	교사관계		관계	3	3.0	4.0	0.366667	0.405303	0.0	0	1.0	3	0.041233
친구관계	친구관계		관계	3	3.0	4.0	0.366667	0.405303	0.0	0	1.0	3	0.041233

①: Overview 화면에서 구조분석 결과를 Run으로 돌린 후에 Data Laboratory에서 각 노드의 구조적 특성 값, 중심성 값을 확인할 수 있다.

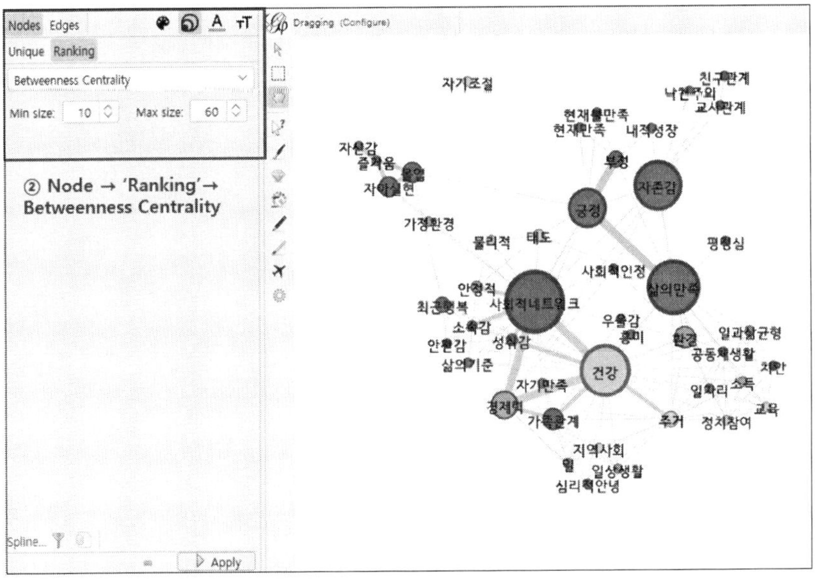

②: 구조분석 결과를 도출한 후에는 노드의 크기나 색깔을 구조분석 결과에 따라 설정이 가능하다.

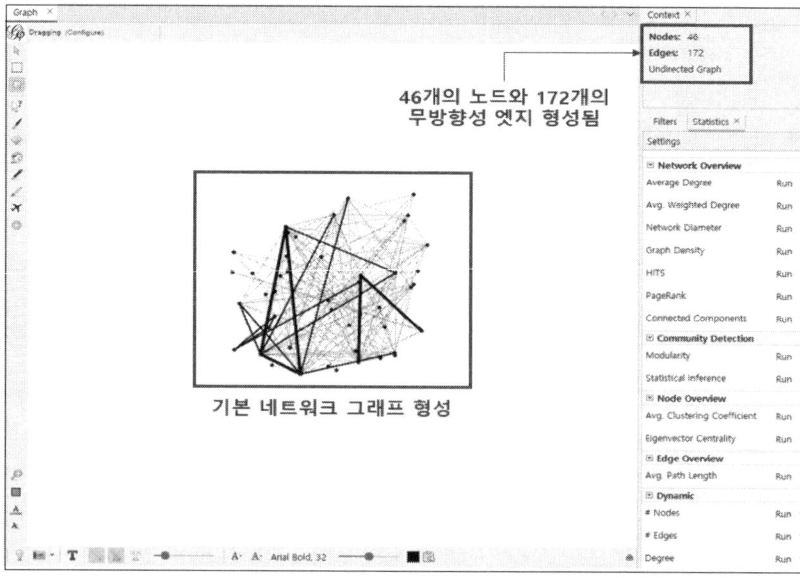

[그림 6-23] 데이터 불러오기 직후 생성결과

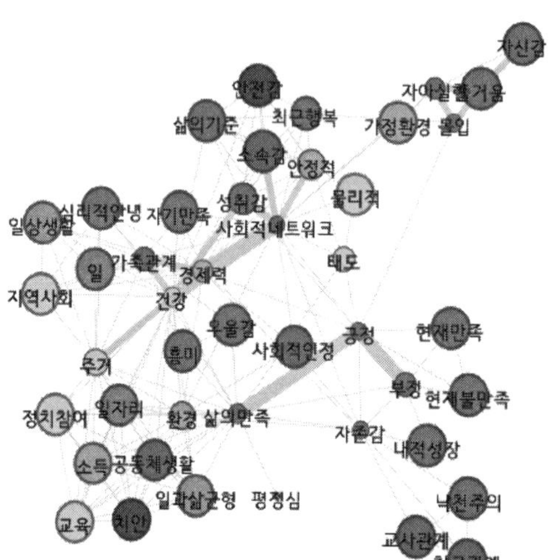

[그림 6-24] Clustering Coefficient

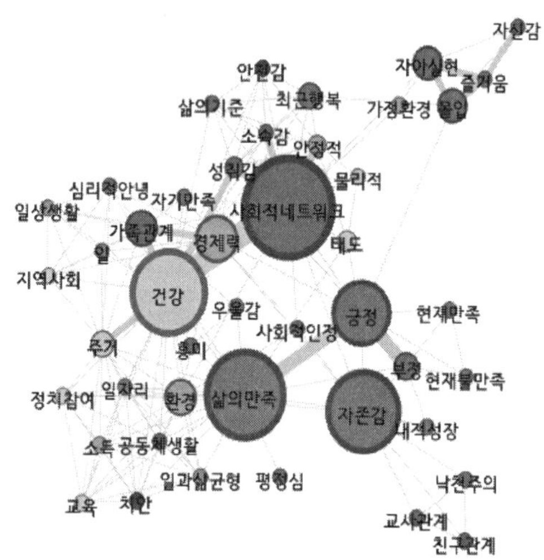

[그림 6-25] Betweenness Centrality

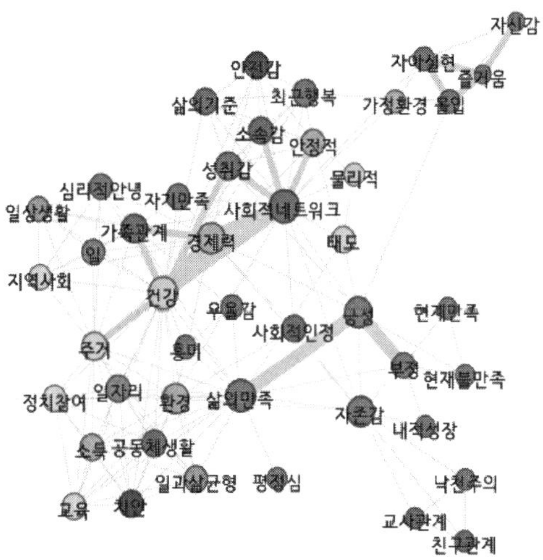

[그림 6-26] Closeness Centrality

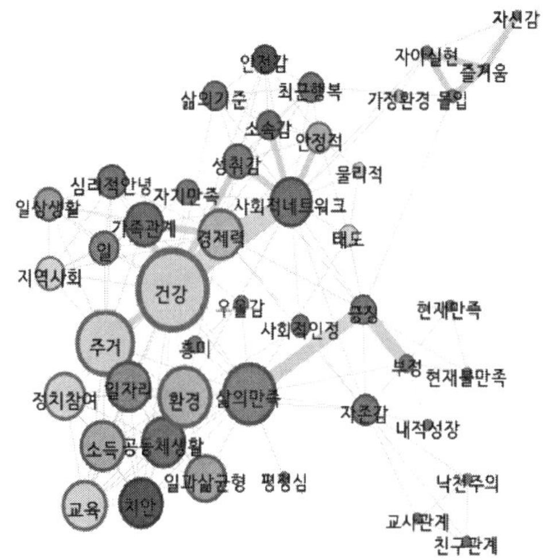

[그림 6-27] Eigenvector Centrality

[표 6-7] 전체 네트워크 기본속성

Number of Nodes	Number of Edges	Network Diameter	Avg. path length	Graph Density	Connected Components	Avg. Clustering Coefficient
46	172	4	2.234	0.166	2	0.802

• 네트워크 구조적 특성 결과해석

▶ 전체 네트워크 분석결과, 네트워크의 크기는 46개 노드, 172개의 연결로 나타났다.

▶ 네트워크 내에서 직경(Diameter)은 작을수록 신속한 정보전달이 가능해지고 효율성이 높다고 할 수 있으며, 이 그래프에서는 직경거리가 4로 나타났다.

▶ 네트워크 내 모든 노드 쌍의 연결거리 평균은 2.234로 짧은 연결고리 형태로 나타나 임의의 두 노드가 평균적으로 두 세 개의 중간 매개 노드를 통해 연결이 가능한 것으로 나타났다.

▶ 그래프 밀도는 네트워크 노드들 사이에 연결된 정도를 의미하고, 전체 노드들이 연결된 개수로 표현된다. 밀도가 높은 네트워크는 노드 간 연결 관계가 많다는 의미로 해석할 수 있다. 밀도 값의 범위는 0에서 1 사이로 1에 가까울수록 네트워크 연결 관계의 응집성, 결속도, 복잡성이 높다고 할 수 있다. 이 그래프의 밀도는 0.166으로 나타나 키워드 간 응집성은 다소 낮은 것으로 나타났다.

▶ 그래프의 정점 하위집합을 최대로 연결했을 때(Connected Components) 그래프는 크게 2개의 그룹으로 나타났다.

▶ 군집화 계수(Clustering Coefficient)는 현재 네트워크에서 예측 가능한 최대 링크 수에서 실제 존재하는 링크 수를 나눈 값으로 네트워크의 응집성을 알 수 있는 수치로 모든 노드들이 서로 연결될수록 1에 가깝고, 서로 관계가 없는 경우 0에 가까운 값을 나타낸다. 이 네트워크에서 평균 군집화 계수 값이 0.802로 나타났는데, 그래프 밀도가 낮은 것으로 보아 몇몇 노드들의 연결성이 높아 평균 계수 값이 높은 것으로 볼 수 있다.

(2) Degree Distribution

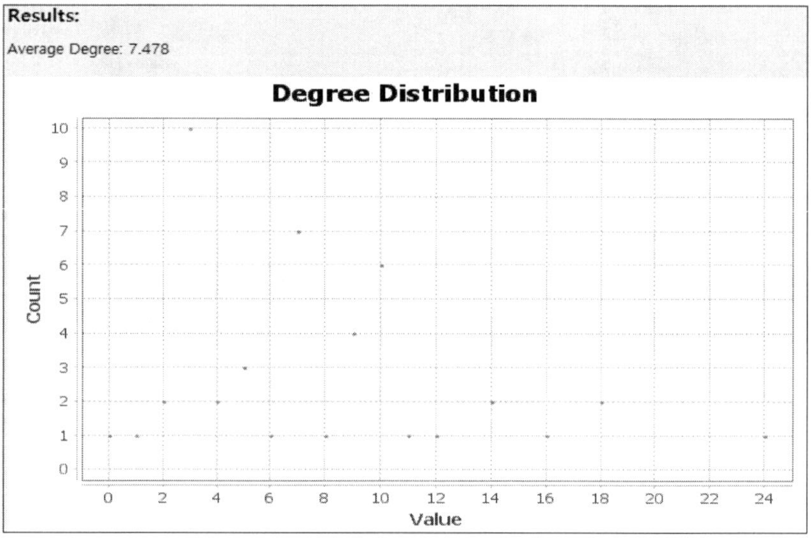

• Degree Distribution 결과 해석

▶ 각 노드와 연결된 엣지 수의 분포를 그린 결과, 정규분포(무작위 네트워크)와 멱함수분포(무척도 네트워크)의 사이의 네트워크 형태인 좁은 세상 네트워크 형태가 나타났다. 1개의 노드가 24개의 링크를 가지기도 하지만, 강력한 허브를 형성하지 않은 상태이다. 이 네트워크 형태의 특징은 높은 군집화 계수(0.802), 짧은 경로거리(2.234)가 특징적이며, 주로 논문의 공저 네트워크나 전염병이나 소문 등과 같은 유유상종 현상에서 나타나기도 한다.

(3) 중심성 분석

[표 6-8] 상위 10개 Betweenness Centrality키워드

순위	키워드	중심성 값	순위	키워드	중심성 값
1	사회적 네트워크	214.685	6	경제력	75.947
2	삶의 만족	181.656	7	환경	49.132
3	건강	172.844	8	가족관계	47.921
4	자존감	163.861	9	몰입	44.542
5	긍정	121.180	10	자아실현	43.519

매개중심성(Betweenness Centrality) 결과 해석

▶ 매개중심성은 한 노드가 다른 노드와 네트워크를 구축할 때, 중개자 혹은 다리 역할을 얼마나 수행하고 있는지를 측정하는 개념으로 높은 매개중심성을 가진 노드는 네트워크의 정보 흐름을 통제하는데 큰 영향력을 가진다고 할 수 있다. 이 네트워크에서는 사회적 네트워크가 214.685, 삶의 만족 181.656, 건강 172.844, 자존감 163.861 등의 순으로 나타났다. 이를 통해 국내

행복 연구에서 사회적 네트워크와 같은 관계요소, 삶의 만족과 자존감, 긍정과 같은 주관적인 만족감 요소, 건강 요소가 다른 요인들과 연결하여 행복연구를 이끌어 가고 있음을 확인할 수 있었다.

▶ 근접중심성과 비교했을 때, 자존감, 몰입, 자아실현 키워드가 높은 매개중심성, 낮은 근접중심성의 특징을 나타냈다. 이러한 특징이 나타난 키워드는 소수 키워드들의 집합을 전체 네트워크로 연결하는 것을 통제하는 키워드라고 할 수 있다.

[표 6-9] 상위 10개 Closeness Centrality 키워드

순위	키워드	중심성 값	순위	키워드	중심성 값
1	사회적 네트워크	0.6197	6	자존감	0.5569
2	건강	0.6111	7	환경	0.5569
3	삶의 만족	0.5945	8	가족관계	0.5176
4	경제력	0.5714	9	주거	0.5116
5	긍정	0.5641	10	성취감	0.5

• 근접중심성(Closeness Centrality) 결과 해석

▶ 근접중심성은 네트워크의 모든 노드들과 얼마나 근접하게 연결되어 있는지를 측정하는 개념으로 각 노드에 도달하는 연결거리와 관련이 있다. 근접중심성 분석을 통해 네트워크 전역에서 가장 영향력을 가지는 노드가 무엇인지를 알 수 있다. 이 네트워크에서 사회적 네트워크가 0.6197, 건강0.6111, 삶의 만족 0.5945, 경제력 0.5714 등의 순으로 나타났다. 이를 통해 사회적 네트워크, 건강이 행복 연구에서 중심 주제로 등장한다는 것을 추론할 수 있다.

[표 6-10] 상위 10개 Eigenvector Centrality 키워드

순위	키워드	중심성 값	순위	키워드	중심성 값
1	건강	1.0	6	교육	0.5727
2	주거	0.7753	7	소득	0.5727
3	삶의 만족	0.7234	8	일자리	0.5727
4	환경	0.7133	9	치안	0.5727
5	공동체생활	0.5727	10	경제력	0.5726

• 아이겐벡터중심성(Eigenvector Centrality) 결과 해석

▶ 아이겐벡터중심성은 네트워크 내에서 가장 영향력 있는 중심노드를 찾는데 유용하다. 아이겐벡터중심성은 근접중심성과 유사하기도 하다. 근접중심성이 한 노드의 전체거리로부터 계산된 개념이라면, 아이겐벡터중심성은 영향력이 높은 노드에 연결되어 있는 다른 노드(A)가 영향력이 낮은 노드에 연결되어 있는 노드(B)보다 중심성이 높다는 관점을 반영한 척도이다. 즉, 근접중심성이 전역적 수준에서의 중심성을 설명하지만 각 노드의 성격을 반영하지 못해 중요한 패턴을 발견하지 못하는 경우를 아이겐벡터중심성이 보완하는 것이다.

▶ 이 네트워크에서 아이겐벡터중심성은 근접중심성 [표 6-10]과 달리 건강이 1.0으로 가장 높았고, 주거 0.7753, 삶의 만족 0.7234, 환경 0.7133 등의 순으로 나타났다. 이러한 결과를 통해 행복에 영향을 미치는 요소들이 개인적 수준의 건강, 주거, 삶의 만족뿐 아니라 개인을 둘러싸고 있는 환경이나 공동체생활, 일자리, 치안 등의 거시적 요소들이 행복 연구에서 중요하고 다뤄지고 있는 것으로 나타났다.

부록 1 네트워크 분석을 활용하여 분석한 선행 연구사례

보건의료 분야에서 네트워크 분석을 활용한 사례를 몇 가지 소개하고자 한다. 첫 번째 사례는 Mike K.P.So et al. (2020)의 연구로 네트워크 연결을 통해 COVID-19 팬데믹 위험을 시각화한 연구다. 2019년 COVID-19 발생 이후, COVID-19와 관련한 네트워크 분석 연구가 많이 시행되었다. 이 연구는 질병 역학에서 기존에 다루던 질병의 전파에 대한 네트워크에서 더 나아가 방대한 규모의 팬데믹 네트워크(pandemic networks) 분석을 실시하여 이를 시각화하였다. 이 연구는 COVID-19의 확진자 수를 기반으로 전 세계 팬데믹 네트워크를 구성하였으며 이를 통해 확진자 수의 변화 관계를 파악할 수 있게 하였다. 확진자 수는 해당 국가의 DB를 활용하였고 네트워크 그래프는 지역을 노드(node)로 엣지(edge)를 두 지역 간 확진자 수 변화의 상관관계로 설정하였다. 상관분석 결과 0.5>인 경우 두 지역을 연결하였다. 이를 통해 전세계 일일 확진자수를 기간별로 구분하여 기간별 네트워크 그래프를 보여줌으로써 팬데믹 위험에 대한 시각화를 제공하였다.

두 번째 사례는 MariaDi Blasi et al. (2021)의 연구로 COVID-19와 관련한 심리적 고통 네트워크(psychological distress network)에 관한 것이다. 이 연구는 COVID-19 대유행 기간 동안 심리적 고통의 경로와 시간에 따른 변화를 연구하였다. 심리적 고통과 관련한 변수들은 노드(node)로 나타냈다. 각 노드들은 서로 상호작용하며 네트워크를 구성하고 있으며, 노드들 간의 엣지(edge)는 변수 간의 관계를 양 또는 음의 관계로 나타냄으로써 탐색적으로 개념화한 심리적 고통 네트워크 모델을 구축하였다. 이에 따라 우울증, 불안, 스트레스, COVID- 19에 대한 두려움, 사회적 지지, 감정조절 등 심리적 고통과 관련한 변수를 노드로 이용하여 네트워크 모델을 구축하였고 시간에 따른 변화를 살펴보기 위하여 2차 패널 자료를 이용하여 1차 봉쇄단계, 2차 완화단계로 나누어 분석하였다. 그 결과, 우울증, 스트레스, 불안, COVID-19에 대한 두려움이 공간적으로 인접한 패턴을 보여주었으며 우울증이 네트워크 내에서 가장 중심적인 역할을 하는 것으로 나타났다.

세 번째 사례는 Andrea Ramirez Varela et al. (2018)의 연구로 신체활동 및 공중보건 연구의 역사적 발전 과정을 인용네트워크 분석을 실시하여 재구성한 것이다. 해당 연구는 신체활동 및 공중보건 관련하여 출판된 연구를 노드(node)로, 연구 간 인용 관계를 엣지(edge)로 설정하여 네트워크를 구축하였다. 노드는 연구유형, 저자별로 나타냈으며 전체 식별된 노드와 인용 엣지의 외향연결정도(outdegree) 등을 통하여 가장 영향력 있는 저자를 파악하였다. 또한 주요 경로 출판물을 연도, 주제, 저자별로 정리하여 신체활동 및 공중보건 분야에 중추가 된 연구를 식별하였다. 그 결과 1950년대 이후부터 현재까지 살펴보았을 때, 신체활동 및 공중보건 연구분야에서 과거 큰 영향을 주었던 것과 유사한 연구그룹이 현재도 가장 영향력 있었고 대부분의 연구가 저소득 국가보다는 유럽, 북미에서 이루어졌으며 여성보다 남성 연구자에 집중되어 있음을 보여주었다. 주제별로는 중재효과평가, 정책연구 등이 상대적으로 부족하며 네트워크에서 중추적 역할을 할 새로운 연구자가 필요함을 알 수 있었다.

네 번째 사례는 특정 분야의 연구 동향을 파악하기 위하여 텍스트 네트워크 분석을 실시한 연구이다. 양영란과 김혜영(2021)은 외국인 근로자의 건강 관련 연구동향과 연구주제어를 알아보기 위하여 텍스트 네트워크 분석을 실시하였다. 먼저 10년간 출판된 문헌에 대하여 체계적 문헌고찰을 통해 문헌을 선정하였으며 이후 해당 문헌의 키워드(주제어)를 사용하여 텍스트 네트워크 분석을 실시함으로써 중심 역할을 하는 키워드를 파악하였다. 연구에서 키워드를 노드(node)로 설정하였고 키워드 간의 관계는 엣지(edge)로 설정하여 네트워크를 구축하였다. 또한 노드(node)의 크기를 통해 연결정도를 반영하였고 키워드 간 동시출현 빈도수는 엣지(edge)의 두께로 표현하였다. 키워드의 출현 빈도와 중심성 등을 분석한 결과, 가장 많은 빈도를 보인 키워드는 '문화 적응'으로 나타났으며 중심성 분석에서 문화적응 스트레스, 직업관련 근골격계 장애 등이 네트워크 중심으로서 핵심 키워드임을 보여주었다.

마지막으로, 개인 및 조직 간에 형성된 사회네트워크 분석을 활용한 연구이다. 김일호 등(2022)은 서울시 한 자치구의 공공과 민간 보건의료기관의 통합 돌봄 협력네트워크를 사회네트워크 분석을 통해 살펴보았다. 이 연구에서 보건의료기관은 노드(node)로 설정하였으며 보건의료기관 간의 협력 등의 상호작용은 엣지(edge)로 나타내었다. 전체 네트워크 차원에서 개별 보건의료기관이 가지는 평균 관계 수, 밀도, 중심성 분석 등을 실시한 결과, 해당 자치구의 공공・민간 의료기관의 협력네트워크가 활발하게 형성되어 있으며 공공의료기관과 민간 보건의료기관 간의 협력네트워크에서 보건소가 가장 많은 연결중심성, 근접중심성, 매개중심성을 가지는 것으로 나타났다. 또한 5단계 협력 내용별로 구분하여 네트워크를 분석한 결과, 공공・민간 의료기관에서 '대상자 및 서비스 의뢰' 협력 관계가 가장 많은 것으로 나타났고 보건소가 중심 역할을 하는 것으로 나타났다. 이를 통해 공공과 민간 보건의료기관 간 협력네트워크에서 보건소가 중추이며 공공주도형의 협력네트워크를 가지고 있음을 보여주었다.

[표 6-11] 네트워크 분석을 활용하여 분석한 선행 연구사례

연구	구분	내용
Mike K.P.So et al (2020)	연구목적	COVID-19 팬데믹 위험을 네트워크 연결을 통해 시각화
Mike K.P.So et al (2020)	노드(node)	지역 또는 국가
Mike K.P.So et al (2020)	엣지(edge)	• 상관관계 있는 경우(방향성 X) • 두 지역 또는 두 국가 간 확진자 수 변화의 상관관계 분석 후, 0.5>인 경우 두 지역을 연결함
Mike K.P.So et al (2020)	데이터	지역별 · 국가별 일일 확진자 수 DB를 활용
Mike K.P.So et al (2020)	특징	COVID-19 팬데믹 위험을 지역간 연결성의 정도를 통해 시각화함
MariaDi Blasi et al (2021)	연구목적	네트워크 분석을 통해 COVID-19 대유행 기간 동안 심리적 고통(psychological distress)의 경로와 시간에 따른 변화를 연구
MariaDi Blasi et al (2021)	노드(node)	• 심리적 고통과 관련한 변수로 우울증, 불안, 스트레스, COVID에 대한 두려움, 감정 조절, 사회적 지지 등
MariaDi Blasi et al (2021)	엣지(edge)	심리적 고통과 관련한 변수들 간의 관계(방향성 X)
MariaDi Blasi et al (2021)	데이터	• 1129명을 대상으로 2차례 온라인 시차조사(two-wave online survey), 1차 봉쇄단계, 2차 완화단계
MariaDi Blasi et al (2021)	특징	심리적 고통과 관련한 변수를 사용하여 심리적 고통 네트워크를 구축함으로서 네트워크 내 변수들 간 상호작용과 변화를 보여줌
Andrea Ramirez Varela et al(2018)	연구목적	신체활동(PA) 및 공중보건 연구의 역사적 발전 과정을 인용네트워크 분석을 실시하여 재구성
Andrea Ramirez Varela et al(2018)	노드(node)	신체활동 및 공중보건 관련하여 출판된 연구
Andrea Ramirez Varela et al(2018)	엣지(edge)	연구 간 인용 관계(방향성 O)
Andrea Ramirez Varela et al(2018)	데이터	ISI Web of knowledge와 Google Scholar에서 인용데이터를 7단계의 프로토콜을 통해 수집
Andrea Ramirez Varela et al(2018)	특징	인용네트워크 분석을 사용하여 구조화된 문헌 검토를 실시
양영란& 김혜영 (2021)	연구목적	외국인 근로자의 건강 관련 연구 동향과 키워드(주제어)의 텍스트 네트워크 분석
양영란& 김혜영 (2021)	노드(node)	저자가 문헌에 제시한 키워드
양영란& 김혜영 (2021)	엣지(edge)	키워드간의 관계(방향성 X)
양영란& 김혜영 (2021)	데이터	국내문헌 DB 대상으로 체계적 문헌고찰을 실시하여 최종 선정한 33편 논문
양영란& 김혜영 (2021)	특징	키워드를 빈도분석하여 시각화 및 연결망 분석

김일호 등 (2022)	연구목적	보건의료기관 간에 형성된 협력네트워크 분석
	노드(node)	민간・공공 보건의료기관
	엣지(edge)	보건의료기관 간의 상호작용(방향성 O)
	데이터	지역사회 돌봄 네트워크조사 자료
	특징	보건의료기관 조직 간의 상호작용을 단계별로 구분하여 분석

부록 2 다른 통계 프로그램에서 적용 가능한 네트워크 분석 관련 Syntax

```
R package Syntax

### 네트워크분석 패키지 설치 ###

install.packages("sna")
library(sna)
install.packages("statnet")
library(statnet)
install.packages("igraph")
library(igraph)
install.packages("intergraph")
library(intergraph)


### 데이터 준비 ###

install.packages("devtools")
library(devtools)
install_github("DougLuke/UserNetR")
library(UserNetR)
help(package='UserNetR')
data(DATA)


        #################### 탐색적 데이터 분석 ####################

1. plot( ) – basic plotting - 네트워크 그림 시각화

plot(DATA)
plot(DATA, vertex.col = "red", vertex.cex = 2.0)
plot(DATA, vertex.col = 2, vertex.cex = 3.0)
# vertex color (1: 'black', 2: 'red', 3: 'green', 4: 'blue') – 노드 색깔
# vertex.cex - 노드 크기

# 개체 속성에 따라 노드 색깔을 설정
# 예시: 성별(gender)에 따라 노드 색깔 설정
gender <- DATA %v% "gender"
```

```
plot(DATA, vertex.col = gender + 2, vertex.cex = 3)

# ?"%v%" - 네트워크 노드의 속성 추출 또는 바꾸기


2. network.size( ) - number of vertices(nodes) - 네트워크 사이즈 확인

network.size(DATA)


3. summary( ) - 전체적인 기술 통계를 한꺼번에 확인

summary(DATA, print.adj=FALSE)


4. gden( ) - 네트워크 밀도 확인

gden(DATA)


5. components( ) - components metric - 네트워크 컴포넌트 확인

components(DATA)


        #################### 중심성 분석 ####################

1. degree centrality - 연결중심성

deg <- degree(DATA, gmode="graph")
deg

op <- par(mar = c(0,0,2,1), mfrow=c(1,2))

# 연결중심성 값에 따라 노드 크기를 설정하고자 할 때
plot(DATA, usearrows=FALSE, vertex.cex=deg, main="Raw")

# 연결중심성 편차가 커서 로그화화여 노드 크기를 설정하고자 할 때
plot(DATA, usearrows=FALSE, vertex.cex=log(deg), main="Adjusted")

par(op)
```

```
2. closeness centrality - 근접중심성

cls <- closeness(DATA, gmode="graph")
cls

op <- par(mar = c(0,0,2,1), mfrow=c(1,2))

# 근접중심성 값에 따라 노드 크기를 설정하고자 할 때
plot(DATA, usearrows=F, vertex.cex=cls, main="Raw")
plot(DATA, usearrows=F, vertex.cex=4*cls, main="Adjusted")

par(op)
3. betweenness centrality - 매개중심성
bet <- betweenness(DATA, gmode="graph")
bet

# 매개중심성 값에 따라 노드 크기를 설정하고자 할 때
plot(DATA, usearrows=T, vertex.cex=bet, main="Raw")

# 매개중심성 값의 경우 0의 값을 가지는 경우가 많아 1을 더해서 표시함
plot(DATA, usearrows=FALSE, vertex.cex=sqrt(bet+1), main="Adjusted")

par(op)
```

참고문헌 및 더 읽을거리

1. Albert–László Barabási. Linked: The New Science of Networks. Perseus Books Group. 2002.
2. Albert–László Barabási. Network Science. Cambridge University Press. 2016.
3. Andrea Ramirez Varela, Michael Pratt, Jenine Harris, Jesse Lecy, Deborah Salvo, Ross C.Brownson, Pedro C.Hallal. Mapping the historical development of physical activity and health research: A structured literature review and citation network analysis. Preventive Medicine. 2018;111:466–472.
4. Douglas A. Luke and Jenine K. Harris. Network Analysis in Public Health: History, Methods, and Applications. Annu. Rev. Public. Health. 2007; 28:69–93.
5. Giuseppe Giordano, Marialuisa Restaino, Andrea Salvini. Methods and applications in social networks analysis. FrancoAngeli s.r.l, Milano, Italy. 2021.
6. Hannemann, R.A. and Riddle, M. Introduction to Social Network Methods. 2005. http://faculty.ucr.edu/~hanneman/nettext/
7. Paul W. Holland and Samuel Leinhardt. Transitivity in structural models of small groups. Comparative group studies. 1971;2(2):107–124.
8. Khokhar, D. Gephi cookbook. Packt Publishing Ltd. 2015.
9. Linton C. Freeman. THE DEVELOPMENT OF SOCIAL NETWORK ANALYSIS. Vancouver, BC Canada:Empirical Press. 2004.
10. Maria Di Blasi, Salvatore Gullo, Elisa Mancinelli, Maria FrancescaFreda, Giovanna Esposito, Omar Carlo Gioacchino Gelo, Gloria Lagetto, Cecilia Giordano, Claudia Mazzeschi, Chiara Pazzagli, Silvia Salcuni, Gianluca Lo Coco. Psychological distress associated with the COVID–19 lockdown: A two–wave network analysis. Journal of Affective Disorders. 2021;284(1):18–26.
11. Mike K.P.So, AgnesTiwari, Amanda M.Y.Chu, Jenny T.Y.Tsang, Jacky N.L. Chan. Visualizing COVID–19 pandemic risk through network connectedness. International Journal of Infectious Diseases. 2020;96:558–561.
12. Neven Matas, Sanda Martincic–Ipšic, Ana Meštrovic. Comparing Network Centrality Measures as Tools for Identifying Key Concepts in Complex Networks: A Case of Wikipedia Journal of Digital Information Management. 2017;15(4): 203–213.
13. Phillip Bonacich. Power and Centrality: A Family of Measures. American Journal of Sociology. 1987;92(5):1170–1182.
14. Watts, D. J. & Strogatz, S. H. Collective dynamics of 'small–world' networks. Nature. 1998;393:440–442.
15. Z.P. Neal.Differentiating Centrality and Power in the World City Network.

Urban Studies. 2011; 48(13):2733-2748.
16. Fillippo Menczer, Santo Fortunato. 네트워크 분석 소셜 미디어에서 신경망까지. 서울:에이콘출판. 2022.
17. 고광일. 통계물리학과 복잡계 네트워크 이론. The proceedings of KIEE. 2010;59(3): 20-26.
18. 곽기영. 소셜네트워크분석. 서울: 청람. 2014.
19. 김일호, 김정석, 류재윤, 김미선. 공공과 민간 보건의료기관 통합돌봄 협력네트워크 특성과 요인:서울시 A구를 중심으로. 한국인구학. 2022;45(2):49-72.
20. 김현지, 엄태휘, 정남호, 남윤재. 소셜 네트워크 분석을 활용한 서울시 공유자전거 이용패턴 연구. 관광학연구. 2022;46(5):137-160.
21. 박건영. Networkx를 활용한 네트워크 분석 기법 기초 입문. 키메이커. 2019.
22. 양영란, 김혜영. 외국인 근로자 건강관련 연구동향과 연구 주제어 네트워크 분석: 최근 10년간(2010-2019년). 대한보건연구. 2021;47(1): 33-45.
23. 이성준. 언어 네트워크 분석을 통해 살펴본 한국 언론학 분야 연구의 연구동향 분석. 한국콘텐츠학회논문지. 2016;16(7):179-189.
24. 이수상. 네트워크 분석 방법론. 서울: 논형. 2012.
25. 이수상. 네트워크 분석방법의 활용과 한계. 서울: 청람. 2018.
26. 이병현, 최일영, 김재경. 도시특성에 기반한 공유 자전거 이용 패턴의 소셜 네트워크 분석 연구: 서울시 데이터 사례 분석. Information Systems Review. 2020;22(1):147-165.
27. 오주연, 김진재, 이태호, 서우종. 소셜 네트워크 분석을 활용한 코로나19 대응 협력 네트워크에 관한 연구. Journal of the Korea Industrial Information Systems Research. 2022;27(3):89-108.
28. 조종선, 이만표, 신상훈, 전용웅. 소셜 네트워크 분석(SNA)을 통한 정부 바이오헬스 연구개발사업의 협력 네크워크 분석. 한국기술혁신학회 2019년도 추계학술대회 논문집. 2019: 1207-1228.
29. 주예진, 유창석, 석화윤, 주진영, 권형진, 양성일, 남윤재. 소셜네트워크 분석을 이용한 모바일 게임 이용자의 주체적 행동에 대한 연구. Journal of Korea Game Society. 2022 Apr;22(2): 15-32.
30. 최정묵. 중심성지수를 이용한 행정학·정책학 관련 학술지의 상호인용 네트워크 분석. Journal of Digital Convergence. 2016;14(9):301-308.
31. 한규현. 복잡계(Complex Systems)란 무엇인가. 원자력산업. 2007(3):56-61.

PART

VII

이중차분법
(Difference in Differences)

PART VII

이중차분법 (Difference in Differences)

1 개요

1) 이중차분법 개념

(1) 이중차분법의 정의

이중차분법은 대상군과 비교군의 종단데이터를 사용하여 인과효과(causual effect)를

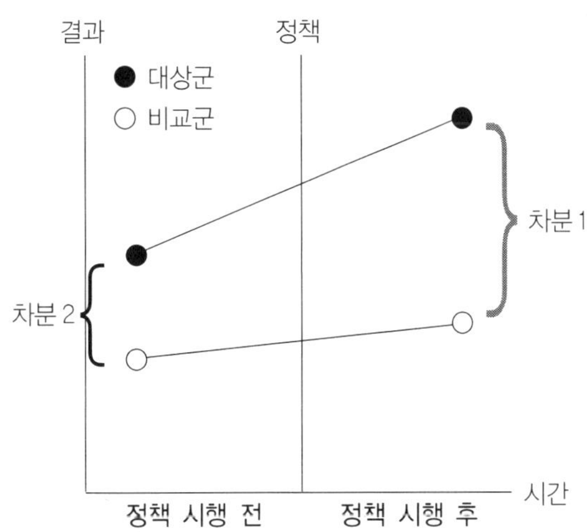

[그림 7-1] 이중차분법 모형(1)

추정하는 준실험연구(quasi-experimental research design)이다. 이중차분법은 무작위할당임상시험(Randomized Cntrolled Trials, RCT)을 대신할 수 있는 완벽한 연구설계는 아니지만 인과관계를 밝히는데 사용한다(1). 이중차분법은 정책에 영향을 받는 집단(대상군)과 그렇지 않은 집단(비교군) 사이의 시간 경과에 따른 결과 변화를 비교하여 특정 정책(프로그램, 사업, 처치)의 인과 효과를 추정한다(2).

이중차분법의 장점은 직관적 해석과 연구설계 가정 충족 시 인과효과 추정이 가능한 것이다. 이중차분법은 개인과 그룹 수준 데이터를 사용할 수 있고, 절대 수준보다 변화에 초점을 맞춘 연구방법으로 비교군의 종속변수의 결과 값이 대상군과 다른 수준에서 시작할 수 있다. 정책 외 요인으로 인한 변화를 설명할 수 있다.

단점은 정책에 따라 간섭 할당이 결정되면 이중차분법을 사용할 수 없다. 정책 시행 이전 값과 비교군이 필요하고 비교군의 추세가 중요하다. 변경 전후 그룹 구성이 안정적이지 않으면 사용할 수 없다(3).

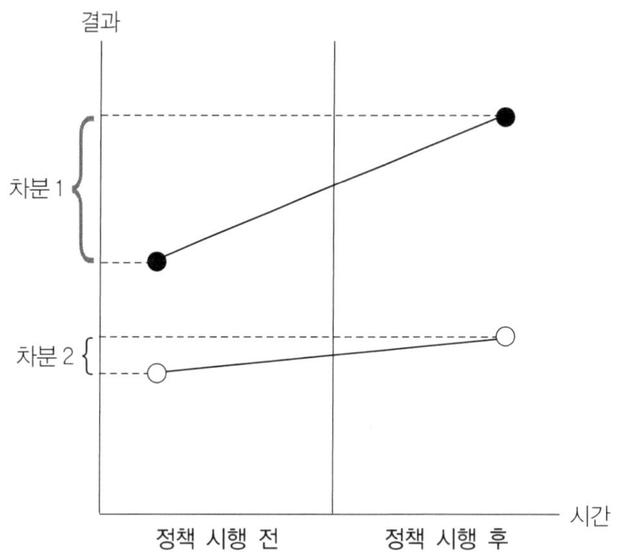

[그림 7-2] 이중차분법 모형(2)

(2) Counterfactual

이중차분법은 다음의 가설과 논리를 적용한다. "얼마만큼 정책의 효과가 있는가?"를 답하기 위해서 "정책효과는 정책 시행으로 발생한 효과에서 정책이 없었어도 발생할 수 있는 효과를 뺀 값이 순수한 정책효과 값에 가깝다."는 논리를 사용한다. 여기서 정책 시행으로 발생한 효과는 종속변수를 설정하여 측정한다.

정책이 없었어도 발생할 수 있는 효과는 실제 사실이 아니므로 실제하지 않는 사실을 최대한 '가정'하여 추정하는 것이다. 이 개념은 'Counterfactual'개념으로 만약 정책(처치, 프로그램)이 없었다면 관찰했을 잠재적 결과이다. '정책(처치, 프로그램 등)이 없었다면 전후 시기 종속변수의 평균적인 증가분은 처치집단과 통제집단에서 동일하였을 것이다'라는 가정이다.

개념) Counterfactual (Counter-fact-ual) – 사실과 반대

n) something such as piece of writing or an argument that considers what would have been the result if events had happened in a different way to how they actually happened.

n) if had pp, it would have pp 가정법 과거 구문은 현실에서 일어날 수 없는 과거의 일이 만약 일어났었더라면, 그 일이 어떻게 되었을지 가정하는 가상 개념

이 가정을 실제 연구에서 적용하는 방법은 Counterfactual과 최대한 가까운 대조군을 찾아서 적용하는 것이다. 처치가 없을 때의 처치 그룹에서 시간에 따른 변화량(가상 개념)이 대조군에서의 시간에 따른 변화량과 비슷하다고 가정을 할 수 있다면 대조군이 Counterfactual 값으로 대체할 수 있다.

(3) 이중차분 추정량(Estimator)

이중차분법은 일반적으로 회귀 모델에서 시간과 치료 그룹 더미 변수 사이의 상호작용 항으로 구현한다. 상호작용 항(interaction term)은 두 변수를 곱하여 만든 항이다. 시간변수와 정책변수가 있을 때 이 둘을 곱하여 만든 [시간*정책] 변수가 시간과 정책의 상호작용 항이고 상호작용 항의 β_3 값이 정책의 이중차분 추정량이다.

$$Y= \beta_0 + \beta_1* [\text{시간}] + \beta_2* [\text{정책}] + \underline{\beta_3* [\text{시간*정책}]} + \beta_4* [\text{공변량}] + \varepsilon$$

[표 7-1] 정책 전후 대상군과 비교군 분포

	대상군	비교군
PRE	A	B
POST	C	D

[표 7-2] 이중차분법 계수 항

Coefficient	의미	해석
β_0	B	비교군의 기저 평균
β_1	D−B	비교군의 시간 추세
β_2	A−B	정책 전 두 군 차이
β_3	(C−A)−(D−B)	시간에 따른 집단 간 차이

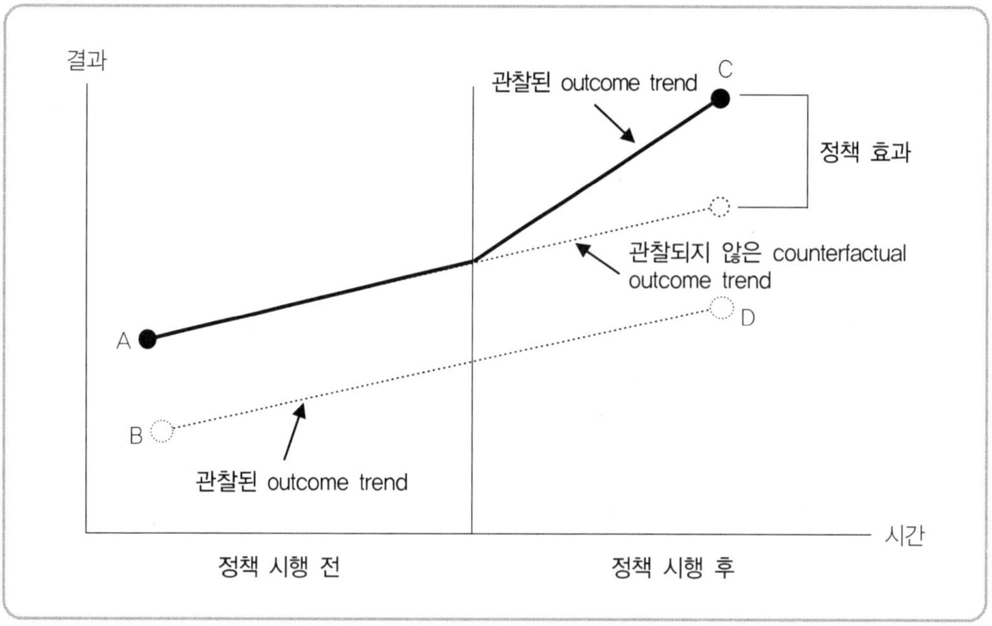

[그림 7-3] 이중차분법 추정, 그래프로 설명

자료: Population Health Methods, Columbia University

(4) 식별 가정(Identification Assumption for DID)

이중차분법은 아래 가정이 충족되는 경우 인과효과(mean causal effect)를 식별할 수 있다(4).

① 정책 영향의 확실성

정책의 영향은 받는 것과 받지 않는 것이 확실하게 구분되어야 한다는 가정이다. 되지 않음으로써 처치를 받을 경우의 잠재성과 처치를 받지 않을 경우의 잠재성의 두 가지 잠재성과 중 어느 것도 관측되지 않는 경우 발생한다.

② 외생성

공변량이 정책 여부에 영향을 받지 않아야 한다. 공변량은 시불변 변수이거나 정책 여부에 따라 영향을 받지 않는 시변 변수이다.

예를 들어, 대상자의 연령, 성별, 지역, 기저질환은 종속변수에 영향을 줄 수 있으나, 정책 여부와는 독립적이다. 정책에 의해 대상자의 기저질환이 더 생기거나 덜 생기는 것이 아니므로 공변량에 포함한다.

예를 들어, 최저주거기준 설정(정책효과)이 최저주거기준 미달 가구 수에 미치는 영향을 보고자 하는 연구에서 주택공급, 재개발 변수는 정책에 직간접 영향을 받으므로 공변량에 포함하지 않았다(4).

③ 정책의 사전 미영향

처치가 일어날 것이라는 예상이 대상군의 처치 이전 성과변수에 영향을 미칠 때 인과추론은 위배된다. 예를 들어, 이건민(2016)은 정책 시행 이전에 정책 시행 예정 기사를 분석하여 정책이 시행 이전에 대상군에 거의 영향을 미치지 않았다고 설명하였다(4).

> 서울시가 최저주거기준을 정책에 본격적으로 활용하기 시작한 시점은 아무리 빨리 잡아도 1997년 8월 이후로 보인다(매일경제 1997.8.30; 서울신문, 1997.8.30.). 최저주거기준 설정과 관련하여 본격적인 논의와 활동의 계기가 된 것은 1996년 7월 시민사회종교단체들의 제2차 UN세계주거회의 참가로부터라고 할 수 있고 1997년에 이르러서야 서울시 주택조례에 있어 최저주거기준을 설정해야 한다고 결정되었음을 감안한다면, NEPT 가정은 충족된다고 할 수 있다.

④ 평행추세선

이중자분법의 가정 중에서 가장 부합하기 어려우면서도 중요한 것이 평행추세 가정이다. 만약 정책이 시행하지 않았다면 정책 대상자 집단과 정책 비대상자 집단의 결과

변수의 값이 정책 시행 전후로 비슷한 추세를 보였을 것을 의미한다. 정책이 시행하지 않은 상황은 실제가 아니므로 평행추세 가정은 대조군을 통해 간접적으로 검정하는 것이다. 이중차분법으로 정책의 인과 효과를 추정하기 위해서는 평행추세 가정을 그래프와 통계검정으로 확인할 수 있다. 정책 시행 이전에 두 집단의 결과변수 값이 평행추세를 나타냈는지 확인한다.

이중차분법을 적용해서 정책의 인과적 효과를 측정하기 위해서는 두 집단의 정책 도입 이전 시점에 대한 자료가 필요하다. 추세의 비슷한 정도를 확인하기 위해서는 정책 시행 4개년 정도 전까지의 자료가 필요하다(2). 정책 도입 이전의 추세가 두 집단이 비슷하다는 것을 통계적으로 검정하지 않고 이중차분법 추정량을 이용해서 정책효과를 추정하면 그 추정값이 인과 효과라는 것의 타당성을 확보하기 어렵다. 매칭을 이용해서 비교군을 선정해도 비교군과 대상군의 정책 시행 이전의 결과변수 값이 평행추세, 동일추세를 보이는지 확인해야 한다. 이는 매칭을 하여도 관측 불가능한 특성까지 유사해진다는 보장이 없기 때문이다(그림 7-5)(5).

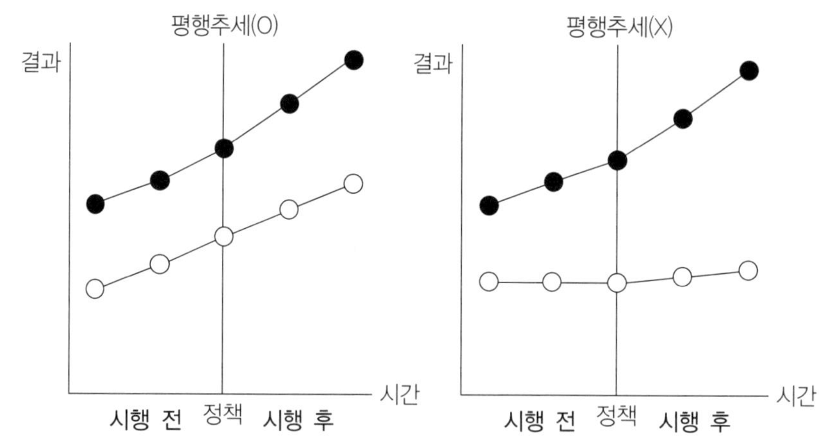

[그림 7-4] 평행추세

심화

이중차분법 추정량을 통해 정책효과(D)를 식별하려면 평행추세 조건을 만족해야 한다.

Y : 결과변수

D : **정책효과**
γ : 대상집단의 시간에 의해 변하지 않는 요인
η: 대상집단의 시간에 의해 변하는 요인
λ : 비교집단의 시간에 의해 변하지 않는 요인
θ : 비교집단의 시간에 의해 변하는 요인

① 대상집단의 정책 시행 이후: $Y^1=D+\gamma+\eta^1$
② 대상집단의 정책 시행 이전: $Y^0=\gamma+\eta^0$
③ 비교집단의 정책 시행 이후: $Y^1=\lambda+\theta^1$
④ 비교집단의 정책 시행 이전: $Y^0=\lambda+\theta^0$

(1은 정책 시행 이후를 나타내는 첨자, 0은 정책 시행 이전을 나타내는 첨자)

이중차분법 추정량(3)은 대상집단의 정책 시행 이후 이전 간의 결과변수 값의 차분(1)에서 비교집단의 정책 시행 이후 이전 간의 결과변수 값의 차분(2)을 빼서 구한다.

(1) : ① − ② = $Y^1 - Y^0 = (D+\gamma+\eta^1) - (\gamma+\eta^0) = D+\eta^1-\eta^0$
(2) : ③ − ④ = $Y^1 - Y^0 = (\gamma+\theta^1) - (\gamma+\theta^0) = \theta^1-\theta^0$
(3) : (1) − (2) = $D + (\eta^1-\eta^0) - (\theta^1-\theta^0)$

이중차분법 추정량을 통해 정책효과(D)를 식별하려면 아래 조건(평행추세)을 만족해야 한다.

$$(\eta^1-\eta^0) - (\theta^1-\theta^0) = 0$$
$$(\eta^1-\eta^0) = (\theta^1-\theta^0)$$

이중차분법에 의해 대상집단과 비교집단 간 시간에 의해 변하지 않는 특성은 제거 가능하다. 평행추세 가정을 만족할수록 대상집단과 비교집단 간 시간에 의해 변하는 특성이 제거되어 정책효과 D를 실제에 가깝게 구할 수 있다(2).

⑤ COSU

COSU는 처치 전후 공변량의 특성에 관한 관측치들이 대상군과 비교군 모두 존재해야 한다는 것이다.

(5) 적절한 비교군 선정

이중차분법에서 비교군 선정은 매우 중요하다. 비교군 선정 조건은 시간에 따라 변화하는 양과 패턴이 대상군과 유사한 것이다. 대상군과 비교군이 모든 면에서 유사해야 하는 것이 아니라 처치가 없을 때 시간에 따라 변화하는 양과 패턴이 유사하여 평행추세 가

정을 만족하는 적절한 비교집단을 선정한다(손호성 & 이재훈, 2018). 처리집단과 매우 유사한 집단을 선정하면 평행추세 가정을 만족할 가능성이 높다. 관측이 가능한 것과 관측이 불가능한 것도 유사성이 필요하다.

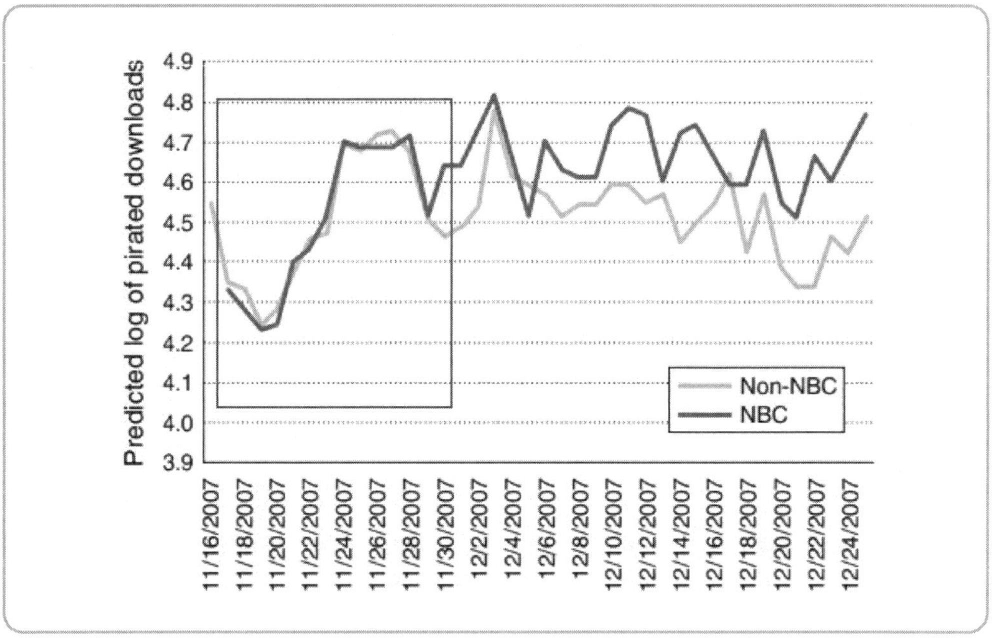

[그림 7-5] 사전추세선 확인

자료: Danaher B, 2010.

연구자는 이중차분법으로 2007년 12월에 NBC(media company)가 애플의 아이튠즈에서 콘텐츠를 제거하기로 한 결정이 NBC의 불법 복제 콘텐츠에 대한 수요의 11.4% 증가와 인과관계가 있음을 발견했다. 연구자는 사전추세를 확인하여 처치와 결과 간 인과성을 높였다(6).

2 이중차분법의 보건정책연구 적용 시 논의

1) 평행추세선

Q1. 평행추세선이 이중차분법의 중요한 가설입니다. 그런데 국내 이중차분법을 사용한 연구에서 실제 평행추세선을 검정하지 않은 논문이 많습니다. 평행추세선 검정을 하지 않고 이중차분법 추정이 가능할까요?

손호성과 이재훈(2018)은 행정학·정책학 분야의 주요 학회보인 한국행정학보, 한국정책학회보, 행정논총, 그리고 현대사회와 행정에 2008년에서 2017년(10년 동안)까지 출판된 논문 중 이중차분법 추정량을 활용한 논문을 조사하였다. 조사 결과 이중차분법 관련 추정기법을 활용한 논문은 17건이었다(2).

이 중 평행추세선을 검정한 논문은 한 건도 없었고 모두 정책 시행 이후의 결과변수에 대한 이중차분법 추정값 만을 도출하였을 뿐 정책 시행 이 전에 두 집단의 결과변수 값의 추세가 비슷한지를 분석한 논문은 없었다.

본 연구는 연구설계 단계에서 인구・사회학적 특성에서 크게 차이가 나는 청년집단, 중・장년집단, 노인집단을 연구집단으로 구분하였기 때문에 집단 간 유사성을 담보할 수 없다. 이러한 이유로 평행추세 가정을 충족하지 못한 한계가 있음을 언급하고자 한다(15).

평행추세 가정을 직접적으로 검증하기는 어려우며, 간접적으로 확인이 가능하다. 간접적인 방법으로 검증하기 위해서는 긴급재난지원금 지급 이전과 이후의 충분한 자료가 확보되어야 하는데 본 연구를 진행하는 현 시점에서는 긴급재난지원금의 지급이 종료된지 불과 몇 개월이 지나지 않았기 때문에 시기적으로 충분한 자료를 확보하지 못하였다. 하지만, [그림 7-4]를 통하여 긴급재난지원금 지급 이전의 처치집단과 비교집단의 가구소비의 변화가 유사한 패턴을 보이는 것을 알 수 있다. 이를 통하여 본 연구에서는 평행추세가정이 어느 정도 충족된다고 판단한다(16).

2) 대조군 설정

Q2. case-control군 설정을 정책 영향을 받은 집단과 받지 않은 집단으로만 설정해야 할까요?

선행연구에서 코로나 영향을 알기 위해 DID 분석 방법을 시도한 것들을 살펴보면, 코로나의 영향을 덜 받은 집단을 대조군으로 설정하여 이중차분법을 수행하였다. 긴급재난지원금의 영향이 소득계층에 따라 상대적으로 다를 것이라는 가정 하에 산정하였다(16).

> 본 연구에서 시도한 소득 계층에 따른 집단 구분이 이중차이분석을 위한 식별전략으로서 완벽하다고 할 수 없다. 이는 이중(삼중)차이분석의 고유한 한계와 관련되는데, 보다 깔끔한 처치집단과 비교집단을 찾기 위한 부단한 노력이 연구자들에게 항상 요구되며, 추후 연구에서는 다른 형태의 처치집단과 비교집단을 선정하여 정부의 긴급재난지원금의 영향을 다양한 측면에서 파악하려는 시도가 이루어지길 기대한다.

한 연구는 코로나19의 영향이 없었더라면, 2020년 2기와 1기의 지출액 차이는 2019년 2기와 1기의 지출액 차이와 같을 것이라는 공통추세(parallel trend)를 가정 하에 이중차분법을 수행하였다(17).

또 다른 연구는 생애주기별로 살펴보았을 때, 코로나19로 인한 경제적 요인, 삶에 대한 통제감의 변화가 고연령층의 정신건강에 더욱 크게 작용한다는 선행연구에 근거하여 중장년과 노인집단을 대상군으로 청년집단을 비교군으로 설정하여 이중차분법을 수행하였다(15).

3 이중차분법 분석

1) 이중차분법 분석

단순평균 이중차분법으로도 정책 효과를 파악할 수 있다. 그러나 추가적으로 회귀모형을 통한 이중차분법을 실시하여 정책 효과의 영향을 보다 정확히 파악할 수 있다.

(1) 단순평균 이중차분법

[표 7-3] 단순 이중차이 결과표

변수	집단	PRE	POST	시간차이(post-pre)
종속변수	대상군	A	C	C-A
	비교군	B	D	D-B
	집단차이(대상군-비교군)	A-B	C-D	(C-D)-(A-B) or (C-A)-(D-B)

*p <.05, **p <.01

논문 제시 단순 이중차분법 결과표 예시는 다음과 같다.

대상군의 종속변수 후와 전의 차이 값에서 비교군의 종속변수 후와 전의 차이 값을 빼 준 값을 제시하였다(21, 22, 23).

대상군				비교군				대상군-비교군	
전	후	차이		전	후	차이		차이	
mean	mean	difference	Ratio	mean	mean	difference	Ratio	difference	Ratio
100	200	100	200	80	100	20	125	80	75

[그림 7-6] 단순 이중차이 결과표(1)

	Group	mean	std. Err.	Std. Dev.	95% Conf. Interval		t
종속변수	대상군	1.185	.399	3.655	.392	1.978	
	비교군	-.300	.196	4.151	-.686	.086	-3.06***
	차이	1.485	.485		-2.437	-.532	

[그림 7-7] 단순 이중차이 결과표(2)

(2) 회귀모형 이중차분법

제도가 미치는 영향을 회귀분석 이중차분법으로 나타낸 연구의 결과표이다. 회귀분석에서 통제변수 중 존속변수에 유의미한 영향을 미치는 것을 알 수 있다.

	종속변수		
	Coef.	Std. Err	t
제도 효과			
집단 더미			
시점 더미			
통제 변수			

[그림 7-8] 회귀분석 이중차이 결과표

(3) 평행추세선 검정

이중차분법의 평행추세 가정의 간접적인 통계검정은 회귀분석을 통해 수행한다.

β_3, β_4, β_5, β_6 의 추정값이 0에 근접하게 추정되고 추정값이 통계적으로 유하지 않아야 평행추세 가정이 만족한다. 계수 추정값이 0에 근접하고 95% 신뢰구간이 0을 포함하고 있는데, 이 결과는 추정된 차이가 5% 수준에서 통계적으로 유의미하지 않으므로 β_0 = 0

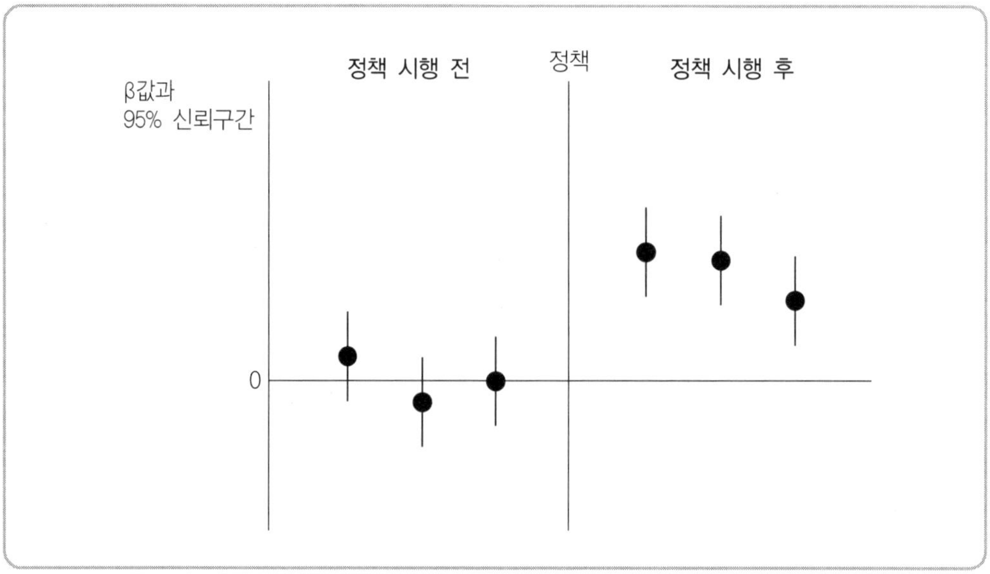

[그림 7-9] 평행추세선 가정 검증

이다. 정책 시행 전 대상군과 비교군의 결과변수 값의 추세가 비슷했다고 할 수 있다(2).

$$Y_{it} = B_0 + B_1P_t + B_2Di + B_3(D_i \text{ x } Z_{-3})1 + B_4(D_i \text{ x } Z_{-2}) + B_5(D_i \text{ x } Z_{-1}) + B_6(D_i \text{ x } Z_0) + B_7(D_i \text{ x } Z_1) + B_8(D_i \text{ x } Z_2) + B_9(D_i \text{ x } Z_3) + B_{10}(D_i \text{ x } Z_4) + \zeta_{it}$$

(정책 시행 이전 P=0, 이후 P=1, 정책 비교군 D=0, 대상군 D=1, 연도별 디미 Z_t)

2) 분석방법

이중차분법을 분석 시 반복측정 자료를 분석하는 방법인 반복측정 자료를 분석하는 방법을 사용한다. 같은 개체 내 반복 측정한 데이터는 서로 독립이 아니라 개체 내 상관(within-subject correlation)이 있다. 반복측정 자료는 개체 내 상관을 무시하고 시점별로 T-test, ANOVA 등을 수행하면 오류가 증가하고 결과의 신뢰성이 낮아진다. 집단 간 평균을 비교하려면 정규분포, 등분산 검정을 만족해야 하는데 실제 데이터에서 실험군과 대상군이 2개의 서로 다른 분포를 가지거나 정규분포를 하지 않는 경우가 있다. 대조군과 실험군 각각 정책 전후 유의성 검정을 만족해야 하는 문제를 야기한다. 이러한 문제를 해결하기 위해서 개체 내 상관이 있는 자료를 분석하는 통계 분석은 반복측정 분산분석(repeted measures ANOVA, RM-ANOVA), 선형 혼합모형(Linear mixed model, LMM), 일반화 추정방정식(Generalized estimating equation, GEE) 등이 있다.

Warton, E(2016)는 2014년 시행한 가치기반보험설계(Value-Based Insurance Design, VBID) 정책이 의약품 복용순응도에 미친 영향을 이중차분법을 사용하여 연구하였다. 이 연구는 데이터셋 구성과 SAS 프로그램의 syntax를 제공하여 분석방법을 제시하였다. 이중차분법에 사용하는 반복측정 분산분석(Repeated Measures ANOVA, RM ANOVA)과 반복측정 회귀분석(Repeated Measures Regression)을 제시하고 후자가 더 유용하다고 밝히고 있다. 반복측정 회귀분석은 선형 혼합모형과 일반화 추정방정식을 사용할 수 있다(18).

(1) 반복측정 분산분석(repeted measures ANOVA, RM-ANOVA)

반복측정 분산분석은 결측치가 없는 완전 자료의 경우에 사용하고 정규성과 구형성 가정을 만족할 때 사용한다. 구형성 가정은 두 시점 사이의 측정치의 차이 분산이 일정한 것이다. 결측치가 있는 불완전 자료는 선형 혼합모형과 일반화 추정방정식으로 분석한다. 이 방법은 각 기간에 각 노출 그룹의 평균값을 제공한다. 또한 상호작용 항의 통계적 유의성을 검정하고 시간과 처리 그룹 간의 평균값의 차이를 비교할 수 있다. 그러나 ANOVA이기 때문에 모델 계수를 생성하거나 개별 예측값을 생성할 수 없다. 단순히 그룹 간의 평균값의 차이 여부를 확인한다.

(2) 선형 혼합모형(Linear mixed model, LMM)

선형 혼합모형은 정규성을 만족해야 하고 연속형 변수와 이분형 변수 분석이 가능하다. 이 방법은 선형 회귀분석의 장점이 있다. 이 분석 방법은 결측치의 영향을 받지 않으며 집단, 시간, 상호작용, 연령 등 종속변수의 주요 변동 원인을 제공하는 것으로 생각하는 변수를 고정 요인으로 하고 개체차이나 오차항 등 종속변수에 영향을 미치지 않고 관심 대상이 아닌 것은 임의 요인으로 간주한다.

각 개체 내 시간의 변화에 따른 반복 측정 자료 분석은 일반선형회귀분석(Generalized Linear Regression Model, GLM)과 혼합모형분석(Mixed Model)에서 가능하다. 혼합모형분석은 각 개인이 집락형태의 자료가 될 수 있고 개인에 대한 시간대별 자료가 될 수 있다. ANOVA 모형과 달리 이 방법은 추정 모델 매개변수를 제공하고 예측된 값을 생성하고 LSMEANS 와 ESTIMATE 문을 사용하여 분석 코호트 내의 여러 하위 그룹에 대한 요약 예측값을 생성할 수 있다. 또한 모델 계수를 사용하여 다양한 반사실적 모델에서 전체 코호트의 평균값을 예측할 수 있다.

(3) 일반화 추정방정식(Generalized estimating equation, GEE)

일반화 추정방정식은 정규성을 만족하지 않아도 되고 연속형 변수와 이분형 변수 분석이 가능하다. 이 분석 방법은 결측치의 영향을 받지 않으며 회귀분석의 장점을 갖는다. GEE는 상관이 있는 자료를 분석하기 위해서 GLM을 확장한 모형이다. 일반적인 선형회귀 분석(OLS)에서는 잔차의 correlation이 0인데, GEE는 잔차의 correlation에서 교호작용이 있다는 전제하에 분석하는 모형이다(19, 20).

4 통계 분석 실습

1) 연구모형과 데이터 구성

(1) 연구모형

이 연구는 (특정) 정책이 의약품 T의 처방량에 미치는 영향을 평가하기 위해서 이중차분법을 사용하여 분석한다.

(2) 데이터 구성

분석 자료는 연구주제에 맞게 가상 데이터를 사용하였다. 데이터 구성은 개인번호, 정책노출, 시간전후, 통제변수, 종속변수로 구성한다.

[표 7-4] 데이터 구성 표

Stydy ID	Exposed	POST	통제변수	종속변수
1	1	0		
1	1	1		
2	1	0		
2	1	1		
3	0	0		
3	0	1		

(3) 변수

종속변수는 의약품 T의 처방량이고 독립변수는 집단, 시간, 이중차이이다. 집단은 정책에 의해 영향을 받지 않는 의약품 C(0)와 정책에 의해 영향을 받는 의약품 T(1)이다. 시간은 정책 시행일인 이전(0)과 이후(1)로 나눈다. 이중차이는 집단과 시간의 곱이다. 통제변수는 성별, 연령, 거주지역, 건강보장유형, 요양기관지역이다.

[표 7-5] 변수

유형	변수명	정의 및 측정
ID	RN_INDI	개인고유번호
종속변수	TOT_MED_1	일일상용량(단위, DDD)

독립변수	TRT	C 의약품(0), T 의약품(1),
	POST	0: 정책 전 1: 정책 후
	TRT * POST	집단 x 시간
통제변수	SEX	1: 남 2: 여
	AGE_1	현재년도-출생년도 (BTH_YYYY) age_1 18세 이상 29세 이하 age_2 30세 이상 39세 이하 age_3 40세 이상 49세 이하 age_4 50세 이상 59세 이하 age_5 60세 이상
	SGG	거주지역
	GAIB_1	11: 지역세대주, 지역세대원 12: 직장가입자, 직장피부양자 13: 의료급여 세대주, 의료급여 세대원

2) SAS SOFTWARE를 활용한 분석 및 결과

(1) 정규성 검정 시행

정규분포를 확인한 결과 이 자료는 정규성을 만족하지 못하여 종속변수에 로그를 취하여 정규성 검정을 시행하였다. 로그변환 후 왜도와 첨도 값은 작아졌으나 정규성을 만족하지 못하였다(kolmogorov-smirnov의 $p < .05$).

```
/*정규성 분포 확인*/
DATA JIN.A_1 ; SET JIN.C_12 ; RUN ;
PROC UNIVARIATE DATA=JIN.A_1 PLOT NORMAL ; VAR TOT_MED_1 ;
RUN ;

DATA JIN.A_1 ; SET JIN.C_12 ; LN_TOT_MED_1=LOG(TOT_MED_1) ;
RUN ;
PROC UNIVARIATE DATA=JIN.A_1 PLOT NORMAL ; VAR LN_TOT_MED_1 ;
RUN ;
```

UNIVARIATE 프로시저
변수: TOT_MED_1

적률			
N	657571	가중합	657571
평균	27.3221447	관측값 합	17966250
표준 편차	25.6336738	분산	657.085232
왜도	5.54136823	첨도	68.2330804
제곱합	922956018	수정 제곱합	432079536
변동계수	93.8201378	평균의 표준 오차	0.03161109

[그림 7-10] 자료의 정규분포 확인 - 왜도와 첨도 값 확인

UNIVARIATE 프로시저
변수: LN_TOT_MED_1

적률			
N	657571	가중합	657571
평균	3.10750373	관측값 합	2043404.33
표준 편차	0.54969239	분산	0.30216172
왜도	1.45816452	첨도	2.31217925
제곱합	6548579.07	수정 제곱합	198692.483
변동계수	17.6891948	평균의 표준 오차	0.00067787

[그림 7-11] 로그 변환 후 정규분포 확인

정규성 검정				
검정	통계량		p 값	
Kolmogorov-Smirnov	D	0.226545	Pr > D	<0.0100
Cramer-von Mises	W-Sq	6128.257	Pr > W-Sq	<0.0050
Anderson-Darling	A-Sq	31873.72	Pr > A-Sq	<0.0050

[그림 7-12] 로그 변환 후 정규성 검정

(2) 선형 혼합모형 활용 : PROC GLIMMIX, PROC MIXED

선형 혼합모형을 활용하는 분석 방법은 MIXED procedure와 GLIMMIX procedure가 있다. 혼합절차를 사용할 수 있는 대부분의 모형은 GLIMMIX를 사용할 수 있다. 두 procedure는 기능적 중복에도 불구하고 몇 가지 차이점이 있다. 예를 들어 MIXED에서는 GLIMMIX에서 사용하는 COVTEST, EFFECT, FREQ, LSMESTAME, OUTPUT을 사용할 수 없다. MIXED의 PRIOR 문을 통한 베이지안 분석은 GLIMMIX procedure에서 사용할 수 없다(24).

※ 이 자료는 정규성 검정 결과 정규성을 만족하지 못하였으나, 선형 혼합모형과 일반화 추정 모형에 다 적용하여 결과 값을 비교하도록 한다.

```
/*DID_PROC MIXED */
PROC MIXED DATA=JIN.A_2 ;
CLASS POST TRT SEX AGE_1 SGG GAIB_1 ;
MODEL TOT_MED_1=POST|TRT SEX AGE_1 SGG GAIB_1 / SOLUTION ;
LSMEANS POST|TRT / DIFF ;
ESTIMATE 'D-I-D' TRT*POST 1-1-1 1 ;
RANDOM INT/SUBJECT=RN_INDI TYPE=UN ;
RUN ;

/*DID_PROC GLIMMIXED */
PROC GLIMMIX DATA=JIN.A_2 ;
CLASS POST TRT SEX AGE_1 SGG GAIB_1 ;
MODEL TOT_MED_1=POST|TRT SEX AGE_1 SGG GAIB_1 / SOLUTION ;
LSMEANS POST|TRT / DIFF ;
ESTIMATE 'D-I-D' TRT*POST 1-1-1 1 ;
RANDOM INT/SUBJECT=RN_INDI TYPE=UN ;
RUN ;
```

Estimates					
Label	Estimate	Standard Error	DF	t Value	Pr > |t|
D-I-D	2.4129	0.1195	66E4	20.20	<.0001

Least Squares Means							
Effect	POST	TRT	Estimate	Standard Error	DF	t Value	Pr > |t|
POST	0		21.4791	0.3965	66E4	54.18	<.0001
POST	1		23.1836	0.3963	66E4	58.50	<.0001
TRT		0	20.1425	0.3971	66E4	50.72	<.0001
TRT		1	24.5202	0.3957	66E4	61.97	<.0001
POST*TRT	0	0	19.8934	0.4003	66E4	49.69	<.0001
POST*TRT	0	1	23.0647	0.3974	66E4	58.04	<.0001
POST*TRT	1	0	20.3915	0.4001	66E4	50.97	<.0001
POST*TRT	1	1	25.9757	0.3971	66E4	65.41	<.0001

Differences of Least Squares Means									
Effect	POST	TRT	_POST	_TRT	Estimate	Standard Error	DF	t Value	Pr > |t|
POST	0		1		-1.7045	0.06175	66E4	-27.60	<.0001
TRT		0		1	-4.3777	0.06219	66E4	-70.39	<.0001
POST*TRT	0	0	0	1	-3.1712	0.08725	66E4	-36.34	<.0001
POST*TRT	0	0	1	0	-0.4981	0.09888	66E4	-5.04	<.0001
POST*TRT	0	0	1	1	-6.0822	0.08711	66E4	-69.82	<.0001
POST*TRT	0	1	1	0	2.6732	0.08816	66E4	30.32	<.0001
POST*TRT	0	1	1	1	-2.9110	0.07060	66E4	-41.23	<.0001
POST*TRT	1	0	1	1	-5.5841	0.08520	66E4	-65.54	<.0001

[그림 7-13] 이중차분법_PROC MIXED 결과

Type 3 Tests of Fixed Effects				
Effect	Num DF	Den DF	F Value	Pr > F
POST	1	66E4	761.96	<.0001
TRT	1	66E4	4954.86	<.0001
POST*TRT	1	66E4	407.93	<.0001
SEX	1	66E4	0.22	0.6354
age_1	4	66E4	70.96	<.0001
SGG	17	66E4	0.10	1.0000
GAIB_1	2	66E4	0.01	0.9945

Estimates					
Label	Estimate	Standard Error	DF	t Value	Pr > |t|
D-I-D	2.4129	0.1195	66E4	20.20	<.0001

Least Squares Means							
Effect	POST	TRT	Estimate	Standard Error	DF	t Value	Pr > |t|
POST	0		21.4791	0.3965	66E4	54.18	<.0001
POST	1		23.1836	0.3963	66E4	58.50	<.0001
TRT		0	20.1425	0.3971	66E4	50.72	<.0001
TRT		1	24.5202	0.3957	66E4	61.97	<.0001
POST*TRT	0	0	19.8934	0.4003	66E4	49.69	<.0001
POST*TRT	0	1	23.0647	0.3974	66E4	58.04	<.0001
POST*TRT	1	0	20.3915	0.4001	66E4	50.97	<.0001
POST*TRT	1	1	25.9757	0.3971	66E4	65.41	<.0001

[그림 7-14] 이중차분법_PROC GLIMMIXED 결과

정책에 의해 대상 약물의 처방량이 2.4129 증가하였다(p〈.0001). 성, 연령, 거주지역, 보험유형(sex, age_1, sgg, gaib_1) 중 연령이 정책의 영향을 받는 약물의 처방량에 유의미한 영향을 미치는 것으로 나타났다(p〈.0001). PROC MIXED와 PROC GLIMMIXED procedure의 결과값은 동일하였다(그림 7-13, 7-14).

(3) 일반화 추정방정식 활용 : PROC GENMOD

```
/*PROC GENMOD*/
PROC GLIMMIX DATA=JIN.A_2 ;
CLASS POST TRT SEX AGE_1 SGG GAIB_1 ;
MODEL TOT_MED_1=POST|TRT SEX AGE_1 SGG GAIB_1 ;
LSMEANS POST|TRT / DIFF ;
ESTIMATE 'D-I-D' TRT*POST 1-1-1 1 ;
RANDOM INT/SUBJECT=RN_INDI ;
RUN ;
```

Contrast Estimate Results										
Label	Mean Estimate	Mean Confidence Limits		L'Beta Estimate	Standard Error	Alpha	L'Beta Confidence Limits		Chi-Square	Pr > ChiSq
D-I-D	2.3555	2.1041	2.6068	2.3555	0.1282	0.05	2.1041	2.6068	337.43	<.0001

POST Least Squares Means				
POST	Estimate	Standard Error	z Value	Pr > |z|
0	22.2327	0.1028	216.22	<.0001
1	23.7307	0.1016	233.52	<.0001

Differences of POST Least Squares Means					
POST	_POST	Estimate	Standard Error	z Value	Pr > |z|
0	1	-1.4980	0.06414	-23.35	<.0001

[그림 7-15] PROC GENMOD 결과 (1)

Analysis Of Maximum Likelihood Parameter Estimates									
Parameter			DF	Estimate	Standard Error	Wald 95% Confidence Limits		Wald Chi-Square	Pr > ChiSq
Intercept			1	34.7365	0.4225	33.9084	35.5647	6759.11	<0001
POST	0		1	-2.6757	0.0749	-2.8226	-2.5289	1275.58	<0001
POST	1		0	0.0000	0.0000	0.0000	0.0000	.	.
TRT	0		1	-5.4089	0.0901	-5.5855	-5.2323	3603.31	<0001
TRT	1		0	0.0000	0.0000	0.0000	0.0000	.	.
TRT*POST	0	0	1	2.3555	0.1282	2.1041	2.6068	337.43	<0001
TRT*POST	0	1	0	0.0000	0.0000	0.0000	0.0000	.	.
TRT*POST	1	0	0	0.0000	0.0000	0.0000	0.0000	.	.
TRT*POST	1	1	0	0.0000	0.0000	0.0000	0.0000	.	.
SEX	1		1	2.3262	0.0630	2.2027	2.4498	1362.87	<0001
SEX	2		0	0.0000	0.0000	0.0000	0.0000	.	.
age_1	1		1	-13.9719	0.0836	-14.1358	-13.8080	27909.6	<0001
age_1	2		1	-12.8031	0.1285	-13.0549	-12.5513	9931.03	<0001
age_1	3		1	-10.6605	0.1060	-10.8683	-10.4528	10113.0	<0001
age_1	4		1	-7.9667	0.0961	-8.1551	-7.7784	6872.50	<0001

[그림 7-16] PROC GENMOD 결과 (2)

일반화 추정방정식은 GENMOD procedure를 사용하여 분석한 결과 이중차분법 추정 계수 값은 2.3555로 유의하게 나타났다(p <.0001). 즉, 정책 후 T 약물의 처방량은 대조군인 C 약물에 비해 2.3555 만큼 유의하게 증가하였다.

통제변수 중 일부 값을 해석해보면 정책이 T 약물의 처방량 증가에 남자가 2.3262 영향을 주었다($p < .0001$). 연령은 18세 이상 29세 미만은 정책이 T 약물의 처방량을 증가시키는데 -13.9719 영향을 주었고, 50세 이상 59세 이하의 연령은 정책이 T 약물의 처방량을 증가시키는데 -7.9667의 영향을 주었다. 연령은 정책이 T 약물의 처방량 증가에 미치는 영향이 부(-)의 영향이나 연령이 증가할수록 정책이 T 약물의 처방량 증가에 미치는 영향이 증가하였다(=연령이 감소할수록 정책이 T 약물의 처방량 감소에 미치는 영향이 증가하였다).

일반화 추정방정식으로 구한 이중차분법 추정 계수 값은 선형 혼합모형으로 구한 이중차분법 추정 계수 값인 2.4129($p < .0001$)와 약간의 값의 차이가 있으나 경향과 유의수준이 비슷하였다.

부록 1 이중차분법 분석을 활용하여 분석한 선행 연구사례

이중차분법은 보건학, 경제학, 행정학 등 여러 정책평가 분야에서 많이 사용하고 있다. 이중차분법은 1850년에 John Snow가 콜레라의 원인을 찾은 연구에서 사용한 'the controlled before-and-after study'에서도 볼 수 있다[7](3). 이중차분법을 활용한 초기 대표 연구는 이민자 증가가 국내 노동자의 임금과 실업률에 미치는 영향(7)과 최저임금제도가 실업률에 미치는 영향(8)이다. 연구사례를 활용하여 이중차분법을 설명하면 다음과 같다.

• 사례 1

재활용 집하장은 T지역 집값에 어떤 영향을 주는가(9)?

정부는 재활용 집하장을 건설하기 위해서 2개 후보 T와 C 지역 중 T를 무작위 선정하였다. 2020년 1월에 지역이 선정되었고 2021년 12월에 재활용 집하장이 완공되었다. 정부는 T 지역 주민에게 보상액을 지급하고자 하여 주택의 평당 가격을 조사하였다. 2022년 T와 C 지역의 주택 평균 가격을 비교한 값인 2,068.8원으로 보상금액을 결정할 수 있을까(표 7-6)? 재활용 집하장 완공 이전에 두 지역의 주택 평균 가격이 같았는지 살펴볼 필요가 있다(9, 예시 수치인용)

[표 7-6] 2022년 T와 C 지역의 주택 평당 평균 가격

지역 / 연도	T(N=10,000)	C(N=10,000)	T-C
2022년	5,062.0	7,130.8	-2,068.8

자료: 강창희, 2013.

재활용 집하장 완공 이전에 존재하는 T와 C 지역의 주택가격은 T와 C 지역을 무작위로 선택하는 과정에서 제거할 수 없다. 2022년에 측정한 T와 C 지역의 가격 차이는 '재활용 집하장 완공 효과'와 '완공(정책) 이전의 가격 차이'가 결합한 값이다. 따라서 '정책

7) John Snow는 A 회사에서 공급한 물을 제공받은 지역의 사람들은 높은 콜레라 사망률을 보였지만 B 회사에서 공급한 물을 제공받은 지역의 사람들은 낮은 콜레라 사망률을 나타낸 것에 착안하여 콜레라의 원인은 오염된 물에서 기원한다고 밝혔다.

이전의 가격 차이'값을 제거하여 순수한 정책효과 값을 구하면 -2,068.8-(-1,482.4) = -586.4 이다. 정부는 -586.4 만큼의 주택 평당 가격만큼 보상액을 지급하면 된다.

[표 7-7] 2019년과 2022년 T와 C 지역의 주택 평당 평균 가격

연도 \ 지역	T(N=10,000)	C(N=10,000)	T-C
2019년	4,369.3	5,851.7	−1,482.4
2022년	5,062.0	7,130.8	−2,068.8
2022년−2019년	692.7	1,279.1	−586.4

자료: 강창희, 2013.

- **사례 2**

이민자 증가가 국내 노동자의 임금과 실업률에 영향을 미치는가(7)?

이 논문은 Current Population Survey의 데이터를 사용하여 1980년의 Mariel Boatlift (보트난민)가 마이애미의 노동 시장에 미치는 영향을 설명한다. 연구결과 마리엘 이민자들은 마이애미 노동력을 7% 늘렸고 덜 숙련된 노동자들의 임금이나 실업률에 사실상 영향을 미치지 않았다. 연구자는 Miami의 대조군으로 Los Angeles, Houston, Tampa-St. Petersburg 4개 도시를 선택하였다. 이유는 Miami와 비슷하게 흑인과 히스패닉 비율이 높았고 1970년부터 1980년대 초 5개 도시의 경제 성장이 비슷하였기 때문이다.

"The earning differentials computed in this way are roughly constant between 1979 and 1984. The 1985 data also indicate a slightly higher Cuban wage rate outside Miami. In any case, a comparison of Cuban wages inside and outside the Miami labor market shows no evidence of a widening gap in the years immediately following the Mariel immigration."

- **사례 3**

최저임금제도가 실업률에 영향을 미치는가(8)?

Card·Kruger(1994)는 미국 뉴저지주에서 1992년 4월 1일부터 최저임금 인상이 뉴저지 지역 사업체의 고용에 미친 영향을 분석하였다. 연구자는 뉴저지 주와 인접한 펜실베니아 주를 비교집단으로 설정하였고, 뉴저지 주와 펜실베니아 지역 경계선에서 10마일 (14km) 안쪽에 위치한 사업체(최저임금 근로자를 고용하는 사업체인 패스트푸드 음식점)

만 분석 대상으로 하였다. 연구자는 펜실베니아주는 최저임금 인상 정책을 시행하지 않았고, 뉴저지주와 지리적으로 가까워서 동일한 경제 환경에 직면한다고 판단하여 비교군으로 설정하였다. 연구결과 최저임금 적용 사업체들은 고용 규모를 평균 2.76명 정도 상승시켰다.

연도 \ 지역	(1) 뉴저지	(2) 펜실베니아	(1)-(2)
(Ⅰ) 1992년 2~3월	20.44 (0.51)	23.33 (1.35)	-2.89 (1.44)
(Ⅱ) 1992년 10~11월	21.03 (0.52)	21.17 (0.94)	-0.14 (1.07)
(Ⅱ)-(Ⅰ)	0.59 (0.54)	-2.16 (1.25)	2.76 (1.36)

[그림 7-17] 뉴저지의 최저임금 인상 전후 사업체별 평균 고용 규모

자료: Card · Kruger(1994).

• **사례 4**

한국은 2000년대에 평준화 교육의 영향에 관해서 많은 연구가 있었으나 신뢰할 만한 연구결과가 적다. 대상군과 비교군을 평준화 교육 지역과 비평준화 교육 지역으로 설정하고 정책 시행 후 학생들의 성적 비교한 연구에서 평준화 지역의 학업성적이 높았다. 그러나 평준화 지역이 주로 도시이고, 비평준화 지역이 주로 농어촌 지역이므로 선택편의가 작용하였다. 평준화와 비평준화 정책 중 학부모가 선호하는 방식의 정책을 선택할 수 있다는 것도 연구결과의 신뢰성을 낮춘다(9).

이 연구는 정책의 자기 선택으로 인해 발생하는 내생성을 극복하기 위해서 대상자의 중학교와 고등학교 재학 지역이 모두 5개 대도시에 속하는 학생들만 선택하였다. 대상군은 인문계 고등학생, 비교군은 실업계 고등학생이다. 연구결과 1974년 평준화 교육은 2000년대 초반 임금 수준이 15~20% 상승한다. 임금상승 효과는 학업성취도가 낮은 저임금 근로자들에게 뚜렷하게 나타나고 고임금 근로자들의 임금을 하락시키는 효과를 보였다(10).

• **사례 5**

주5일 근무제 도입이 실제 근로시간을 얼마나 단축하게 했는가? 법정 근로시간 단축

시행이 연도별, 산업별, 그리고 사업장 규모별로 달라져서 이 처치 효과를 삼중차분법으로 구하였다. 삼중차분법은 이중차분법의 원리와 같고 처치 효과가 2차원(연도별, 산업별)이 아니라 3차원(규모별)이다(11).

• **사례 6**

인종 간 교육차별금지법이 흑인 청소년의 임신율에 미치는 영향은 어떠한가? 십대 청소년 임신율의 변화(1차분)를 교육차별금지법을 도입한 곳과 도입하지 않은 곳의 차이(이중차이)를 고려하여 추정하였다. 연구자는 대상군과 비슷한 또래의 백인 여성과 흑인 여성 모두를 음성 대조군을 두어 삼중차분법으로 인종 간 교육의 차별이 있다고 주장하였다(12, 13 재인용).

• **사례 7**

2009년 12월에 시행된 암 환자 대상 본인부담률 인하정책(기존 10%에서 5%로 인하)이 암 환자의 의료이용 및 의료비 부담에 미친 영향은 어떠한가? 정책의 의료이용 영향분석(가구원 단위분석)은 이중차분법으로 추정하고 소득 계층별 의료이용에 미친 영향분석은 삼중차분법으로 추정하였다(분석 1). 정책의 과부담 의료비 발생 영향분석(가구 단위분석)은 이중차분법으로 추정하고 소득 계층별 과부담 의료비 발생에 미친 영향분석(가구 단위분석)은 삼중차분법으로 추정하였다(분석 2).

2009년 12월에 시행된 암 환자 대상 본인부담률 인하 정책의 효과를 평가하기 위해서 정책 수혜집단(암 환자)과 비 수혜집단(간질환 환자)의 차이와 정책 도입 전·후의 차이를 비교하는 이중차분법과 소득 계층별 영향의 차이를 평가하기 위해 삼중차분법을 사용했다. 의료이용에 영향을 주는 기타변수들을 통제한 상태에서 간질환 환자와 비교하여 암 환자의 의료이용 변화를 이중·삼중차이 회귀분석을 한 결과에 의하면 외래본인부담금과 외래이용 횟수, 입원본인 부담금과 입원일수 모두 유의한 변화가 없었고 효과의 소득 계층별 영향 차이도 나타나지 않았다. 연구에서 이 암 환자의 의료이용 및 의료비 부담에 미친 영향을 분석한 결과에 따르면 정책이 외래본인부담금, 입원본인부담금, 외래이용횟수, 입원일수를 포함한 의료이용 및 가구단위의 과부담 의료비 지출에 미친 영향은 유의하지 않았다(14).

부록 2 다른 통계 프로그램에서 적용 가능한 이중차분법 관련 Syntax

STATA 프로그램은 이중차분법의 Syntax를 제공하고 있다(25).

Syntax

DID with repeated cross-sectional data

didregress (*ovar omvarlist*) (*tvar* [, continuous]) [*if*] [*in*] [*weight*],
group(*groupvars*) [time(*timevar*) *options*]

DID with longitudinal data

xtdidregress (*ovar omvarlist*) (*tvar* [, continuous]) [*if*] [*in*] [*weight*],
group(*groupvars*) [time(*timevar*) *options*]

ovar is the outcome of interest.

omvarlist specifies the covariates in the outcome model and may contain factor variables

참고문헌 및 더 읽을거리

1. Wing C, Simon K, Bello-Gomez RA. Designing difference in difference studies: best practices for public health policy research. Annual review of public health. 2018;39.
2. 손호성, 이재훈. 행정학・정책학 연구에서의 이중차분 추정기법의 활용과 쟁점. 현대사회와 행정. 2018;28(3):1-31.
3. https://wwwpublichealthcolumbiaedu/research/population-health-methods/difference-difference-estimation.
4. 이건민. 최저주거기준 설정의 정책 효과: 이중차분법 추정. 한국사회정책. 2016;23(1):25-59.
5. 윤수재. 정부 정책효과 측정에 대한 개선방안 연구. 기본연구과제. 2019;2019:1-560.
6. Danaher B, Dhanasobhon S, Smith MD, Telang R. Converting pirates without cannibalizing purchasers: The impact of digital distribution on physical sales and internet piracy. Marketing science. 2010;29(6):1138-51.
7. Card D. The impact of the Mariel Boatlift on the Miami labor market. ILR Review. 1990;43(2):245-57.
8. Card D, Krueger AB. Minimum Wages and Employment: A Case Study of the Fast-Food Industry in New Jersey and Pennsylvania. The American Economic Review. 1994;84(4):772-93.
9. 강창희 이, 이석배, 김세움. 관광정책 및 관광사업 프로그램 평가방법. 문화체육관광부. 2013.
10. Kang C, Park C, Lee M-J. Effects of ability mixing in high school on adulthood earnings: quasiexperimental evidence from South Korea. Journal of Population Economics. 2007;20(2):269-97.
11. 김형락, 이정민. 주40 시간 근무제의 도입이 근로시간, 임금 및 고용에 미치는 영향. 노동경제논집. 2012;35(3):83-100.
12. Liu SY, Chavan NR, Glymour MM. Type of high-school credentials and older age ADL and IADL limitations: is the GED credential equivalent to a diploma? The Gerontologist. 2013;53(2):326-33.
13. Berkman LF. 사회 역학. 파주:: 한울아카데미:; 2021.
14. Soon Man K, Sujin K, Ji Hye K. Effect of Expanding Benefit Coverage for Cancer Patients on Equity in Health Care Utilization and Catastrophic Expenditure. Health Policy and Management. 2014;24:228-41.
15. 김이레, 권진아, 김영주. 코로나19가 개인의 정신건강에 미치는 영향: 생애주기별 비교를 중심으로. 비판사회정책. 2022(74):7-37.
16. 남재현, 이래혁. 코로나19 긴급재난지원금이 가구 소비에 미치는 영향-소득 계층별 비교를 중심으로. 사회복지정책/ Social Welfare Policy. 2021;48(1):63-95.

17. 홍민기. 코로나19와 긴급재난지원금이 소비지출에 미친 영향. 노동리뷰. 2020:21-38.
18. Warton E, Parker M, Karter A, editors. How DID you do that? Basic Difference-in-Differences Models in SAS®. Proceedings of the Western Users of SAS Software 2016 Conference; 2016.
19. 박진욱, 정민수. 일반화추정방정식(GEE) 모형을 적용한 비정규직 노동자의 고용형태 변동과 건강수준 차이 연구. 사회연구. 2008;9(2):77-103.
20. 조희준, 정우근. 장애인의 취업이 일상생활 만족도에 미치는 영향: 성향점수매칭 및 동태적 분석방법을 이용하여. 장애와 고용. 2016;26(3):207-40.
21. 손예나, 이용재, 남정모, 김규리, 정우진. 상복부초음파검사 급여확대에 따른 의료이용의 변화: 이중차이 혼합효과모형 추정방법을 이용하여. 보건행정학회지. 2020;30(3): 326-34.
22. 권현정, 조용운, 고지영. 노인장기요양보험제도가 대상노인 및 부양가족의 삶의 질과 가족관계 만족도에 미치는 영향. 한국사회복지학. 2011;63(4):301-25.
23. 엄사랑, 신혜리, 김영선. 중·고령자의 인터넷 이용이 삶의 만족도에 미치는 영향: 성향점수매칭과 이중차이 결합모형을 이용한 분석. 보건사회연구. 2021;41(4):72-87.
24. https://documentation.sas.com/doc/en/statcdc/14.2/statug/statug_glimmix_details64.htm
25. https://www.stata.com/manuals/tedidregress.pdf

부록 참고문헌

Angrist JD. (고수들의) 계량경제학 : 인과관계란 무엇인가? 서울 : 시그마프레스; 2017.

PART

VIII

패널 자료 분석

(Penal data analysis)

PART Ⅷ

패널 자료 분석
(Penal data analysis)

1 개요

1) 종단 조사와 패널 조사

(1) 종단 조사와 종단 연구

종단 조사(Longitudinal Survey)는 동일 변수에 대해서 조사에 참여한 응답자들의 시간 경과에 따른 변화를 연구하기 위해 반복적으로 관찰하고 추적하는 방법이다. 종단 조사 또는 종적 연구(Longitudinal Study)를 통해 몇 달 또는 몇 년 동안 장기간에 걸쳐 동일한 응답자를 추적하는 것은 시간 경과에 따른 변화의 방향과 정도를 효과적으로 파악할 수 있을 뿐만 아니라 타당성을 확보할 수 있는 포괄적인 접근방법이다. 대표적 종단 조사에는 패널 조사와 코호트 조사 방법이 있다(1).

(2) 패널 조사와 코호트 조사

① 패널 조사

패널 조사(panel survey)는 일반적으로 전체 연령대에서 표본을 추출하여, 동일한 표본(개인, 가구, 기업, 국가)을 대상으로 일정한 시간적 간격을 두고 반복적으로 측정하여 자료 수집하는 방법이다.

응답자의 행동과 태도가 어떻게 변화하는지 이해하기 위해서 동일한 대상자를 서로 다른 시점에서 면접을 통한 설문조사나 인터뷰 방식으로 데이터를 수집한다. 패널 조사는 정량적인 정보뿐만 아니라 생각이나 의견과 같은 주관적인 정보를 얻는데 사용할 수 있다(2).

패널 조사는 특정 집단의 행동과 태도를 이해하기 위해 실시하기 때문에 응답자의 행동에 영향을 미치는 인구 사회학적 특성 및 기타 패턴과 같은 특성 변수에 초점을 두고 설계한다. 패널 조사는 시간 경과에 따라 데이터를 측정하는 종단적인 방법론을 사용하기 때문에 보다 광범위한 패널 구성원의 행동과 경험을 포착할 수 있으며, 비용 효율적인 방법을 통해 많은 정보를 얻을 수 있는 조사방법이다(3).

② 코호트 조사

코호트 조사는 출생, 지리적 위치 또는 역사적 경험과 같은 특정 사건을 기반으로 공통적인 특성을 공유하는 대상 집단을 선택하여 장기간의 간격을 두고 조사하는 방법이다. 코호트 집단에 대한 설문조사는 동일 코호트 집단 내에 개별 대상자에 대한 결과 및 성과에 영향을 미치는 요인을 확인하는 방식으로 실시한다(3).

유럽 여러 국가의 쌍생아 코호트를 대상으로 유아기부터 노년 시기까지 체질량 지수와 유전적 구조, 환경적 요인의 간의 관계를 파악한 연구와 같은 사례가 대표적이라고 할 수 있다(4).

패널 조사와 코호트 조사는 종단 연구라는 공통점이 있으며, 차이점으로 코호트 조사는 공통된 특성을 가진 집단을 대상으로 하는 반면, 패널 조사는 동일한 참가자 전체를 대상으로 한다는 것이다(3).

2) 패널 데이터

(1) 패널 데이터 개념

패널 데이터(panel data)는 동일한 개체에 대해 횡단면 자료와 시계열 자료가 통합(pooling)된 형태이다. 횡단면(cross-section) 자료는 일정 시점에서 여러 개체들로부터 수집한 자료를 말하며, 시계열(time series) 자료는 시간의 흐름에 따라 수집한 자료를 말한다(1).

패널 데이터는 반복 횡단면(repeated cross-section) 데이터와 유사하지만 다르기 때문에 연구 목적 및 연구 문제에 따라 선택하여 활용해야 한다. 반복 횡단면 데이터는 동일한 개체를 반복적으로 관찰하는 것이 아니라 서로 다른 개체를 대상으로 매 시점에서 조사된 시계열 자료(pseudo panel)이다. 대표적으로 국민건강영양조사와 같이 동일 변수가 포함된 설문지를 사용하여 매번 표본 추출을 통해 조사 대상자를 다르게 선정하는 방식이다.

(2) 패널 데이터의 유형 및 형태

모든 시점에 동일한 개체들이 포함된 패널을 균형 패널(balanced panel)이라 하고, 관측 시점마다 다른 개체들이 포함되어 있는 패널을 불균형 패널(unbalanced panel)이라고 한다(2). [그림 8-1]에서 1차(2021)부터 6차(2023) 조사 기간 동안 공통적으로 관찰된 표본을 균형 패널이라고 하며, 균형 패널은 매트릭스 구조(matrix structure)를 가진다. 반면에 데이터 구축 과정에서 표본 탈락(attrition), 조사 누락, 신규 진입, 재진입으

균형 패널 (Balanced panel)				불균형 패널 (Unbalanced panel)			
ID	year	sex	age	ID	Year	Sex	age
1	2021	1	45	1	2022	1	32
1	2022	1	46	1	2023	1	33
1	2023	1	47	2	2021	1	45
2	2021	2	34	2	2022	2	46
2	2022	2	35	2	2023	2	47
2	2023	2	36	3	2022	1	51
3	2021	1	27	3	2023	1	52
3	2022	1	28	4	2021	2	22
3	2023	1	29	4	2022	2	23

Cross section

Time series

$$\begin{bmatrix} y_{11} & y_{21} & \cdots & y_{i1} & \cdots & y_{N1} \\ y_{12} & y_{22} & \cdots & y_{i2} & \cdots & y_{N2} \\ \vdots & \vdots & \ddots & \vdots & & \vdots \\ y_{1t} & y_{2t} & \cdots & y_{it} & \cdots & y_{Nt} \\ \vdots & \vdots & & \vdots & \ddots & \vdots \\ y_{1T} & y_{2T} & \cdots & y_{iT} & \cdots & y_{NT} \end{bmatrix}$$

[그림 8-1] 패널 데이터 유형 및 구조

로 1차부터 6차까지 1회 이상 조사에 참여한 모든 표본들은 전체 기간에 동일하게 관찰되지 않고, 서로 관찰 시점이 다른 불균형 표본이라고 한다.

패널 데이터에서 개별 관측치는 조사 대상이 되는 개체(i, i=1,⋯,N)와 관측 시간(t, t=1,⋯,T)의 조합[8]으로 이루어지는 2차원 방식으로 표현된다. 따라서 여러 시점에서 관측된 개체별 자료를 한 곳에 모아서 만든 패널 자료는 [그림 8-2]와 같이 시점별로 복수 개체의 관측치를 가진다(1). 즉, 개체를 식별하기 위한 열(column id)과 데이터가 수집된 시점을 나타내기 위한 열(column year)이 항상 존재한다는 것에 유의해야 한다.

id	Year(t)	xit	yit
1001	2019	1	1.6
1001	2020	2	2.2
1001	2021	1	1.1
1001	2022	1	1.4
1002	2019	2	1.6
1002	2020	1	2.3
1002	2021	2	1.7
1002	2022	1	1.8
1003	2019	2	1.2
1003	2020	1	2.5
1003	2021	1	2.5
1003	2022	2	2.5

[그림 8-2] 패널 데이터 형태

3) 패널 데이터의 장점과 한계

(1) 패널 데이터의 장점

① 이질성(Heterogeneity)의 통제

종단 자료는 시간에 따라 대상자를 추적함으로써 표본들의 행동 패턴을 모델링할 수 있다. 그러나 각 데이터에 포함된 개체들은 서로 다른 특성이 있기 때문에 이질성이 크

---

8) 두 개의 하첨자(subscript)를 붙여서 표기함. 예) x_{it}, y_{it}

다고 할 수 있다. 또한 관찰 가능한 항목과 관찰 불가능한 변수 간의 상관관계가 발생할 수 있는데, 이와 같이 개인의 관측되지 않는 특성들이 추정 과정에서 제대로 통제되지 않을 때 발생하게 되는 내생성(endogeneity) 문제를 통제할 필요가 있는데, 패널 데이터에서는 개인의 관찰되지 않은 이질성(unobserved heterogeneity)을 명시적으로 고려할 수 있다는 장점이 있다(2).

횡단면 자료를 반복적으로 관찰한 회귀분석에서는 yit = β_0 + β_{xit} + εit와 같은 모형을 사용하고, 오차항(εit)에 개체들의 고유성(uniqueness)을 부여하게 되는데, Ti = 1인 단면 연구에서는 개체 간의 이질성을 통합하기 때문에 모수(parameter)를 식별할 수가 없다. 반면에 개체 간의 이질성을 포함하는 기본적인 종적 데이터 모형은 다음 〈수식 1〉과 같은 방정식을 기본으로 한다.

$$y = \beta_0 + \beta_{\chi it} + \mu + \epsilon, \qquad t = 1, \cdots, T_{i,}\, i = 1, \cdots, n \qquad \text{수식 1}$$

방정식 (수식 1)과 같이 이질성 항이 포함된 모형을 이질성 모형(heterogeneous models)이라고 한다. 종단 데이터에서는 위 모형에서와 같이 β 및 u1, ..., un을 추정할 수 있고, ui와 같은 개체별 모수(parameter)를 통해 개인 간 이질성을 통제할 수 있는 중요한 메커니즘을 활용할 수 있다(5).

② 자료의 전환(Transformations)

패널 순수 시계열 데이터는 일반적인 시계열 자료나 단면 자료에 비해 다양한 정보를 포함하고 있다. 시계열 자료에는 개인차에 대한 정보가 포함되어 있지 않으며 횡단면 데이터에는 기간별 차이에 대한 정보가 포함되어 있지 않다. 이에 비해 패널 데이터는 개인별 변수와 횡단면 데이터에서 시간별 변수의 영향을 조사할 수 있는데, 이것은 패널 데이터에서 유용한 자료 변환을 허용하기 때문이다.

③ 시계열 자료에 대한 동적 관계(Dynamic relationships) 파악

여러 변수 간의 동적 관계를 연구하고 할 때, 단변량 시계열(univariate time series) 분석은 적합한 방법론이지만, 이 방법론은 서로 다른 개체 간의 관계를 설명하지 못한다. 반대로 다변량 시계열(multivariate time series) 분석은 제한된 수의 서로 다른 주제 간의 관계를 설명할 수 있다. 그러나 시계열 분석의 주요 제한점은 신뢰성 있는 추론을 하기 위해서는 최소 30개의 관측치가 필요하다는 것이다. 시계열 자료에서 30개의 관측치는 연간 단위 자료의 경우 30년이라는 시점을 의미하며, 이 모형에 포함된 표본수가 많을 경우 30개 시점으로는 안정성이 부족하게 된다(6). 패널 분석은 이러한 가정을 강요하지 않은 대안적인(alterative) 통계 방법론이라고 할 수 있다.

(2) 패널 데이터의 단점과 한계

패널 데이터는 자료수집 및 설계에 있어서 상당한 시간과 노력이 요구되며, 데이터의 구축 과정에서도 시계열 자료와 횡단면 자료의 결합으로 이루어져 있기 때문에 형태가 복잡하다는 단점이 있다.

패널 조사는 동일한 표본을 대상으로 일정한 시간차를 두고 반복적으로 조사하기 때문에 표본의 탈락 및 누락, 신규 표본 진입 등으로 인한 대표성 및 가중치 문제가 존재하며, 이로 인한 추정량의 효율성과 모수 파악의 문제가 발생할 수 있다.

4) 패널 데이터 모형

(1) 기본 패널 모형

① 통합 패널 모형(pooled panels models)

통합 패널 모형(pooled panels models)은 가장 간단한 최소자승 모형 OLS(Ordinary Least Squared) 모형으로 설명할 수 있으며, 패널 데이터 회귀 방정식의 형태는 일반 최소 제곱(ordinary least squar)과 유사한 형태를 갖는다(7).

$$y_{it} = \beta_0 + \beta X_{it} + \epsilon_{it}$$

y_{it} : dependent variable x_{it} : independent variable β : the coefficient for dependent variable ε_{it} : error term i : entity (individual or household or firms, countries) t : time (year)

이 모형은 시간 및 개인의 특성(ui)을 고려하지 않으며, 관찰되지 않은 독립변수와 종속변수 사이에 상관관계(즉, 외생성)가 없다는 가정이 전제된다. 통합 최소자승 모형(Pooled OLS) 가정이 사실이더라도 α(alpha)는 시간이 지남에 따라 원자료와 일정한 시간 차이를 갖는 계열 간의 상관관계인 계열 상관관계(serial correlation)가 나타날 수 있다는 문제가 있기 때문에 결과적으로 통합 최소자승 모형(Pooled OLS)은 패널 데이터에 적합하지 않은 분석 모형이라고 할 수 있다(5).

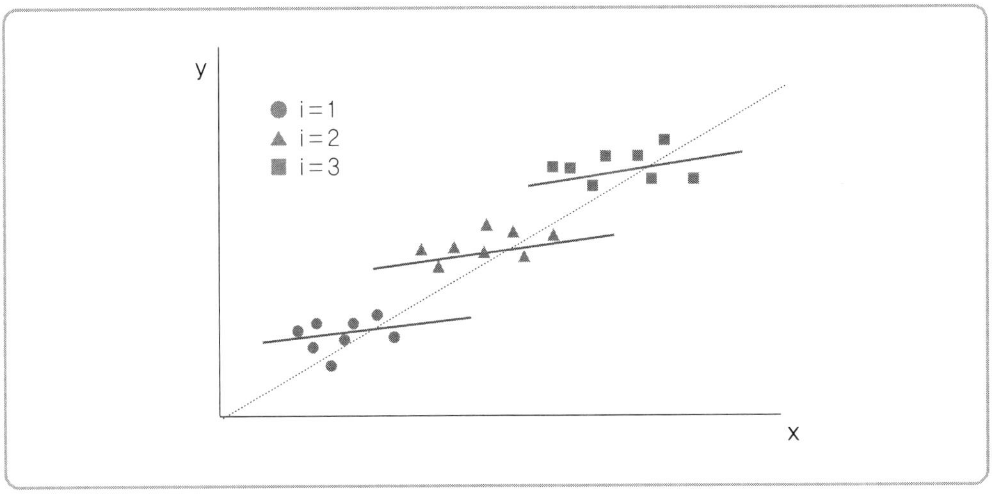

[그림 8-3] 통합 패널 모형(pooled panels models)

② 고정효과 모형(fixed effects models, FE)

분석 모형에 포함된 변수들 중에서는 관찰 단위 또는 시간에 따라 변하지 않는 개인의 고유한 특성이 있다. 시간에 따라 변하지 않는 변수들을 시간-불변 변수라고 하며, 대표적으로 개인의 출생 연도, 성별, 교육 기간(조사 시작되기 이전에 모든 개인의 교육이 종료된 경우), 규범 및 선호도 등이 될 수 있다(8).

고정효과(FE) 모형은 관찰되지 않은 독립변수들에 대한 개인의 고유한 특성(ui)이 시간에 따라 개체 별로 서로 다른 상수(constant)의 값으로 고정하고(fixed), 기울기들(slope)은 시간에 따라 변화하지 않으면서 개체 간에도 차이가 없는 것으로 가정한다.

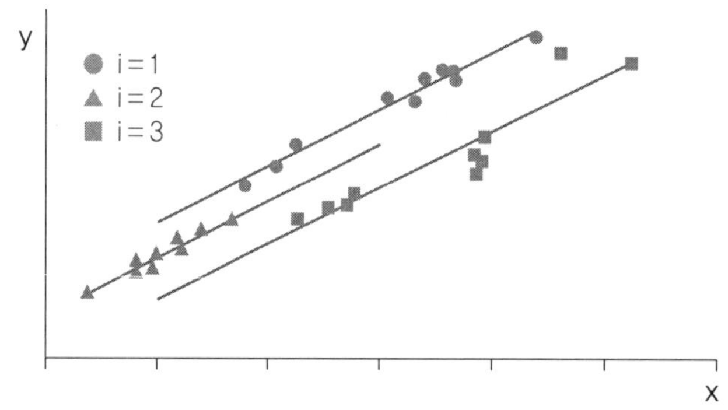

[그림 8-4] 고정효과 모형 : 개별 절편과 동일 기울기

고정효과(FE) 모형은 [그림 8-4]와 같이 시간에 따라 서로 다른 절편(heterogeneous intercepts)과 동일한 기울기(homogeneous slope)를 가진다. 여기서 기울기인 회귀계수(coefficient)는 X가 1단위 증가할 때, 개체별 평균으로 y가 시간에 따라 얼마나 변하는지 나타낸다(1).

위와 같이 개체의 고유한 특성(ui)에 대해 시간에 따라 일정하게 유지되는 모형을 '일-방향 고정효과 모형(one-way fixed effects model)'이라고 하며, 〈수식 2〉와 같은 방정식으로 나타낼 수 있다(9). 여기서 ui는 모형에서는 관찰되지 않는 개체의 고유한 특성(unobservable individual effect)으로 정의한다.

$$Y_{it} = \beta_0 + \beta X_{it} + \mu_i + \epsilon_{it} \quad (i = 1, 2, 3, \cdots n, t = 1, 2, 3, \cdots t_i)$$ 수식 2

$$(\beta_{1it} = \beta_{1i}, \beta_{2it} = \beta_2, \beta_{3it} = \beta_3)$$

y_{it} : dependent variable
x_{it} : independent variable
β : the coefficient for dependent variable
ε_{it} : error term
i : entity (individual or household or firms, countries)
t : time (year)
u_i : unobservable individual effect

각 개체들이 고유한 절편을 갖도록 허용하는 가장 간단한 방법은 각 개체에 대해 더미(dummy variable) 변수로 처리하고, 이들을 〈수식 3〉과 같이 회귀모형에 포함하는 것이다. 이와 같은 형태의 추정은 최소제곱더미 변수(Least Squares Dummy Variables, LSDV)라고 한다(10).

$$D_{1\iota} = \begin{cases} 1\ i=1 \\ 0\ otherwise \end{cases} \quad D_{2\iota} = \begin{cases} 1\ i=2 \\ 0\ otherwise \end{cases} \quad D_{3\iota} = \begin{cases} 1\ i=3 \\ 0\ otherwise \end{cases}$$

$$y_{\iota t} = \beta_{11} D_{1\iota} + \beta_{12} D_{2\iota} + \beta_{13} D_{3\iota} \cdots \epsilon_{\iota t} \qquad \text{수식 3}$$

$$y = \sum_{i=1}^{N} D_{\iota t} \beta_{0i} + \beta_1 \chi_{\iota t} + \epsilon_{\iota t}$$

관찰되지 않은 변수(ui)가 시간이 지남에 따라 변하지 않으면, 종속변수(yi)의 모든 변화는 고정된 특성 이외의 다른 영향에 의한 것으로 간주한다(6). 추가로 오차항 εit은 모든 개체에 대해 전체 기간에 걸쳐 N(0, σe^2)의 독립적 분포를 가진다고 가정한다.

③ 임의효과 모형(random effects models, RE)

고정효과 모형에서는 더미 변수를 포함하여 종속변수에 대한 관찰할 수 없는 개인의 효과를 제어하는데, 너무 많은 변수가 포함되면 자유도가 크게 손실되는 문제가 발생한다(6). 또한 관찰 불가능한 개별 효과가 확률적(stochastic)으로 즉, 랜덤(random)으로 작용할 수 있는데, 이러한 문제는 개별 효과(ui)가 무작위 변수(random variables)라고 가정하는 임의효과(RE) 모형을 사용함으로써 해결할 수 있다(11).

임의효과 모형(random effects models)은 관찰되지 않은 독립변수에 대한 개인의 고유 특성인 개별 효과(ui)를 시간의 경과에 따라 예측변수(predictor) 또는 설명변수(explanatory variables)와 상관이 없는 확률변수(random variable)로 가정하는 것이다. 임의효과 모형은 〈수식 4〉와 같이 나타낼 수 있는데, 관찰할 수 없는 구성 요소 ui는 임의 오류 항(random error term) 요소로 간주된다. ui는 집단 간에는 다르지만 집단 내에서는 오류(error)의 요소이며, v_{it}은 잔존 무작위 오류 항(remaining random error term)으로, 집단(between)과 시간에 따라 변하는 오류(error)의 요소이다(7).

$$Y_{it} = \beta_0 + \beta X_{it} + \mu_i + V_{it} \quad (i = 1, 2, 3, \cdots n, t = 1, 2, 3, \cdots Ti) \qquad \text{수식 4}$$

$$\epsilon_{it}(error\ term) = \mu_i + v_{it}$$

$$Cov(v_{it}, \mu_{it}) = 0, Cov(v_{it}, X_{it}) = 0, Cov(X_{it}, \mu_i) = 0$$

고정효과(FE) 모형과 임의효과(RE) 모형 사이에 가장 큰 차이점은 관찰되지 않는 개별 효과(ui)가 확률적인지 여부가 아니라 개별 효과(ui)가 모형에서 설명변수와 상관관계가 있는 요인으로 구현할 수 있는지 여부이다. 임의효과(FE) 모형의 장점은 모든 시간 불변 변수를 상수(constant)로 고정되게(fixed) 하는 고정효과와 달리 성별과 같은 시간 불변 변수를 포함할 수 있다는 것이다. 여기서 개인의 오차 항(error term)은 시간-불변 변수(time invariant variables)가 설명변수(explanatory variables)의 역할을 할 수 있도록 예측변수(predictors)와 상관관계를 갖지 않는다. 임의효과(RE) 모형은 최소제곱(Ordinary Least Square) 회귀 방법을 사용하여 얻을 수 있는 일반화최소제곱(Generalized Least Square) 모형을 사용하여 추정할 수 있으며, RE 모델의 경우 시간 불변 및 개별 불변 변수의 효과를 추정할 수 있다(12).

(2) 패널 모형의 선택 방법(selection method of panel models)

① 고정효과 또는 임의효과 모형 간의 선택

대부분의 연구 문제에서 Cov(xit, ui) = 0이라는 가정은 의심할 여지가 있으며, 이는 RE 추정이 편향되었음(biased)을 의미한다. 따라서 편향되지 않은 추정치를 얻기 위해서는 고정효과(FE) 추정 방법을 사용하는 것이 더 바람직할 수 있다. 그러나 많은 연구에서 성별, 인종, 교육 수준 등의 시간-불변 공변량의 영향을 보정한(adjusted) 이후에 특정 변수의 효과를 분석하려는 시도를 할 경우에는 시간-불변 공변량에 대한 추정치를 제공하는 임의효과(RE) 모형을 적용해야 한다.

예를 들어, 횡단면 단위가 개별 환자이고, 모형에서 성별(Zi)에 대한 범주형 변수를 포함하여 환자가 지출한 의료비(Yi)를 연구하려고 한다고 가정을 하면, 고정효과(FE) 모형에서는 β를 추정하는 것은 불가능하다. 개인별 상수항(ui)과 시간 불변 변수인 성별(Zi)의 효과를 구별할 수 없기 때문이다. 즉, 이 두 변수는 완벽하게 다중 공선적(multicollinearity)일 것이다. 임의효과 모형(RE)은 ui를 무작위 변수로 가정하기 때문에 이러한 다중 공선성을 피함으로써 β를 추정할 수 있다.

Judge et al(1988)은 패널 모형을 선택하는 방법에 관하여 다음과 같이 몇 가지를 제안하였다.

- 시간의 길이(T)가 길고, 표본의 크기(N)가 작으면 고정효과(FE) 및 임의효과(RE) 모형에서 모수(parameter) 추정치에 거의 차이가 없기 때문에 계산상 편의성이 좋은 고정효과(FE) 모형이 더 적합할 수 있다.
- 표본의 크기(N)가 크고, 시간의 길이(T)가 짧은 경우, 표본 추출 방법을 고려할 수 있다. 분석 대상 표본이 더 큰 표본으로부터 무작위로 추출(random drawings) 되었다면 임의효과(RE) 모형을, 그렇지 않은 경우에는 고정효과(FE) 모형을 적용한다.
- 개별 오류 요인(ui)과 하나 이상의 회귀 변수(regressors)가 상관관계가 있는 경우, 임의효과(RE) 추정치는 편향된 값을 가질 수 있기 때문에 고정효과(FE) 모형을 적용한다.
- 표본(N)이 크고 시간의 길이(T)가 짧으며, 임의효과(RE) 모델링의 가정이 적용되는 경우 임의효과(RE) 추정 방법이 더 효율적이다.

② 하우스만 검정(Hausman test)

패널 모형의 선택은 하우스만 검정(Hausman test)을 통해 확인이 가능하다. 하우스만 검정에서는 귀무가설 H0: E(uit | Xit) = 0, 대립가설 Ha: E(μi | Xi) ≠ 0의 관점에서 임의효과(RE)와 고정효과(FE)에 대한 검정을 할 수 있다. 즉, 임의효과(RE) 추정치(βRE)가 효율적이며 일관성이 있고, 고정효과(FE) 추정치(βFE)는 비효율적이라는 귀무가설 하에서 고정효과(FE) 모형과 임의효과(RE) 모형으로부터 얻은 계수 추정치 간 평균 차이(mean difference)의 통계적 유의성을 검정한다(7).

- 하우스만 검정(Hausman test) 가설:

  H0: random effects would be consistent and efficient, versus

  H1: random effects would be inconsistent

평균 차이 비교를 위한 검정 통계량(test statistic)은 통계량(statistic)과 표준 오차(standard error)의 비율(ratio)로 구성된다. 하우스만 검정은 chi-square의 형식으로 보고되는데, p-값이 유의한 경우(예: 유의수준 5%에서 〈0.05 또는 1%에서 〈0.01)

에는 고정효과(FE)를 사용하고, 그렇지 않은 경우 임의효과(RE)를 사용한다(14).

(3) 패널 모형의 확장

패널 모형의 확장에서는 다양한 패널 분석 방법 중에서 보건의료 분야에서 가장 많이 사용되는 패널 토빗(Panel tobit) 모형, 패널 SUR 모형, 패널 로짓(Panel logit) 모형을 중심으로 기술하였다.

① 패널 토빗 모형(Panel tobit model)

James Tobin(1958)에 의해 제안된 토빗 모형(Tobit model)은 제한된 종속변수 중 하나인 중도 절단된 종속변수(censored dependent variables)를 모형화하는데 사용되는 통계기법이다. 중도절단(censoring)은 변수가 특정 임계값(certain threshold)의 오른쪽 또는 왼쪽의 값을 갖는 분포에서 실제로 임계값을 취하는 경우를 말하며, 일반적으로 종속변수에 0(zero)이 포함된 경우 0을 관찰 가능한 변수가 아닌 종속변수의 중도절단(censoring of the dependent variable)으로 가정한다(15).

일반적으로 선형 회귀모형의 모수 추정은 최소제곱법(Least Square Method)을 사용하지만 중도 절단된 자료에 의한 최소제곱 추정량은 편의추정량(biased estimator)으로 알려져 있으며 특히, 중도 절단된 자료의 비중이 클 경우에 편의(bias)의 정도가 커지기 때문에 설명변수의 영향을 과소, 또는 과대 추정하게 된다. 따라서 토빗 모형은 여러 가지 이유로 종속변수가 중도 절단된(censored) 관측값을 가지는 자료에 대해 종속변수와 독립변수의 관계를 설명하는데 사용되며, 〈수식 5〉의 방정식으로 설명할 수 있다(16).

$$y_{it}{}^* = \beta X_{it} + \mu_i + \epsilon_{it}, \quad \epsilon_i \sim N[0, \alpha^2], i = 1, \cdots, N$$
$$y_{it} = \max(0, y_{it}{}^*) \qquad \text{수식 5}$$

y_{it} : dependent variable x_{it} : independent variable β : the coefficient for dependent variable ε_{it} : error term i : entity (individual or household or firms, countries) t : time (year) u_i : unobservable individual effect

토빗 모형은 선택 편향(selection bias) 또는 2단계 추정 절차(two-step estimation procedure)와 같은 일반 선택 회귀분석 방법에 적용되기 때문에 중요하며, 토빗 모형의 사용은 패널 데이터로 확장되었으며 방법론, 추정 및 응용 등이 지속적으로 연구되어 왔다.

선형패널 모형에서 대표적으로 사용되는 두 가지 접근법은 고정효과(fixed effect tobit) 모형과 임의효과 도빗(random-effect tobit) 모형이다. 이중 고정효과 모형은 분포에 대한 가정이 없는 반면에 임의효과 모형에서는 개체 효과 ui와 설명변수 xit 간에 상관관계가 없으며, 평균이 0이고 분산이 일정한 정규분포에 따른다고 가정한다. 여기서 고정효과 모형은 토빗(tobit)이나 절단회귀 모형과 같은 제한된 종속변수 모형에 적용하는 데에는 다음과 같이 몇 가지 제한점이 있다. 일반적으로 패널의 개체 표본(N)이 크기 때문에 고정효과 모형을 적용할 경우, 잠재적으로 매우 많은 수의 모수(parameters)를 추정해야 한다는 문제가 있다. 푸아송 모형에는 가변수(dummy variables)의 계수 없이 구성할 수 있는 변환된 우도가 있으나, 이러한 접근 방식은 고정효과 패널 모형에서는 작동하지 않는다. 또 다른 제한점은 선형회귀 모형과 마찬가지로 xit에 시간 불변 설명변수가 포함되어 있으면 추정할 수 없다는 것이다.

$$y_{\iota t} = \sum_{\iota=1}^{n} D_{\iota t}\beta_{o\iota} + \beta_1 D_{\iota t} \cdots \epsilon_{\iota t},\ \epsilon_{\iota t} \sim N[0, \alpha^2],\ \iota = 1, 2 \cdots N$$
$$y_{\iota t} = \max(0, y_{\iota t}{*})$$

〈수식 6〉과 같이 임의효과 모형에서는 시간에 따라 변화하는 변수의 평균값에 관찰되지 않은 개체 효과가 투영된다고 가정한다. 즉, 관찰되지 않지만 추정가능한 효과와 설명변수 사이의 상관관계가 집단의 평균값에 의해 산출된 모형이 생성된다.

$$\begin{aligned} &y_{\iota t}{*} = \beta X_{\iota t} + \mu_\iota + \epsilon_{\iota t},\ \epsilon_\iota \sim N[0, \alpha^2], \\ &\mu_\iota = \overline{X}'_\iota \pi + \tau\omega_\iota, \omega_\iota \sim N[0, 1], \\ &y_{\iota t} = \max(0, y_{\iota t}{*}) \end{aligned} \qquad \text{수식 6}$$

이와 같이 임의효과 모형이 고정효과 모형 보다 관리가 용이하여 패널 토빗에서 임의효과 모형이 고정효과 모형보다 더 많이 활용되고 있다(17).

② 패널 SUR 모형(Panel seemingly unrelated regressions models)

패널 SUR 모형은 Zellenr(1962)가 제안한 것으로 겉보기에 관련이 없어 보이는 회귀식(seemingly unrelated regressions, SUR)은 여러 회귀 방정식으로 구성된 선형 회귀 식의 일반화(generalization)된 모형으로, 표본을 구성하는 개체 간에는 상관관계가 없으나 추정 방정식의 오차항 간에 상호 상관관계가 있는 모형이다. 각각 회귀 방정식은 그 자체로 유효한 선형 회귀모형이면서 개별적으로 추정이 가능하다. 이와 같이 패널 SUR 모형은 추정 방정식의 오차항 간에 상호관계를 통해 효율성(efficiency)을 높이는 방법이다(18).

SUR을 사용하는 주요 목적은 첫째, 서로 다른 방정식에 대한 정보를 결합하여 추정의 효율성을 얻는 것이며, 두 번째는 서로 다른 방정식의 모수(parameters)와 관련된 제한 사항(restrictions)을 검증하기 위해서 사용한다. 전통적인 선형 SUR 모형은 다음과 같은 선형 회귀 방정식으로 나타낼 수 있다(19).

$$\begin{aligned} y_{1t} &= \beta'_1 \chi_{1t} + \epsilon_{1t} \\ &\vdots \\ y_{Nt} &= \beta'_N \chi_{Nt} + \epsilon_{Nt} \end{aligned} \qquad \text{수식 7}$$

y_{it} : dependent variable x_{it} : independent variable β : the coefficient for dependent variable ε_{it} : unobservable error term i : entity (individual or household or firms, countries) t : time (year)

여기서 i=1, · · · N, t=1, · · · T를 통해 시간(t) 차원 또는 각 개체(i)에 대한 관측값을 누적한 방정식을 단순화할 수 있는데, 만약 각 시간(t) 관측값을 누적하면 〈수식 8〉의 방정식과 같이 나타낼 수 있다.

$$Y_t = \widetilde{X}'_t \beta + \epsilon_t \qquad \text{수식 8}$$

패널 SUR 모형은 많은 응용 프로그램에 적용할 수 있다. 예를 들어, 특정 개인 또는 가구가 다양한 상품을 소비할 때 특정 상품의 수요는 다른 상품의 수요와 상관관계가 있다고 볼 수 있으며, 이러한 동시적 상관관계의 가정 하에서 가구 소득 또는 가구 부채와 같은 가구 재정의 충격(shocks)으로 인한 특정 상품에 대한 수요 함수를 추정하는 경우 패널 SUR 모형을 통해 확인할 수 있다. 즉, 급격한 가구 소득 감소로 인한 충격을 개인 및 가구 내에서 다양한 소비 항목의 방정식 오차항 사이의 상관관계를 통해 특정 소비 항목에 대한 수요 함수(demand functions)를 추정할 수 있다. 또한 경제 전반의 충격 또는 전 세계적인 사전으로 인한 파급 효과를 회사, 도시, 주, 국가, 회사 또는 산업과 같이 다양한 개체 대상에 적용하여 패널 SUR 모형으로 현상을 설명하는 방정식을 산출할 수 있다(19). Zellner(1962)는 패널 SUR 모형과 관련하여 다양한 적용 사례에 중요한 업적을 남겼고, 최근에는 Hayashi(24)의 연구를 통해 다양한 응용 사례를 확인할 수 있다.

③ 패널 로짓 모형(Panel logit models)

패널 로짓(panel logit)은 이진형(binary) 또는 이분형(dichotomous) 종속변수를 모델링하는 데 사용되는 통계 방법이다. 관심 있는 결과가 두 가지 가능한 값만 가질 수 있음을 의미하며, 대부분은 이러한 모형은 어떤 일이 발생할지 여부를 예측하는 데 사용된다.

패널 로짓(panel logit) 분석에서도 가구의 관찰되지 않는 특성을 고정효과와 확률효과 중 어느 것으로 가정하느냐에 따라 고정효과 모형(fixed effect model)과 확률효과 모형(random effect model)으로 구분될 수 있다. 패널 로짓(panel logit) 또는 패널 프로빗(Panel probit)[9)]은 일반적으로 수치 적분(Numerical Integral) 또는 시뮬레이션 절차를 의미하기 때문에 로지스틱이 있는 고정효과(fixed effect panel logit) 모형이 주로 권장된다(20).

균형 패널(balanced panel)에 대하여, i =1, ... , N, t = 1, ... , T time periods이며, 불연속적인 종속 변수 yit를 관찰한다고 가정할 때, 일반적으로 사건이 발생하면(case) yit = 1이고, 사건이 발생하지 않으면(control) yit = 0인 이분형 변수

9) 패널 프로빗(Panel probit)의 경우 고정효과(fixed effect)에 대한 옵션이 없으며 임의효과(random effect)와 모집단 평균이라는 두 가지 옵션만 있음

(binary variable)를 선택한다. 이때 시간(T)과 집단 N에 대하여 고정효과를 적용하면, 고정효과 로짓 패널(fixed effect logit panel) 모형을 〈수식 9〉와 같이 yit의 로지스틱 확률로 정의할 수 있다.

$$
\begin{aligned}
f(y_{it}|X_{it}, \beta, \mu_i) &= p_{it}^{y_{it}}(1-p_{it})^{1-y_{it}} \\
p_{it} = Pr(y_{it}=1|X_{it}, \mu_i, \beta) &= \frac{1}{1+e^{-\mu_i - X_{it}\beta}} \\
y_{it} &= 1[\mu_i + X_{it}\beta + \epsilon_{it} > 0]
\end{aligned}
\qquad \text{수식 9}
$$

여기서 β는 설명변수(regressors) xit의 모수 벡터(parameter vector)이고, εit는 로지스틱 분포의 오류항(error term)을 의미한다. 개체의 고유한 효과(ui)와 설명변수(regressors) 사이에 임의(arbitrary)의 상관관계(correlations)가 허용되는 경우 고정효과 패널 로짓(fixed effects panel logit)이라고 한다(21).

고정효과 패널 로짓을 사용하는 경우, 개체의 독립변수는 시간에 따라 변화하는 변수여야 하며, 인종이나 성별과 같이 시간이 지나도 변하지 않는 변수의 효과를 추정하는데 적합하지 않다. 즉, 고정효과 패널 로짓은 측정 여부에 관계없이 인종 및 성별과 같은 안정적인 특성의 영향을 통제할 수 있으나, 이러한 변수의 효과를 추정할 수 없기 때문이다. 또한 패널 고정효과를 활용하면 이분형(dichotomous) 종속변수가 변동된 개체들만 추정하기 때문에 패널 로짓 고정효과 모형의 분석을 조건부 패널 로짓(conditional panel logit) 모형이라고 부르기도 한다. 따라서 조건부 로짓모형의 추정결과를 일반화하기 위해서는 종속변수의 변동이 확률적으로(random) 발생해야 하며, 종속변수가 변동한 집단과 그렇지 않은 집단 간에 특정이 비교적 동질해야 한다는 전제가 있다(20).

2 연구 사례

우경숙(2016)은 재난적 의료비 지출이 가구 경제(재정적 대응과 빈곤화를 중심으로)에 미치는 영향을 분석하였는데, 이중 연구 가설 H1, H2, H3에 대해서 다양한 패널 데이터 분석방법을 적용하였다.

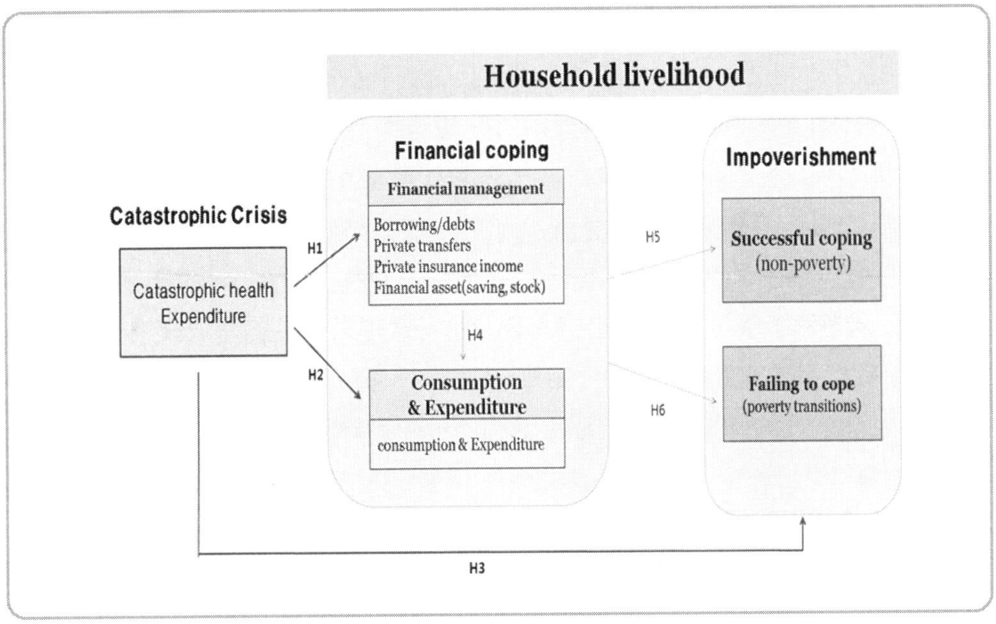

[그림 8-5] 패널 분석을 이용한 연구 사례

출처 : 우경숙(2016)

이 연구에서는 먼저 재난적 의료비가 가구의 재정적 대응에 해당하는 5가지 항목인 사적 이전, 부채, 보험 수령액, 저축액, 재산에 미치는 영향을 확인하기 위하여 패널 토빗 모형(panel tobit model)을 적용하였다. 여기서 종속변수인 5가지 항목의 관찰값에 0이 존재하기 때문에 분석 데이터가 좌측 중도절단 되었다고 가정하였고, 이를 반영하기 위하여 패널 토빗 모형을 적용하여 분석하였다. 패널 토빗 모형에도 고정효과(fixed effect) 모형과 임의효과(random effect) 모형을 선택할 수 있는데, 비조건부 고정효과 토빗 모형(unconditional fixed-effects tobit model)은 충분히 길지 않은 패널에서 추정치의 일치성 문제가 존재하기 때문에 일반적으로 확률 효과 토빗 모형(random-effects tobit)을 적용한다는 선행 연구(Cameron and Trivedi 2005)에 근거하여 확률효과 모형을 이용하였다.

두 번째 연구 가설을 증명하기 위해 패널 자료를 이용하여 재난적 의료비 지출이 비-의료서비스 소비지출에 미치는 영향을 파악하였다. 소비지출 총액은 0에는 값이 포함되어 있지 않기 때문에 가구의 관찰되지 않는 특성을 고려하기 위하여, 통합횡단면(pooled OLS), 고정효과(FE) 모형과 임의효과(RE) 모형을 적용한 패널 분석을 시행한 이후 하우스만 검정(Hausman test)을 통해 최종 결과를 선택하였다. 하우스만 검정 결과, 확률효과가 존재한다고 판단할 수 없었기 때문에(p<0.01), 최종 분석 결과는 고정효과 모형을 중심으로 해석하였다. 그러나 재난적 의료비가 발생한 가구에서 그렇지 않은 가구에 비해 비-의료서비스의 소비지출이 낮은 것으로 나타난 결과는 고정효과 모형뿐만 아니라 통합횡단면 모형과 확률효과 모형에서도 동일하다는 결과를 제시하였다. 또한 재난적 의료비 발생 여부 또는 보건 의료비가 차지하는 비중이 다른 항목별 소비지출 비중에 미치는 영향을 측정하기 위해 패널 SUR 모형을 적용하여 분석하였다. 이 연구에서는 각 소비지출 항목별 추정 모형의 오차항이 동일 시점에서 서로 상관성이 있다는 가정하에 패널 SUR 분석을 이용하였다. 종속변수는 전체 소비지출에서 항목별 구성비(%)이며, 독립변수는 전체 소비지출에서 차지하는 보건의료 구성비(%) 및 재난적 의료비 발생 여부로 설정하였다.

마지막으로 이 연구에서는 종속변수는 빈곤 여부로, 독립변수는 재난적 의료비 발생 여부로 하여, 재난적 의료비 지출이 가구의 빈곤에 미치는 영향에 대해 패널 로짓 분석(panel logit analysis)을 시행하였다. 패널 로짓 분석에서도 가구의 관찰되지 않는 특성을 고려하기 위해서 하우스만 검정(Hausman test)을 통해 최종적으로 고정효과 모형을 선택하여 결과를 제시하였다. 또한 이 연구에서는 독립변수의 시간 효과(time lag)를 적용하여 민감도 분석을 실시하였는데, 모든 종속변수에 대하여 시차 모형을 당해(to)에 발생한 재난적 의료비와 1년 전(t-1) 발생한 재난적 의료비를 모형에 투입하여 분석하였다.

3 통계 분석 실습

1) 패널 분석을 위한 패널 데이터 구조 변환

(1) 개체 결합 및 데이터 구조 변경

패널 데이터 분석은 주로 STATA 프로그램을 통해 수행된다. STATA는 초기 개발 단계에서부터 패널 데이터 분석에 중점을 둔 통계패키지로, 일반적으로 종단 데이터(longitudinal data) 및 반복 측정(repeated measurements)이 있는 데이터를 분석하는데 유용하다. 또한 패널 데이터를 이용하여 다양한 회귀분석을 수행하도록 다양한 명령어들이 설정되어 있다.

패널 데이터를 분석하는데 있어서 가장 먼저 직면하게 되는 문제 중 하나는 패널 데이터를 분석에 적합한 형식으로 변형하는 것이다. 일반적으로 데이터 분석 초기에는 각 개체와 측정 지표에 대하여 시점별 데이터를 제공받기 때문에 각 데이터 파일을 병합(merge)하여 [표 8-1]과 같이 가로 형식(wild type)의 데이터로 구성해야 한다. 가로 형식(Wild type)의 데이터에는 개체 당 하나의 행(row)만 있고, 각 시점에 대해 별도의 열(column)에 동일한 변수명을 가진 관측치들이 있다. 여기서 id는 각 개체에 대한 고유 식별번호, W(wave)는 시점의 지표, var1/var2는 각 시점에서 반복되는 측정 지표이다.

[표 8-1] 가로로 넓은 형식(Wild type)의 패널 데이터

id	var1_W1	var1_W2	var1_W3	var2_W1	var2_W2	var2_W3
1	1	1.5	2	5	7.5	10
2	5	4	3	14	10.5	7
3	15	12	9	8	12	16
.	.	.	.	.	.	.

id : 개체 고유 식별 번호, 데이터 기준 키
var: 조사 및 측정 변수명
W: 조사 연도 및 차수

실제로 패널 데이터를 이용한 패널 회귀분석은 세로로 긴 형태(long type)의 데이터에서 수행할 수 있다. 따라서 [표 8-1]의 가로로 병합된(merge) 데이터 파일에 명령 구문 "reshape long subnames, i(id variable) j(year)"을 통해 구조변경(reshaping)을 수행하여 [표 8-2]와 같은 세로로 긴 형식(long type)의 파일을 생성해야 한다.

[표 8-2] 데이터에는 각 조사 차수(wave)마다 각 개체(예: 개인)에 대한 행(row)이 존재하는데, 만약 300명을 대상으로 1차시~3차의 패널 조사를 실시하고, 각 조사 차수에 모든 개체가 응답한 균형 패널이라면 이 데이터는 형식은 전체 900행(응답자 300명 × 3차)이 될 것이다.

[표 8-2] 세로로 긴 형식(long type)의 패널 데이터

id	wave	var1	var2
1	1	1	5
1	2	1.5	7.5
1	3	2	10
2	1	5	14
2	2	4	10.5
2	3	3	7
3	1	15	8
3	2	12	12
3	3	9	16
.	.	.	.

id : 개체 고유 식별 번호, 데이터 기준 키
Wave: 조사 연도 및 차수
var: 조사 및 측정 변수명

[그림 8-6]에는 조사에 참여한 개별 개체와 조사 항목을 시점별로 병합한 개체 결합 방식(case merge) 데이터와 이 데이터를 세로로 긴 형식(long type)으로 구조를 변경한 데이터의 주요 특징을 나타낸다.

개체 결합방식(Case Merge)

- **wild type** 개별 관측치의 다양한 정보가 여러 차수 별(연도별)로 각각의 데이터로 존재
- 동일 표본을 기준 키(ex, id)를 중심으로 여러 개의 파일을 하나의 파일로 병합(merge)함
  - ✓ 결합 방법: 1:1, m:1, 1:m, m:m
- **분석 가능한 통계 기법**
  - ✓ 기술통계분석
  - ✓ t-test
  - ✓ 횡단면 회귀분석(2년 단위)

패널 자료 구조 변경(reshape)

- **long type :** 한 개체에 대한 여러 차수의 정보가 하나의 데이터로 존재
- 기준키(id) 이외에 각 차수별로 변수명 동일하게 설정하여, 기준 키(id)와 차수(year) 를 중심으로 행과 열을 바꾸어 결합하는 방식(from wide to long)
- 패널분석은 long type이여야 하며, reshape, append 명령어로 변환가능
- **분석 가능한 통계 기법**
  - ✓ 반복측정 분산분석
  - ✓ 패널 모형 분석

[그림 8-6] 패널 분석을 위한 데이터 구조

	id	cost_2016	gender_2016	age_2016	edu_2016	cost_2017	gender_2017	age_2017	edu_2017	gender_2018	age_2018
1	1	431	2	53	2	422	2	54	2	2	55
2	2	271	2	48	3	416	2	49	3	2	50
3	3	551	1	36	3	676	1	37	3	1	38
4	4	446	1	17	2	484	1	18	2	1	19
5	5	69	1	79	2	75	1	80	2	1	81
6	6	297	2	9	1	584	2	10	1	2	11
7	7	264	2	58	2	351	2	59	2	2	60
8	8	602	2	20	3	577	2	21	3	2	22
9	9	58	2	77	1	101	2	78	1	2	79
10	10	250	1	47	2	279	1	48	2	1	49
11	11	253	2	84	1	220	2	85	1	2	86
12	12	615	2	40	3	608	2	41	3	2	42
13	13	61	2	81	1	76	2	82	1	2	83
14	14	235	2	76	2	187	2	77	2	2	78
15	15	242	2	23	2	279	2	24	2	2	25
16	16	367	1	38	3	405	1	39	3	1	40
17	17	274	2	9	1	284	2	10	1	2	11
18	18	105	2	72	1	109	2	73	1	2	74
19	19	563	1	18	2	525	1	19	2	1	20
20	20	531	1	17	2	651	1	18	2	1	19
21	21	454	2	21	3	209	2	22	3	2	23
22	22	768	2	52	2	704	2	53	2	2	54
23	23	75	2	73	2	69	2	74	2	2	75
24	24	76	2	77	1	65	2	78	1	2	79
25	25	142	2	73	1	309	2	74	1	2	75
26	26	504	2	19	2	674	2	20	2	2	21
27	27	88	2	80	1	48	2	81	1	2	82
28	28	524	2	12	1	736	2	13	1	2	14

```
. use "D:\panel\wild.dta", clear

. reshape long cost_@ gender_@ age_@ edu_@ , i(id) j(year)
(note: j = 2016 2017 2018)

Data                                    wide   ->   long
-----------------------------------------------------------------------------

Number of obs.                           715   ->    2145
Number of variables                       13   ->       6
j variable (3 values)                          ->   year
xij variables:
              cost_2016 cost_2017 cost_2018   ->   cost_
        gender_2016 gender_2017 gender_2018   ->   gender_
                 age_2016 age_2017 age_2018   ->   age_
                 edu_2016 edu_2017 edu_2018   ->   edu_
-----------------------------------------------------------------------------
```

	id	year	gender_	age_	edu_	cost_
1	1	2016	2	53	2	431
2	1	2017	2	54	2	422
3	1	2018	2	55	2	320
4	2	2016	2	48	3	271
5	2	2017	2	49	3	416
6	2	2018	2	50	3	289
7	3	2016	1	36	3	551
8	3	2017	1	37	3	676
9	3	2018	1	38	3	709
10	4	2016	1	17	2	446
11	4	2017	1	18	2	484
12	4	2018	1	19	2	480
13	5	2016	1	79	2	69
14	5	2017	1	80	2	75
15	5	2018	1	81	2	96
16	6	2016	2	9	1	297
17	6	2017	2	10	1	584
18	6	2018	2	11	1	404
19	7	2016	2	58	2	264
20	7	2017	2	59	2	351
21	7	2018	2	60	2	372
22	8	2016	2	20	3	602
23	8	2017	2	21	3	577
24	8	2018	2	22	3	770
25	9	2016	2	77	1	58
26	9	2017	2	78	1	101
27	9	2018	2	79	1	71

[그림 8-7] STATA 프로그램에서의 구조(wild type → long type)변환 예시

2) 연구 가설 및 분석 모형

연구 가설 및 분석 모형은 우경숙(2016)의 연구의 일부 내용을 참고하여 [그림 8-8]과 같이 3가지 가설과 분석 모형을 설정하였다.

첫 번째는 재난적 의료비 발생 및 보건의료비 지출이 가구의 비-의료서비스 소비지출 및 소비지출 구성에 미치는 영향을 추정하였다. 두 번째는 재난적 의료비 지출이 가구의 여러 가지 재정 운영 항목 중에서 사적이전 소득에 미치는 영향을 파악하였고, 마지막으로 재난적 의료비 지출이 가구의 빈곤 상태에 영향을 미치는지를 검정하였다.

- 가설 1(H1): 재난적 의료비 지출은 가구의 비-의료서비스 소비지출에 영향을 미칠 것이다.
- 가설 2(H2): 재난적 의료비 지출은 가구의 재정적 운영 항목인 사적이전 소득에 영향을 미칠 것이다.
- 가설 3(H3): 재난적 의료비 지출은 가구의 빈곤 상태에 영향을 미칠 것이다.

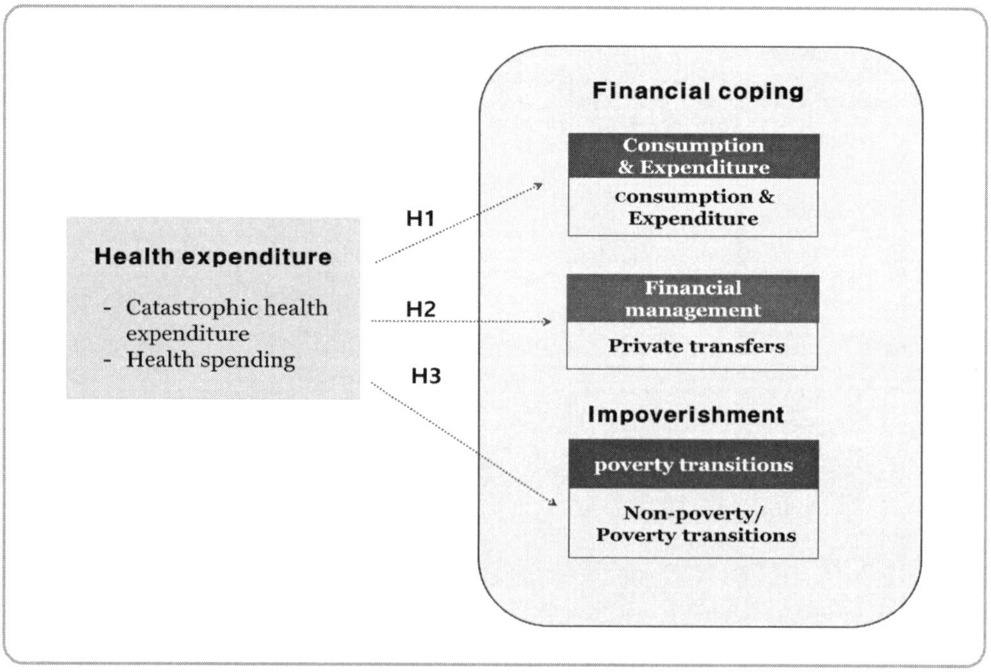

[그림 8-8] 통계 실습을 위한 연구 가설

3) 가상 자료 및 주요 변수

분석 자료는 우경숙(2016)[10] 학위논문에서 설정한 연구 모형과 분석 방법을 참조하기 위하여 유사한 특성을 가진 표본 및 변수를 생성하여 구축한 가상 데이터를 이용하였다. 해당 데이터는 2019년부터 2013년까지 5년 동안 가상 패널 조사에 매년 참여한 3,042개 가구(15,210행 – 응답자 3,042명 × 5차)로 구성된 균형 패널(balance panel)이다.

가설 1을 검정하기 위해 선정한 첫 번째 종속변수는 1년 동안 가구가 지출한 비–의료 서비스 지출 총액이다. 두 번째 종속변수는 의료비를 포함한 연간 소비지출에서 각 항목이 차지하는 비중이 큰 식비, 교통 통신비, 주거・광열・수도비, 기타 소비 항목을 포함하였다.

가설 2를 검정하기 위해 선정한 종속변수는 사적이전 소득으로 부양의무자(부모 또는 자녀), 친인척, 후원자 등의 지원금이 포함된 소득이다.

가설 3의 종속변수인 가구의 빈곤상태는 국제기구인 OECD(경제협력개발기구)에서 적용하는 가처분소득 기준 중위소득 50% 미만으로 비빈곤 가구와 빈곤 가구로 구분하였고, 가처분 소득에 대하여 가구 구성원 수를 반영한 가구 균등화 소득을 이용하였다.

[표 8–3] 패널분석 통계 실습에 사용된 주요 변수

유형	변수	변수명 및 측정
종속변수	비–의료서비스 소비지출 총액 소비지출에서의 항목 별 비중 (식비, 교통・통신, 주거・광열・수도비, 기타 소득)	ln_subsist_exp (ln 연/만원) ln_per_food, ln_per_comm, ln_per_heat ln_per_other (ln %)
	사적이전 소득	ln_trans_inc (ln 연/만원)
	빈곤 상태	poverty (0: 비빈곤, 1: 빈곤)
독립변수	재난적 의료비 발생 소비지출에서의 의료비 비중	CHE10 (0: 미발생, 1: 발생) ln_per_health (ln %)
통제변수	성 연령 교육수준 가족수 근로 소득	gender (남성, 여성), age (연속), edu (초졸, 중졸, 고졸, 대졸 이상) number (연속형) ln_work_inc(ln 연/만원)

10) 우경숙. 재난적 의료비 지출이 가구 경제에 미치는 영향: 재정적 대응과 빈곤화를 중심으로. 2016. 박사학위논문. 한양대학교.

독립변수는 가구의 지불 능력 대비 과도한 의료비 지출을 나타내는 재난적 의료비(catastrophic health expenditure, CHE) 발생 여부(0, 1)이며, 이외에 가구의 지출 항목의 패턴을 파악하기 위하여 보건의료비 비중(%)을 추가로 포함하였다.

통제 변수(covariate)로는 가구주의 성, 연령, 교육수준, 가구원수를 모든 분석에 동일하게 적용하였다. 모든 변수는 연간 단위의 값(만원)을 사용하였고, 패널 회귀분석을 위해 모든 소비지출 금액 및 항목 별 비중, 가구 소득을 로그(ln) 전환하여 분석하였다.

4) STATA software를 활용한 분석

(1) 기본 패널 모형

① 패널 회귀모형을 이용한 추정(Estimation using xtreg)

STATA software package를 이용하여 재난적 의료비 지출이 비-의료서비스 소비지출에 미치는 영향을 추정하기 위해 패널 회귀분석의 고정효과(FE) 모형과 임의효과(RE) 모형을 적용하여 추정하였고, 최종 모형 선정을 위해 이후 하우스만 검정(Hausman test)을 수행하였다.

[패널 회귀모형 및 하우스만 검정 결과]

```
. do "C:\Users\jeeye\AppData\Local\Temp\STD2fb4_000000.tmp"

. qui xtreg ln_subsist_exp i.CHE10 gender age_c i.edu number ln_work_inc, fe

. estimates store FE

. qui xtreg ln_subsist_exp i.CHE10 gender age_c i.edu number ln_work_inc, re

. estimates store RE

. hausman FE RE
```

	—— Coefficients ——			
	(b) FE	(B) RE	(b-B) Difference	sqrt(diag(V_b-V_B)) S.E.
1.CHE10	-.0562384	-.0561311	-.0001073	.0001445
gender	.2051089	.0006517	.2044572	.0156125
age_c	.0000816	-.0043969	.0044786	.0005826
edu				
2	.1453336	.2118238	-.0664901	.0312198
3	.3755895	.362037	.0135525	.0294973
4	.458894	.47233	-.0134359	.0438204
number	.2509772	.2788577	-.0278804	.0042158
ln_work_inc	.0125877	.0306875	-.0180998	.0008203

```
                 b = consistent under Ho and Ha; obtained from xtreg
         B = inconsistent under Ha, efficient under Ho; obtained from xtreg

    Test:  Ho:  difference in coefficients not systematic

                  chi2(8) = (b-B)'[(V_b-V_B)^(-1)](b-B)
                          =      435.78
                Prob>chi2 =      0.0000
                (V_b-V_B is not positive definite)

.
end of do-file

.
```

패널 데이터 분석에서는 대표적인 패널 회귀모형인 통합횡단면(Pooled OLS)과 개체의 속성(ui)을 반영한 고정효과(FE) 모형, 임의효과(RE) 모형의 분석 결과를 비교할 수 있도록 동시에 제공하는 기능이 있다.

[패널 회귀모형 결과 비교]

```
. do "C:\Users\jeeye\AppData\Local\Temp\STD2fb4_000000.tmp"

. eststo FE: qui xtreg ln_subsist_exp i.CHE10 gender age_c i.edu number ln_wo
> rk_in, fe

. eststo RE: qui xtreg ln_subsist_exp i.CHE10 gender age_c i.edu number ln_wo
> rk_in, re

. eststo pool: qui reg ln_subsist_exp i.CHE10 gender age_c i.edu number ln_wo
> rk_in

. estimates table pool FE RE, b(%9.3f) star(0.01 0.05 0.1) stat(N) eq(1)
```

Variable	pool	FE	RE
CHE10			
1	-0.063***	-0.056***	-0.056***
gender	-0.097***	0.205***	0.001
age_c	-0.005***	0.000	-0.004***
edu			
2	0.206***	0.145***	0.212***
3	0.341***	0.376***	0.362***
4	0.446***	0.459***	0.472***
number	0.273***	0.251***	0.279***
ln_work_inc	0.052***	0.013***	0.031***
_cons	6.752***	6.315***	6.691***
N	15210	15210	15210

legend: * p<.1; ** p<.05; *** p<.01

```
.
end of do-file
```

② 패널 회귀분석 결과 해석 및 요약

[패널 회귀모형 및 하우스만 검정 결과]에는 고정효과 모형과 임의효과 모형을 적용한 패널 분석 결과가 제시되어 있다.

고정효과 모형과 임의효과 모형 중에서 하나의 모형을 선택하여 결과를 해석하기 위해 하우스만 검정 결과를 확인하면, 임의효과(RE) 추정치(βRE)가 효율적이며 일관성이 있다는 귀무가설이 1% 유의수준에서 기각(Prob>chi2 = 0.0000)[11]되었기 때문에 고정효과 모형을 선택하여 해석한다.

재난적 의료비 발생 가구(CHE 10)는 그렇지 않은 가구에 비해 비-의료서비스 소비지출이 감소(OR = 0.95)하는 경향이 나타났고, 다른 통제 변수는 남성 가구주 보다는 여성 가구주가, 교육수준이 높을수록, 가구원수가 많을수록, 근로 소득이 높을수록 비-의료서비스 소비지출이 증가하는 것으로 나타났다.

[패널 회귀모형 결과 비교]에서는 통합횡단면 모형(Pooled OLS), 고정효과(FE) 모형, 임의효과(RE) 모형의 결과와 각 유의수준(1%, 5%, 10%)에 따른 유의 확률(p-value) 결과도 동시에 확인할 수 있다.

패널 회귀모형 별 결과를 살펴보면, 재난적 의료비 지출이 발생한 가구는 그렇지 않은 가구보다 비-의료서비스 소비지출이 유의하게 감소하였고($p<0.00$), 이러한 결과는 고정효과(FE) 모형, 통합횡단면(pooled OLE) 모형, 임의효과(RE) 모형에서도 동일하게 나타났다.

(2) 패널 SUR 모형

① SURE 모형을 이용한 추정(Estimation using sureg)

실습 예시는 가구의 연간 소비지출 총액에서 보건의료비가 차지하는 비중이 동일 시점에서 다른 항목의 소비지출 비중에 영향을 미치는지, 어떠한 항목의 지출 비중이 감소하는지 파악하고자 한다. 4가지 유형의 소비지출 함수의 오차항은 상호간에 영향을 주고받을 수 있기 때문에 이 실습에서는 소비지출 항목의 함수를 추정하기 위한 방법으로 외형상무관회귀(seemingly unrelated regression, SUR) 모형을 적용하여 분석하였다.

---

11) 관측되지 않은 개체의 개별 효과(ui)와 설명변수(explanatory variables)의 속성(xit) 간의 상관관계가 0이라는 귀무가설이 기각됨. H0: random effects would be consistent and efficient, VS. H1: random effects would be inconsistent

$$y_{it} = \beta_i X_{it} + \epsilon_{it}, \quad i = 1, 2, \cdots, N, \ t = 1, \cdots, T \qquad \text{수식 10}$$

〈수식 10〉의 방정식과 같이 N개의 추정해야 할 방정식이 있다고 가정했을 때, i는 추정해야 할 방정식의 개수(비-의료서비스 소비지출 항목 N = 4)를 의미하며, T는 관측 시점을 의미한다. 여기서 각 소비지출 항목의 오차항 간 상관관계가 COV(e1, e2, e3, …… e10) ≠ 0 라면 SUR 모형을 사용하여 효율적인 추정량을 얻을 수 있다.

통계 실습에서는 일반화 최소제곱(GLS) 기법을 이용한 SURE model을 적용하는데, SURE model은 가로 형식(widely format)의 데이터를 이용하되, 단위의 수(N=4)가 기간(5차시)보다 모형에는 적용할 수 없다는 한계가 있다(11, 23).

비-의료서비스 소비지출 모형의 오차항 간의 상관성을 검정하기 위해 Breusch Pagan (BP) 검정을 실시하였다. 검정에서의 귀무가설은 각 모형별 오차항의 상관관계는 없다이며, 귀무가설을 기각할 경우 SUR 추정이 적합하다고 할 수 있다.

```
. do "C:\Users\jeeye\AppData\Local\Temp\STD2fb4_000000.tmp"

. sureg (ln_per_food ln_per_health gender age_c edu number ln_work_inc)(ln_per_comm ln_per_health
> gender age_c edu number ln_work_inc)(ln_per_heat ln_per_health gender age_c edu number ln_work
> _inc)(ln_per_other ln_per_health gender age_c edu number ln_work_inc),corr

Seemingly unrelated regression
```

Equation	Obs	Parms	RMSE	"R-sq"	chi2	P
ln_per_food	15,210	6	.2744531	0.0627	1018.24	0.0000
ln_per_comm	15,210	6	.3899958	0.0549	883.25	0.0000
ln_per_heat	15,210	6	.32552	0.0457	729.03	0.0000
ln_per_other	15,210	6	.4950505	0.0573	924.87	0.0000

	Coef.	Std. Err.	z	P>|z|	[95% Conf.	Interval]
ln_per_food						
ln_per_health	-.0810633	.0026888	-30.15	0.000	-.0863332	-.0757934
gender	-.2102728	.0188545	-11.15	0.000	-.2472268	-.1733187
age_c	.0008192	.000727	1.13	0.260	-.0006058	.0022441
edu	-.0571169	.0136527	-4.18	0.000	-.0838758	-.030358
number	-.0323886	.0061465	-5.27	0.000	-.0444354	-.0203417
ln_work_inc	-.0000237	.0015336	-0.02	0.988	-.0030296	.0029822
_cons	3.944975	.0762683	51.72	0.000	3.795491	4.094458
ln_per_comm						
ln_per_health	-.0826763	.0038207	-21.64	0.000	-.0901648	-.0751878
gender	-.1604081	.026792	-5.99	0.000	-.2129196	-.1078967
age_c	-.0011701	.0010331	-1.13	0.257	-.003195	.0008548
edu	.0535947	.0194004	2.76	0.006	.0155706	.0916189
number	.1251914	.0087341	14.33	0.000	.1080729	.1423098
ln_work_inc	-.0008739	.0021793	-0.40	0.688	-.0051452	.0033974
_cons	2.323583	.1083766	21.44	0.000	2.111169	2.535998

```
ln_per_heat
ln_per_health   -.0473196   .0031891   -14.84   0.000    -.0535701   -.0410691
       gender   -.1198785   .0223627    -5.36   0.000    -.1637085   -.0760485
        age_c     .001038   .0008623     1.20   0.229    -.0006521    .0027281
          edu   -.0579657   .0161931    -3.58   0.000    -.0897036   -.0262279
       number   -.1382667   .0072901   -18.97   0.000     -.152555   -.1239783
  ln_work_inc   -.0154662    .001819    -8.50   0.000    -.0190314    -.011901
        _cons    2.707312   .0904594    29.93   0.000     2.530015     2.88461

ln_per_other
ln_per_health   -.1410494   .0048499   -29.08   0.000    -.1505551   -.1315437
       gender    .0921393   .0340091     2.71   0.007     .0254826    .1587959
        age_c   -.0055425   .0013114    -4.23   0.000    -.0081128   -.0029722
          edu    .0202991   .0246264     0.82   0.410    -.0279678    .0685659
       number   -.0053627   .0110868    -0.48   0.629    -.0270925     .016367
  ln_work_inc    .0080785   .0027663     2.92   0.003     .0026566    .0135004
        _cons    3.015942   .1375705    21.92   0.000     2.746309    3.285575

Correlation matrix of residuals:

              ln_per_food  ln_per_comm  ln_per_heat  ln_per_other
 ln_per_food       1.0000
 ln_per_comm       0.1432       1.0000
 ln_per_heat       0.4389       0.1848       1.0000
ln_per_other      -0.1539      -0.1360      -0.1169        1.0000

Breusch-Pagan test of independence: chi2(6) =  4610.421, Pr = 0.0000

.
end of do-file
```

② SURE 모형 분석 결과 및 요약

가구의 일정한 소득 내에서 한 영역의 소비는 다른 영역의 소비에 영향을 미치는 소비지출 항목 간의 상호 내재적 구조를 고려하여, 패널 sur 모형을 적용하였다.

보건의료비가 차지하는 비중을 독립변수로 정의했을 때, 보건의료비 비중과 다른 유형의 소비항목 비중은 음(−)의 관련성을 보였다. 또한 4개의 소비지출 모형의 오차항 간의 상관성을 검정하기 위해 Breusch Pagan 검정 결과, 각 모형별 오차항의 상관관계는 없다는 귀무가설이 기각되어(chi2 = 4610.421, Pr = 0.0000), SUR 모형으로 추정하는 것이 적합한 것으로 나타났다.

(3) 패널 Tobit 모형

① 패널 tobit 모형을 이용한 추정(Estimation using xttobit)

가구의 재정 운영 항목 중에 하나인 사적이전 소득 관측값에 0이 포함되었다는 점에서 자료가 좌측 중도절단 되었다고 가정하고, 패널 토빗 모형을 이용하였다. 또한 패널 토빗 모형을 추정하는 방법으로 고정효과(FE) 모형과 임의효과 모형(RE)을 선택할 수 있는데, 비조건부 고정효과(unconditional fixed-effects) 토빗 모형은 충분히 길지 않은 패널에서 추정치의 일치성 문제로 확률효과 모형을 적용하였다.

```
. do "C:\Users\jeeye\AppData\Local\Temp\STD2fb4_000000.tmp"

. xttobit ln_trans_inc i.CHE10 gender age_c i.edu number ln_work_inc, ll(0) i(h_id) tobit
warning: existing panel variable is not h_id
```

(중략)

```
Random-effects tobit regression                 Number of obs     =     15,210
                                                   Uncensored     =     15,118
Limits: lower = 0                                  Left-censored  =         92
        upper = +inf                               Right-censored =          0

Group variable: h_id                            Number of groups  =      3,042
Random effects u_i ~ Gaussian                   Obs per group:
                                                              min =          5
                                                              avg =        5.0
                                                              max =          5

Integration method: mvaghermite                 Integration pts.  =         12

                                                Wald chi2(8)      =    1264.04
Log likelihood  = -27134.655                    Prob > chi2       =     0.0000

------------------------------------------------------------------------------
ln_trans_inc |      Coef.   Std. Err.      z    P>|z|     [95% Conf. Interval]
-------------+----------------------------------------------------------------
     1.CHE10 |   .2757742   .0237532    11.61   0.000     .2292187    .3223297
      gender |   .1373799   .0462107     2.97   0.003     .0468086    .2279512
       age_c |   .0317412   .0018651    17.02   0.000     .0280857    .0353967
             |
         edu |
          2  |  -.0606899       .061    -0.99   0.320    -.1802478    .0588679
          3  |   .0743169    .058095     1.28   0.201    -.0395471     .188181
          4  |   .2400864   .0714701     3.36   0.001     .1000075    .3801653
             |
      number |  -.0881217   .0187569    -4.70   0.000    -.1248846   -.0513589
 ln_work_inc |  -.0631343    .005478   -11.53   0.000    -.0738709   -.0523977
       _cons |   3.460114   .1734515    19.95   0.000     3.120156    3.800073
-------------+----------------------------------------------------------------
    /sigma_u |   1.004852   .0170943    58.78   0.000     .9713478    1.038356
    /sigma_e |   1.247878   .0080481   155.05   0.000     1.232104    1.263652
-------------+----------------------------------------------------------------
         rho |   .3933606   .0090206                      .3757963    .4111448
------------------------------------------------------------------------------
LR test of sigma_u=0: chibar2(01) = 3152.42            Prob >= chibar2 = 0.000

.
end of do-file
```

② 패널 tobit 모형 분석 결과 해석 및 요약

임의효과 패널 토빗 회귀분석(Random-effects tobit regression)을 수행한 결과, 재난적 의료비가 발생한 가구는 미발생한 가구에 비해 재정운영에 해당하는 사적이전 소득이 유의하게 높은 것으로 나타났다(p=0.000). 또한 관측자 수(number of observation)에서 왼쪽으로 중도 절단(left-censored)된 관측치가 92개인 것을 확인할 수 있다.

(4) 패널 로짓 모형

① 패널 로짓 모형을 이용한 추정(Estimation using xt)

재난적 의료비 발생이 가구의 빈곤 상태에 미치는 영향을 분석하기 위하여 패널 로짓 분석을 실시하였고, 하우스만 검정을 통해 고정효과 모형과 임의효과 모형 중에서 선택하여 해석한다. 또한 통합횡단면(Pooled OLS) 모형, 고정효과(FE) 모형, 임의효과(RE) 모형의 분석 결과를 비교할 수 있도록 동시에 제시할 수 있다.

[패널 로짓 회귀모형 및 하우스만 검정 결과]

```
. eststo FE: qui xtlogit povert i.CHE10 gender age_c i.edu number ln_work_inc, nolog fe

. eststo RE: qui xtlogit povert i.CHE10 gender age_c i.edu number ln_work_inc , nolog re

. hausman FE RE

                  ---- Coefficients ----
             |      (b)          (B)            (b-B)     sqrt(diag(V_b-V_B))
             |      FE           RE          Difference         S.E.
-------------+----------------------------------------------------------------
     1.CHE10 |   .3428593     .3629739       -.0201146        .0203026
      gender |  -.4398312    -.0147649       -.4250663        .1747142
       age_c |   -.003671     .0088792       -.0125502        .0078745
         edu |
          2  |  -.9124665     -1.05315        .1406836        .3761725
          3  |   -.756949    -1.191482        .4345331        .3525221
          4  |  -1.025583    -1.522564        .4969811        .5179615
      number |  -.5640953    -.5497781       -.0143172        .0735139
 ln_work_inc |   -.208705     -.286208         .077503        .0104117
------------------------------------------------------------------------------
                         b = consistent under Ho and Ha; obtained from xtlogit
          B = inconsistent under Ha, efficient under Ho; obtained from xtlogit

    Test:  Ho:  difference in coefficients not systematic

                  chi2(8) = (b-B)'[(V_b-V_B)^(-1)](b-B)
                          =       85.88
                Prob>chi2 =      0.0000

.
end of do-file
```

[패널 로짓 회귀모형 결과 비교]

```
. eststo RE: qui xtlogit povert i.CHE10 gender age_c i.edu number ln_work_inc, nolog  re

. eststo FE: qui xtlogit povert i.CHE10 gender age_c i.edu number ln_work_inc, nolog  fe

. eststo pool: qui logit povert i.CHE10 gender age_c i.edu number ln_work_inc, nolog

. estimates table pool RE FE, b(%9.3f) star(0.01 0.05 0.1) stat(N) eq(1)
```

Variable	pool	RE	FE
#1			
CHE10			
1	0.227***	0.363***	0.343***
gender	0.023	-0.015	-0.440**
age_c	0.010***	0.009*	-0.004
edu			
2	-0.697***	-1.053***	-0.912**
3	-0.799***	-1.191***	-0.757**
4	-1.083***	-1.523***	-1.026*
number	-0.381***	-0.550***	-0.564***
ln_work_inc	-0.203***	-0.286***	-0.209***
_cons	0.148	0.506	
/lnsig2u		1.206***	
Statistics			
N	15210	15210	6435

legend: * p<.1; ** p<.05; *** p<.01

```
.
end of do-file
```

② 패널 로짓 모형 분석 결과 해석 및 요약

하우스만 검정에서 가구의 개별 효과(ui)와 관측 속성(xit) 간의 공변량이 0이라는 귀무가설이 1% 수준에서 기각($chi^2 = 85.9$, Prob 〉 chi^2 = 0.000)되었기 때문에 고정효과 모형을 이용한 패널 로짓 모형을 선택하여 해석한다.

재난적 의료비 지출 발생은 가구의 빈곤 상태에 유의한 영향을 미치고 있었다. 즉, 재난적 의료비 발생 가구는 그렇지 않은 가구에 비해서 재난적 의료비 발생 당해에 빈곤 상태에 있을 승산(Odds Ratio)이 1.41배(Coef. 0.342) 높았다(p〈0.01). 이와 같은 결과는 고정효과 모형 이외에 통합횡단면 모형, 임의효과 모형에서도 유사하게 나타났다.

패널 자료 분석에 대한 STATA 명령어

○ 패널 회귀모형

[고정효과, 임의효과, 하우스만 검정]

```
qui xtreg ln_subsist_exp i.CHE10 gender age_c i.edu number ln_work_in, fe
estimates store FE
qui xtreg ln_subsist_exp i.CHE10 gender age_c i.edu number ln_work_in, re
estimates store RE
hausman FE RE
```

[패널 회귀모형 비교]

```
eststo FE: qui xtreg ln_subsist_exp i.CHE10 gender age_c i.edu number ln_work_in, fe
eststo RE: qui xtreg ln_subsist_exp i.CHE10 gender age_c i.edu number ln_work_in, re
eststo pool: qui reg ln_subsist_exp i.CHE10 gender age_c i.edu number ln_work_in
estimates table pool FE RE, b(%9.3f) star(0.01 0.05 0.1) stat(N) eq(1)
```

○ 패널 SUR 모형

```
sureg (ln_per_food ln_per_health gender age_c edu number ln_work_inc)(ln_per_comm ln_per_health gender age_c edu number ln_work_inc)(ln_per_heat ln_per_health gender age_c edu number ln_work_inc)(ln_per_other ln_per_health gender age_c edu number ln_work_inc), corr
```

○ 패널 토빗 모형

```
xttobit ln_trans_inc i.CHE10 gender age_c i.edu number ln_work_inc, ll(0) i(h_id) tobit
```

○ 패널 로짓 모형

[고정효과, 임의효과, 하우스만 검정]

```
eststo FE: qui xtlogit povert i.CHE10 gender age_c i.edu number ln_work_inc, nolog fe
eststo RE: qui xtlogit povert i.CHE10 gender age_c i.edu number ln_work_inc , nolog re
hausman FE RE
```

[패널 회귀모형 비교]

```
eststo RE: qui xtlogit povert i.CHE10 gender age_c i.edu number ln_work_inc, nolog re
```

```
eststo FE: qui xtlogit povert i.CHE10 gender age_c i.edu number ln_work_inc,
nolog fe
eststo pool: qui logit povert i.CHE10 gender age_c i.edu number ln_work_inc,
nolog
estimates table pool RE FE, b(%9.3f) star(0.01 0.05 0.1) stat(N) eq(1)
```

Tip 1 균등화 가구소득(Adjusting household incomes)

- 가구의 전체 소득을 각 가구원의 소득으로 전환한 개인 소득을 균등화 소득이라고 하며, 가구 소득을 균등화 소득으로 전환하는 과정을 균등화 처리라고 한다.
- 가구 소득 균등화 처리 : 균등화 처리에는 여러 방법이 있는데, 최근 OECD는 제곱근지수(Square root scale)를 사용하고 있다. 제곱근지수는 다음과 같이 가구 전체 소득을 가구원 수의 제곱근으로 나누어 계산하는 방식이다.
  - 가구 균등화 소득 = 가구 전체 소득 / √ (가구원 수)

Tip 2 eststo 명령어

eststo는 이후에 제시될 표 작성을 위해 활성 추정 결과를 저장한다는 의미로, 다음과 같이 고정효과, 임의효과, 횡단면 OLS 모형 결과를 동시에 표로 하고자 할 때, 각 분석 결과를 임시로 저장하는 기능이다.

```
eststo FE: qui xtreg ln_subsist_exp i.CHE10 gender age_c i.edu number ln_work_
in, fe
eststo RE: qui xtreg ln_subsist_exp i.CHE10 gender age_c i.edu number ln_work_
in, re
eststo pool: qui reg ln_subsist_exp i.CHE10 gender age_c i.edu number ln_work_in
estimates table pool FE RE, b(%9.3f) star(0.01 0.05 0.1) stat(N) eq(1)
```

eststo 명령어는 STATA 기본 패키지에 내장되어 있지 않기 때문에 검색 명령어(Findit, Search, Help)를 이용하여 해당 명령어를 다운로드 받아 설치(install)한 이후에 사용하도록 한다.

- help commands : 명령어를 알고 있을 때, 명령어에 대한 정보 제공
- search keyword: 키워드 관련 모든 도움말 검색(자료의 위치, 정확한 명령어 등 제공)
- findit commands: 파일을 다운로드할 수 있는 출처 및 명령어 설치 기능

  ex) search eststo findit eststo help eststo

Tip 2 beta와 Odds Ratio

- 회귀분석에서 beta 산출 값을 exp(β)를 통해 OR(odds ratio)로 추정할 수 있다.

심화 1 양방향 패널 모형(Two Way effect model)

- 양방향 고정효과 모형(Two Way Fixed Effects): 패널 데이터가 충분히 긴 시간 차원으로 구성되어 있을 경우, 시간 더미 계수를 시간의 흐름에 따라 이동시킴으로써 시간에 따라 절편을 달라지도록 허용하는 방법을 양방향 고정효과 모형(Two Way Fixed Effects)이라 한다. 이를 통해 정부 규제, 세금 정책, 외부 영향(전쟁…) 등의 효과를 파악할 수 있는데, 일부 계량 경제학 소프트웨어(예: Limdep)는 이를 자동화할 수 있다.
- 양방향 무작위 효과(two way random effects): 시간과 집단에 따라 달라지는 오차항 구성요소를 포함하는 방법을 양방향 무작위 효과(two way random effects)라고 한다.

심화 2 패널 자료에서의 역-인과관계(Reverse Causality Using in Panel Data)

- 고정효과 모형과 임의효과 모형은 관찰되지 않은 이질성을 처리하기 위한 방법으로 활용되지만 엄격한 외생성이라는 핵심 가정을 공유한다. 그러나 역인과 관계가 존재하는 경우 이 가정이 위반된다는 문제점이 있다.
- 엄격한 외생성은 현재 오차항 값(eit)이 xit의 과거, 현재 및 미래 값과 상관없다는 것이다. 그러나 yit가 xit+1에 영향을 미침으로써, 즉 역인과 관계가 있다면 eit는 xit+1과 상관관계가 있다는 것이다. 따라서 임의효과(RE) 모형과 고정효과(FE) 모형의 핵심 가정 중 하나인 외생성 가정을 위반함으로써 두 모형에서 산출된 추정치는 편향된 것으로 간주할 수 있다.
- 이러한 문제를 해결하기 위해 여러 학자들은 '지연된 독립변수가 있는 1차 차분 모형(first-difference models with lagged independent variables: Allison 2009), 도구 변수를 통한 동적 패널 모형(dynamic panel models relying on instrumental variables: Arellano & Bond 1991), 교차 지연 구조 방정식 모형(cross-lagged structural equation models : Finkel 1995), 고정 효과의 교차 지연 패널 모델(ross-lagged panel models with fixed effects: Allison, Williams, Moral-Benito 2017) 등의 다양한 시차 모형을 제안하였고, 각 모형의 장점 및 제한점 등을 다양한 시뮬레이션 및 문헌 고찰을 통해 제시한 연구들도(12, 26, 27) 수행되었다.

심화 3 절삭(Truncation)과 중도 절단(Censoring)

- 절삭(Truncation)은 종속변수와 독립변수 전체에 일부 관측 값이 손실된 경우에 발생하는 것이다. 예를 들어, 소득을 종속변수로 할 경우 저소득 계층만 표본에 포함하였다면 사실상 표본 데이터가 더 큰 모집단의 하위 집합에서 추출될 때 잘림이 발생한다.
- 중도 절단(Censoring)은 종속변수의 데이터가 손실(또는 제한)되었으나, 종속변수의 데이터는 손실되지 않을 때 발생한다. 예를 들어, 모든 소득 수준의 계층을 표본에 포함했을 경우, 어떠한 이유로 고소득 계층의 소득이 10달러 이상으로 코딩될 수 있다. 이와 같은 중도 절단은 표본의 결함이며, 중도 절단이 없으면 데이터는 모집단의 대표 표본이 된다.

부록 1 패널 자료 분석을 활용한 선행 연구사례

• 고정효과 및 임의효과 모형을 적용한 패널 분석

Taghizadeh-Hesary 등(2020)은 1991년부터 2018년까지 18개 아시아 국가(저소득 및 중간 소득)의 데이터를 이용하여 에너지 소비와 건강 문제(기관지 및 폐암, 호흡기 질환, 영양결핍 유병률, 실외 및 가정 대기오염 노출로 인한 사망률) 간의 관계를 조사하였다. 설명변수는 1인당 CO_2 배출량, 화석 연료 소비, 1인당 GDP, 도시 인구 증가, 1인당 의료비로 설정하였고, GMM 추정법(Generalized Method of Moments)을 적용한 패널 분석을 수행하였다. 먼저 설명변수에 대한 사전 추정에 다중 공선성이 있는지를 분산 팽창 계수(VIF)를 통해 확인하였고, 데이터에서 이질성의 여부를 확인하기 위한 하우스만 검정(Hausman test)을 통해 고정효과 또는 임의효과 모형을 선택하였다. 추가적으로 각 국가의 패널 자료들이 정상성(stationarity)을 만족하는가를 확인하기 위하여 단위근(unit roots)을 검정을 수행하였다.

• 다양한 패널 확장 모형을 적용한 패널 분석

Abegunde과 Stanciole(2008)는 러시아의 청・장년층을 대상으로 만성질환이 보건의료비 지출과 비-의료비 서비스 지출, 그리고 근로 소득 및 비근로 소득에 미치는 영향을 분석하였다. 연구자들은 1997년-2004년(8년 개년)의 가구생활조사를 통해 4,179개 가구로 구성된 불균형 패널 자료를 이용하여 패널 데이터 분석을 실시하였다. 패널 분석 모형은 다양한 방법(Tobit, OLS-고정효과, 도구변수-고정효과, OLS-임의효과, 도구변수-임의효과)을 수행하였고, 이중 종속변수에 0이 포함된 지출 데이터에 대해서는 왜곡된 분포 및 내생성을 제어하기 위하여 2단계 패널 분석을 수행하였다. 패널 분석 결과, 러시아에서의 만성 질환은 높은 수준의 의료비 지출을 발생시키고, 노동 공급의 감소, 가구의 노동 소득을 감소시키는 것으로 나타났다.

• 동적 패널 고정효과(dynamic panel fixed effects) 모형을 적용한 패널 분석

Ray와 Linden(2019)은 공공 의료 지출과 민간 의료 지출이 출생 시 기대 수명과 영아 사망률에 미치는 영향을 전 세계 패널 데이터(global panel data)를 이용하여 분석하였다. 이들은 1995년부터 2014년까지 국제기구(World Bank, OECD, WHO)에서 발행하는 통계 자료를 통해 195개국의 주요 데이터(기대 수명 증가, 유아 사망률 감소, 1인당 국민 총소득)를 수집하여 GMM을 이용한 동적 패널 고정효과(dynamic panel fixed effects) 모형을 적용하였다. 또한 이 연구의 종속변수인 건강수준(기대 수명, 유아 사망률)에 대하여 전년도의 건강수준(t-1)을 독립변수로 추가하여 과거 건강상태가 현재 건강상태에 미치는 영향을 고려하였다. 이 연구에서는 국가 수준에서 동적 패널 고정효과 모형을 적용한 변수들은 개인 수준의 중요한 변수에 민감하지 못하지만 특정 계층 및 소득집단 내 이질성은 국가 전체에 걸쳐 의미 있는 결과를 제공할 수 있는 접근 방법이라고 제안하였다.

Oehmke(2021) 등은 미국 대도시 지역을 대상으로 COVID-19 전염병을 추적하여 전파 속도, 증가(acceleration), 빠른 변화(jerk), 지속성(persistence), 주간 변동(weekly shifts) 등의 감시 지표를 추정하였다. 연구자들은 공중보건 등록부로부터 260일간의 COVID-19 데이터를 추출하여, 종적 추세 분석 연구 설계(longitudinal trend analysis study design)를 적용하였다. 이전 환자 사례 수와 주간 이동 변수의 함수를 통해 미국 25개 대도시 지역의 일일 사례 수를 측정하기 위해 동적 패널 데이터 모형(dynamic panel data model)을 기반으로 실증적 차이 방정식을 사용하였다. 연구결과, 미국에서 가장 인구가 많은 25개 대도시 지역 중에서 혹독한 겨울이 일찍 시작된 대도시 3개의 지역의 COVID-19 전염병 지속 효과가 가장 높은 것으로 나타났다.

참고문헌 및 더 읽을거리

1. BIØRN, Erik. Econometrics of panel data: Methods and applications. Oxford University Press. 2016.
2. MÁTYÁS, László; SEVESTRE, Patrick(ed.). The econometrics of panel data: fundamentals and recent developments in theory and practice. 2008.
3. LUGTIG, Peter; SMITH, Paul A. The choice between a panel and cohort study design. 2019.
4. Jelenkovic, A., Yokoyama, Y., Sund, R., Pietiläinen, K. H., Hur, Y. M., Willemsen, G., Silventoinen, K. Association between birth weight and later body mass index: an individual-based pooled analysis of 27 twin cohorts participating in the CODA Twins project. International Journal of Epidemiology. 2017 6(5). 1488-1498.

5. Zulfikar, R., & STp, M. M. Estimation model and selection method of panel data regression: an overview of common effect, fixed effect, and random effect model. 2018. INA-Rxiv.
6. Stock J. H. and Watson M. W., Introduction to Econometrics. New York. Prentice hall. 2003. 289-290.
7. Pillai N., Vijayamohanan. Panel Data Analysis with Stata Part Fixed Effects and Random Effects Models 2016. MPRA Paper.
8. NWAKUYA, M. T. IJOMAH, M. A. Fixed effect versus random effects modeling in a panel data analysis; A consideration of economic and political indicators in six African countries. International Journal of Statistics and Applications, 2017. 7(6):275-279.
9. Imai, K., and I. S. Kim. When should we use linear unit fixed effects regression models for causal inference with longitudinal data?. American Journal of Political Science. 2019. 63(2):467-490.
10. Hsiao, C.; Lahiri, K.; Lee, L.; et al., eds. Analysis of Panels and Limited Dependent Variable Models. Cambridge: Cambridge University Press. 1999.
11. Baum, C. F. An introduction to modern econometrics using Stata. Stata press. 2006.
12. Bell Andrew, Jones Kelvyn. Explaining Fixed Effects: Random Effects Modeling of Time-series Cross-sectional and Panel Data. Political Science Research and Methods. 2005. 3(1):133-53.
13. Judge, GG, Hill, RC, Griffiths, WE, Lutkepohl, H and Lee, TS. Introduction to the Theory and Practice of Econometrics. 1998.
14. 민인식, 최필선. STATA 고급 패널데이터 분석. 서울: 지필미디어. 2012.
15. McDonald, J. F., Moffit, R. A. The Uses of Tobit Analysis. The Review of Economics and Statistics. 1980. 62(2), pp.318-321.
16. Yenilmez, I., Kantar, YM., An Analysis of Export Data with Panel Tobit Model. ICONDATA. 2019. 19. pp.92-97.
17. Greene, W. H., Censored Data and Truncated Distributions, 2005. New York University Stern School of Business.
18. Baltagi, B. H. On seemingly unrelated regressions with error components. Econometrica: Journal of the Econometric Society. 1980. 1547-1551.
19. Moon, H. R., Perron, B. Seemingly unrelated regressions. The new palgrave dictionary of economics. 2006. 1(9):1-9.
20. Kunst, Robert M. Econometric Methods for Panel Data Based on the books by Baltagi: Econometric Analysis of Panel Data and by Hsiao: Analysis of Panel Data. University of Vienna and Institute for Advanced Studies Vienna. 2012.
21. Williams, R. Panel data 3: Conditional logit/fixed effects logit models. University of Notre Dame. 2018.1-5.
22. 우경숙. 재난적 의료비 지출이 가구 경제에 미치는 영향: 재정적 대응과 빈곤화를 중심으

로. 2016. 한양대학교.

23. Baum, C. F. Panel data estimation and forecasting. Boston College and DIW Berli. 2014. Available from: https://www.ncer.edu.au/events/documents/QUT14S2.slides.pdf
24. Hayashi, F. Econometrics. Princeton University Press. 2011.
26. Levanon, Asaf, Paula England and Paul D. Allison. Occupational Feminization and Pay: Assessing Causal Dynamics Using 1950–2000 U.S. Census Data. Social Forces. 2009. 88(2):865-891.
27. Bellemare Marc F., Pepinsky Thomas B., Masaki Takaaki. Lagged Explanatory Variables and the Estimation of Causal Effects." Journal of Politics. 2017. 79 (3):949-63.

부록 참고문헌

Taghizadeh-Hesary, F, Le, T.H., Le, H.C. Does financial inclusion impact CO2 emissions? Evidence from Asia. Finance Research Letters. 2020. 34. 101451.

Abegunde, D. O., Stanciole, A. E. The economic impact of chronic diseases: how do households respond to shocks? Evidence from Russia. Soc Sci Med. 2008. 66(11). pp. 2296–307.

Ray D, Linden M. Health expenditure, longevity, and child mortality: dynamic panel data approach with global data. International journal of health economics and management. 2020. 20(1):99–119.

Oehmke TB, Post LA, Moss CB, Issa TZ, Boctor MJ, Welch SB, Oehmke JF. Dynamic panel data modeling and surveillance of COVID–19 in metropolitan areas in the United States: longitudinal trend analysis. Journal of medical Internet research. 2021. 9;23(2):e26081.

찾아보기

▨ 저자소개

· **대표저자 : 우경숙** (한양대학교 건강과 사회연구소)

· **공동저자**(가나다 순)

권리아 (강북삼성병원 데이터관리센터 코호트 연구소)

김윤희 (인하대학교 의과대학 사회의학교실)

김잔디 (한양대학교 건강과 사회연구소)

김진이 (한양대학교 건강과 사회연구소)

김태현 (한양대학교 건강과 사회연구소)

박찬미 (한국아이큐비아 Real World Insights)

신영전 (한양대학교 건강과 사회연구소, 한양대학교 의과대학 예방의학교실/보건대학원)

건강정책평가를 위한 **통계분석의 실제** 값 20,000원

2023년 3월 15일 제1판 인쇄
2023년 3월 20일 제1판 발행

공 저 자 : 우경숙 · 권리아 · 김윤희 · 김잔디 김진이 · 김태현 · 박찬미 · 신영전
발 행 인 : 주 영 일
발 행 처 : **계 축 문 화 사**

서울특별시 종로구 통일로12길 16-17
우편번호 03029
TEL : 735-2257 · 738-9746
FAX : 723-9025
E-mail : gyechuk@hanmail.net
홈페이지 : http://gyechuk.co.kr
1973. 10. 31 등록번호 제300-1973-8호
ISBN 978-89-5629-722-4 93510